实用乳腺癌

——手术技巧与并发症防治

SHIYONG RUXIANAI：SHOUSHU JIQIAO YU BINGFAZHENG FANGZHI

主编 张景华 闫金银 牛凤玲 马 杰 蔡海峰

黑龙江科学技术出版社

图书在版编目（CIP）数据

实用乳腺癌：手术技巧与并发症防治/张景华等主编. --哈尔滨：黑龙江科学技术出版社，2021. 3
ISBN 978 - 7 - 5719 - 0889 - 8

Ⅰ. ①实… Ⅱ. ①张… Ⅲ. ①乳腺癌—外科手术②乳腺癌—外科手术—并发症—防治 Ⅳ. ①R737. 9

中国版本图书馆 CIP 数据核字（2021）第 054299 号

实用乳腺癌——手术技巧与并发症防治

作　　者　张景华　闫金银　牛凤玲　马　杰　蔡海峰　主编
责任编辑　赵春雁
封面设计　梁彦英
出　　版　黑龙江科学技术出版社
地　　址　哈尔滨市南岗区公安街 70 - 2 号　邮编：150007
电　　话　（0451）53642106　传真：（0451）53642143
网　　址　www. lkcbs. cn　www. lkpub. cn
发　　行　全国新华书店
印　　刷　河北文盛印刷有限公司
开　　本　787mm × 1092mm　1/16
印　　张　17. 5
字　　数　404 千字
版　　次　2021 年 3 月第 1 版
印　　次　2021 年 3 月第 1 次印刷
书　　号　ISBN 978 - 7 - 5719 - 0889 - 8

定　　价　158. 00 元

实用肿瘤外科——手术技巧与并发症防治

总主编

李　勇

《实用乳腺癌——手术技巧与并发症防治》

编委会

主　编

张景华　闫金银　牛凤玲
马　杰　蔡海峰

副主编

王晓红　胡继卫　赵亚婷
岂怀华　张德才　孙志国

编　委

李　宁　周　琪　宋亚琪
孙　丽　张　扬　陈晶晶
王　鹿　王　宇　崔志超
林　婷　王　洋　王雅琪
陆延芹　张海萍

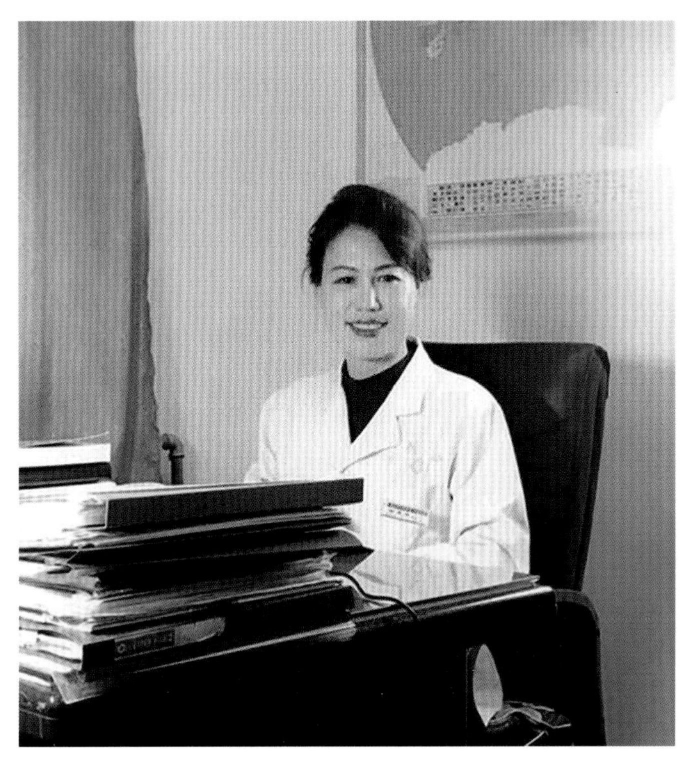

第一主编简介

张景华，主任医师，教授，硕士研究生导师。现任河北省唐山市人民医院副院长，河北省唐山市乳腺疾病防治中心主任。兼任中华医学会外科学分会乳腺外科学组委员；中国抗癌协会乳腺癌专业委员会委员；中国临床肿瘤学会（CSCO）乳腺癌专业委员会委员；中国医药教育协会乳腺疾病专业委员会常务委员；中国医药教育协会临床合理用药专业委员会常务委员；中国女医师协会乳腺疾病研究中心委员；中国整形美容协会精准与数字医学分会乳房整形专业委员会常务委员；中国乳腺微创与腔镜手术联盟华北地区总负责人；河北省抗癌协会乳腺癌专业委员会副主任委员；河北省医学会肿瘤学分会乳腺癌专业委员会副主任委员；河北省急救医学会肿瘤专业委员会副主任委员。

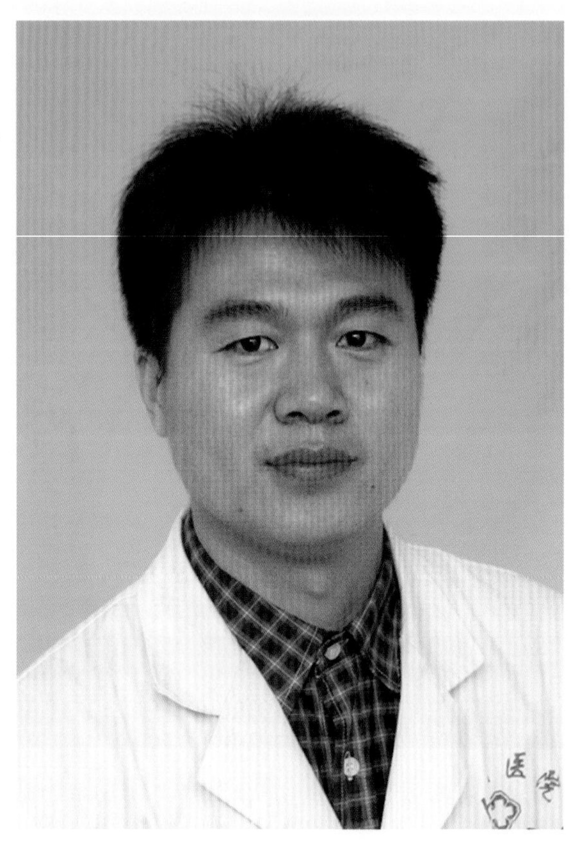

第二主编简介

闫金银，医学博士，博士后，副主任医师，硕士研究生导师。曾发表SCI论文11篇，EI文章2篇，国内期刊论文3篇，获得省科技进步奖2项，市奖多项，河北省“三三三”人才，从事乳腺外科临床工作多年，致力于乳腺癌临床及基础研究，系统掌握乳腺癌危险评估、早诊、新辅助化疗、乳腺癌个体化综合治疗、乳腺癌根治、微创及整形再造等技术。

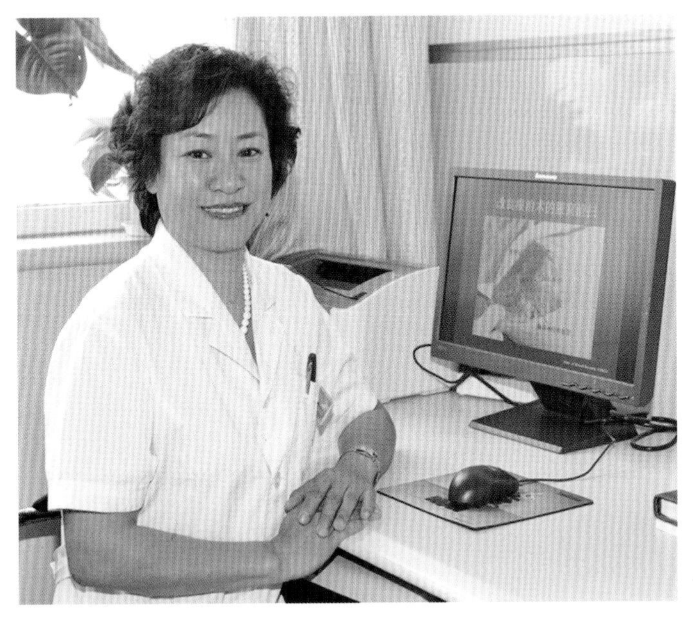

第三主编简介

牛凤玲，硕士研究生，主任医师，教授，现任唐山市人民（肿瘤）医院乳腺三科主任。兼任中国微创治疗协会委员；全国女医师协会会员；河北省急救医学会第一届肿瘤专业委员会委员；河北省外科学会乳腺学组委员；河北省女医师学会会员；唐山市抗癌协会理事；唐山市乳腺癌专业委员会常务理事；唐山市老年健康协会常务理事；唐山市心理学会常务委员。从事乳腺肿瘤 30 年。市内率先开展保留乳腺的乳腺癌根治术、乳腺整形术、乳腺癌根治术中一期乳房成形术、乳腺癌术后二期乳房成形、乳腺癌微创治疗、乳腺癌前哨淋巴结活检。乳腺癌腔镜手术。获省级科研获奖 3 项、市级科研获奖 4 项、SCI 论文 3 篇、国内核心期刊论文 30 余篇、参编论著 1 部。院内乳痛合剂发明者。唐山市百名名医、唐山市美丽医生，多次荣获先进工作者称号，荣立三等功 2 次。

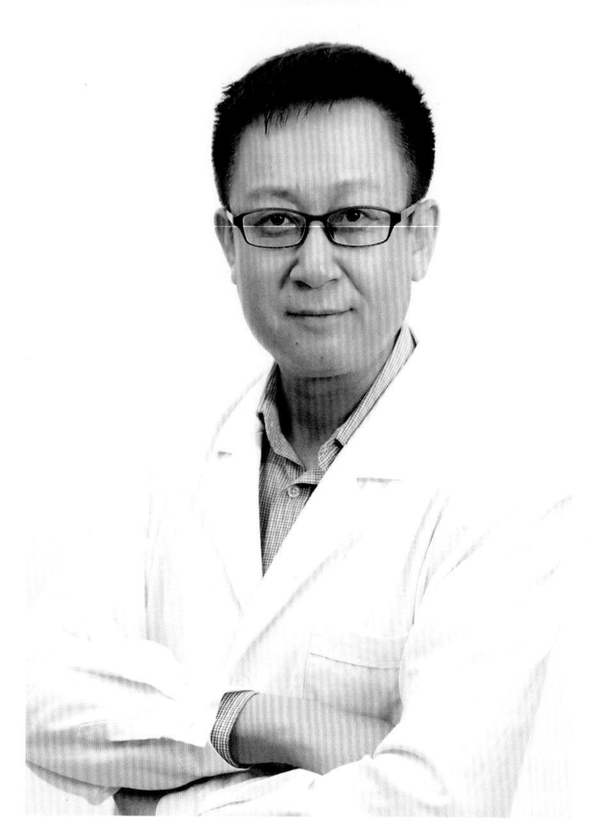

第四主编简介

马杰，主任医师，教授，硕士研究生导师，现任河北省唐山市乳腺疾病防治中心副主任。兼任中国抗癌协会乳腺癌专业委员会青年委员；中国临床肿瘤学会（CSCO）乳腺癌专业委员会委员；中国医药教育协会乳腺疾病专业委员会常务委员；中国医疗保健国际交流促进会乳腺疾病协会常务委员；北京乳腺病防治学会国际医疗与合作委员会常务委员；河北省抗癌协会乳腺癌专业委员会委员；唐山市抗癌协会乳腺癌专业委员会常务委员、秘书长。

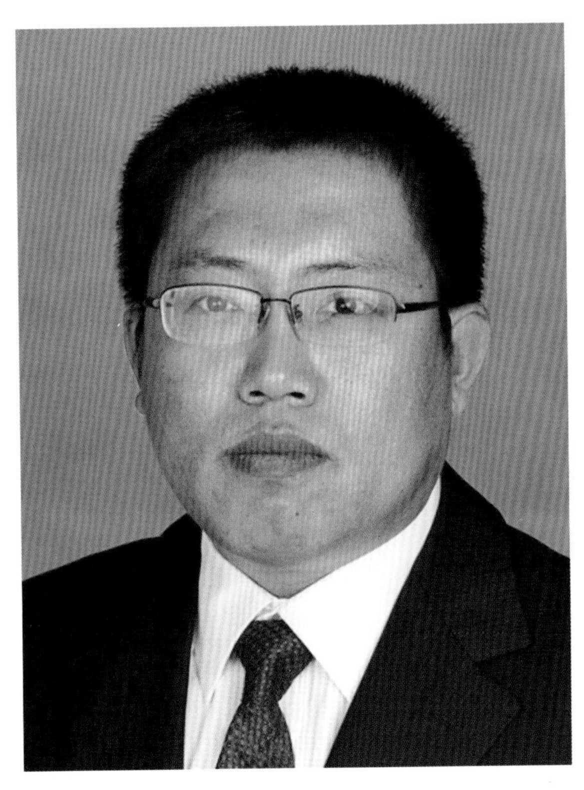

第五主编简介

蔡海峰，主任医师，华北理工大学硕士研究生导师，现任唐山市人民医院乳腺二科主任，唐山市政协委员，赴美访问学者。兼任中国抗癌协会临床专业委员会委员；中国中医药研究促进会乳腺病专业委员会委员；中国医药教育协会乳腺疾病专业委员会河北分会委员；中国医药教育协会腹部肿瘤专业委员会委员；河北省急诊医学肿瘤分会委员；河北省医学分会乳腺癌专业委员会委员；河北省中西医结合学会烧伤整形专业委员会委员；河北省医学会外科分会委员；河北省医院协会营养管理专业委员会委员；河北省医师协会营养医师分会委员；唐山市医学会心身医学分会副主任委员；唐山市医学会肿瘤分会秘书；唐山市抗癌协会乳腺专业委员会委员；唐山市抗癌协会胃肠专业委员会委员；唐山市医学会外科学分会委员兼秘书；北京乳腺病防治学会健康管理专业委员会委员；河北省“三三三”人才工程第二、三层次人选；河北省青年优秀科技工作者；唐山市管优秀专家、唐山市五四青年奖章、青年科技奖获得者，曾多次获得唐山市二、三等功。1995 年参加工作，曾获中华外科精品手术录像展播纪念奖、河北省科技进步奖 7 项，河北医学科技奖 1 项，唐山市科技进步奖 9 项。国家实用新型专利 1 项，编写专著 4 部，发表专业论文 50 篇，SCI 7 篇。担任《中华现代内科学杂志》《中华现代外科学杂志》常务编委；《中国综合临床》通讯编委。

前　言

乳腺癌是发生在乳腺腺上皮组织的恶性肿瘤，其发病率逐年增加，已占妇女恶性肿瘤的第一位，严重威胁着妇女的身心健康。近年来，乳腺癌的相关研究逐渐增多，知识更是突飞猛进，乳腺癌手术治疗的技术以及技能不断改进，涌现了许多新的手术方法。然而许多乳腺外科医生对于乳腺癌的手术技巧以及并发症的认识不是很细致，致使手术的成功率下降。因此，很有必要积极推广先进的手术技巧，以及详细的了解手术的并发症和预防。基于此作者查阅了大量的国内外最新资料，综合多年的临床经验，编著此书。

本书共分为 2 篇 15 章。详细地论述了乳腺癌的手术技巧及并发症。第一篇为总论，总得介绍了乳腺癌的基本知识，包括乳房的解剖，乳腺癌的病因、发病机制及预后，乳腺癌的临床表现和检查，乳腺肿物的临床筛查技术，乳腺癌的临床分期和意义，乳腺癌的诊断与鉴别诊断，乳腺癌的化学治疗，乳腺癌的放射治疗；第二篇为各论，包括乳房手术的麻醉，乳腺肿瘤手术，腔镜乳房手术，乳房缺失的重建术，乳腺癌术后辅助内科治疗，乳腺癌手术并发症及处理，特殊类型乳腺癌。本书的指导思想是理论联系实际，以临床实用为主，使临床医师对于乳腺癌手术步骤以及并发症的了解更加直观和立体，是一本不可多得的好书。

本书读者对象为乳腺外科专业人员，以及广大基层医疗机构，包括县级医院、乡镇医院以及社区医疗服务中心的临床医生；同时还包括广大研究生、进修生、医学院校学生等，可作为其工作和学习的工具书及辅助参考资料。

本书编写过程中，得到了多位同仁的支持和关怀，他们在繁忙的医疗、教学和科研工作之余参与撰写，在此表示衷心的感谢。

由于时间仓促，专业水平有限，书中存在的不妥之处和纰漏，敬请读者和同仁批评指正。

编 者

2020 年 10 月

目　录

第一篇　总　论

第一章　乳房的解剖 ……………………………………………………………… (1)
　第一节　乳房的范围和结构 …………………………………………………… (1)
　第二节　乳房的血液供应 ……………………………………………………… (3)
　第三节　乳腺相关的神经分布 ………………………………………………… (4)
　第四节　乳腺的淋巴引流和分布 ……………………………………………… (5)
第二章　乳腺癌的病因、发病机制及预后 ………………………………………… (8)
　第一节　乳腺癌的流行病学 …………………………………………………… (8)
　第二节　乳腺癌的发病机制 …………………………………………………… (11)
　第三节　乳腺癌的预后因素 …………………………………………………… (21)
第三章　乳腺癌的临床表现和检查 ………………………………………………… (28)
　第一节　乳腺癌的临床表现 …………………………………………………… (28)
　第二节　乳腺癌的实验室检查 ………………………………………………… (31)
　第三节　乳腺癌的影像学检查 ………………………………………………… (46)
第四章　乳腺肿物的临床筛查技术 ………………………………………………… (57)
　第一节　针吸细胞学检查术 …………………………………………………… (57)
　第二节　空芯针活检术 ………………………………………………………… (60)
　第三节　定位穿刺活检术 ……………………………………………………… (62)
　第四节　前哨淋巴结活检术 …………………………………………………… (63)
　第五节　乳导管镜检查术 ……………………………………………………… (68)
　第六节　麦默通活检术 ………………………………………………………… (71)
第五章　乳腺癌的临床分期和意义 ………………………………………………… (73)
　第一节　美国癌症联合委员会（AJCC）乳腺癌 TNM 分期 …………………… (73)
　第二节　乳腺癌分期的临床意义 ……………………………………………… (75)
　第三节　从解剖分期向分子分期的发展的意义 ……………………………… (76)
第六章　乳腺癌的诊断与鉴别诊断 ………………………………………………… (79)
　第一节　乳腺癌的诊断与分期 ………………………………………………… (79)

第二节　乳腺癌的鉴别诊断 …………………………………………………………… (81)
第七章　乳腺癌的化学治疗 ………………………………………………………… (83)
第一节　乳腺癌化疗方案简介 ……………………………………………………… (83)
第二节　化疗在乳腺癌辅助治疗中的地位 ………………………………………… (85)
第三节　乳腺癌新辅助化疗 ………………………………………………………… (87)
第八章　乳腺癌放射治疗 …………………………………………………………… (93)
第一节　乳腺癌放射治疗进展概况 ………………………………………………… (93)
第二节　乳腺非浸润性癌的放射治疗 ……………………………………………… (96)
第三节　局部早期乳腺癌（$T_{1\sim2}$）的放射治疗 ………………………………… (99)
第四节　局部晚期乳腺癌（$T_{3\sim4}$）术后辅助放射治疗 ………………………… (102)
第五节　未手术的局部晚期乳腺癌的放射治疗 …………………………………… (106)
第六节　乳腺导管内癌的放射治疗 ………………………………………………… (108)
第七节　乳腺癌保留乳房术后的放射治疗 ………………………………………… (109)
第八节　可手术乳腺癌综合治疗中的放射治疗 …………………………………… (115)
第九节　根治性手术后局部复发的放射治疗 ……………………………………… (120)
第十节　近距离放疗和保乳术后局部乳腺照射治疗 ……………………………… (123)

第二篇　各　论

第九章　乳房手术的麻醉 ………………………………………………………… (129)
第一节　局部浸润麻醉 ……………………………………………………………… (129)
第二节　全身麻醉 …………………………………………………………………… (131)
第十章　乳腺肿瘤手术 ……………………………………………………………… (136)
第一节　乳腺肿瘤手术概述 ………………………………………………………… (136)
第二节　乳头溢液（大导管内乳头状瘤）手术 …………………………………… (139)
第三节　乳腺纤维腺瘤手术 ………………………………………………………… (140)
第四节　（乳腺皮下切除术）保留乳头的乳腺切除术 …………………………… (141)
第五节　乳腺单纯切除术 …………………………………………………………… (142)
第六节　副乳腺切除术 ……………………………………………………………… (143)
第七节　乳腺癌根治切除术 ………………………………………………………… (144)
第八节　乳腺癌扩大根治术 ………………………………………………………… (147)
第九节　乳腺癌改良根治术 ………………………………………………………… (150)
第十节　保留乳房的乳腺癌切除术 ………………………………………………… (161)
第十一节　副乳腺癌切除术 ………………………………………………………… (165)

第十二节 包含乳头乳晕复合体的中央局部病灶切除术 …………………… (165)
第十三节 乳腺象限切除术 ………………………………………………………… (169)
第十四节 内乳淋巴结活检术 ……………………………………………………… (170)
第十一章 腔镜乳房手术 ………………………………………………………… (173)
第一节 乳腔镜的定义 ……………………………………………………………… (173)
第二节 乳腔镜设备和手术器械 …………………………………………………… (173)
第三节 乳腺良性肿瘤乳腔镜下辅助切除术 ……………………………………… (174)
第四节 乳腔镜辅助乳腺全切除术 ………………………………………………… (175)
第五节 乳腔镜腋窝淋巴结清除术 ………………………………………………… (176)
第六节 乳腔镜辅助内乳淋巴结清除术 …………………………………………… (182)
第七节 乳腔镜前哨淋巴结活检术 ………………………………………………… (183)
第八节 乳腔镜下男性乳腺发育的切除术 ………………………………………… (183)
第十二章 乳房缺失的重建术 …………………………………………………… (185)
第一节 乳房再造术 ………………………………………………………………… (185)
第二节 背阔肌肌皮瓣乳房再造术 ………………………………………………… (187)
第三节 腹直肌肌皮瓣乳房再造术 ………………………………………………… (190)
第四节 横位胸腹移位皮瓣乳房再造术 …………………………………………… (193)
第五节 健侧乳房皮肤组织复合瓣乳房再造术 …………………………………… (194)
第六节 臀大肌肌皮瓣乳房再造术 ………………………………………………… (195)
第七节 乳房再造术并发症及其处理 ……………………………………………… (197)
第八节 乳头乳晕的重建术 ………………………………………………………… (199)
第九节 植入假体的乳房重建术 …………………………………………………… (201)
第十节 乳头内陷的矫正术 ………………………………………………………… (206)
第十一节 悬吊乳房的乳房缩小术 ………………………………………………… (209)
第十三章 乳腺癌术后辅助内科治疗 …………………………………………… (214)
第一节 辅助化疗 …………………………………………………………………… (214)
第二节 辅助内分泌治疗 …………………………………………………………… (218)
第三节 Her－2 阳性患者的辅助治疗 ……………………………………………… (220)
第十四章 乳腺癌手术并发症及处理 …………………………………………… (222)
第一节 术后出血 …………………………………………………………………… (222)
第二节 术后积液 …………………………………………………………………… (223)
第三节 保乳术后切缘阳性 ………………………………………………………… (225)
第四节 术后伤口感染 ……………………………………………………………… (225)
第五节 术后皮瓣坏死 ……………………………………………………………… (226)
第六节 植入假体术后位置改变 …………………………………………………… (228)
第七节 置入假体术后伤口感染 …………………………………………………… (228)
第八节 组织扩张器破裂 …………………………………………………………… (229)

第九节　转移皮瓣的乳房再造术后的皮瓣坏死 …………………………………………（229）
第十节　术后乳头乳晕坏死 …………………………………………………………（230）
第十一节　术后伤口瘢痕增生 ………………………………………………………（230）
第十二节　术后上肢水肿 ……………………………………………………………（231）
第十三节　术后患肢功能障碍 ………………………………………………………（232）
第十五章　特殊类型乳腺癌 ………………………………………………………（233）
第一节　炎性乳腺癌 …………………………………………………………………（233）
第二节　隐匿性乳腺癌 ………………………………………………………………（235）
第三节　乳腺 Paget’s 病 ……………………………………………………………（236）
第四节　妊娠、哺乳期乳腺癌…………………………………………………………（238）
第五节　乳腺分叶状肿瘤 ……………………………………………………………（242）
第六节　青年乳腺癌 …………………………………………………………………（246）
第七节　老年乳腺癌 …………………………………………………………………（250）
第八节　男性乳腺癌 …………………………………………………………………（254）
第九节　其他罕见乳腺癌 ……………………………………………………………（256）

参考文献 …………………………………………………………………………（262）

第一篇 总论

第一章 乳房的解剖

第一节 乳房的范围和结构

一、乳房的外形和结构

乳房是哺乳动物和人类特有的腺体，是最大的皮肤腺，源于外胚层，属于表皮的衍生物，是汗腺的特殊变形，其发育经历胚胎期、幼儿期、青春期、月经期、妊娠期、哺乳期及绝经后的老年期等不同阶段。人在出生后乳腺发育很不完善，女性随着年龄的增长和性逐渐成熟，雌激素的分泌量也会随着增多，而使乳腺逐渐发育。乳腺受脑垂体激素和卵巢内分泌的体液调解，因不同时期的分泌水平不同，其内脂肪成分的多少及腺体发育和形态表现不同。除受功能状态影响外，不同的个体、不同种族女性之间也存在差异。

1. 乳房的外形　乳房位于胸前壁浅筋膜内，其深层为胸大肌、前锯肌、腹外斜肌腱膜及腹直肌前鞘上端部分。成年女性乳房的上缘位于第 2 肋，下缘位于第 6 肋。其 2/3 位于胸大肌前，外侧始于腋前线，内侧可达胸骨旁，有些薄层的乳腺组织上可达锁骨，内可达胸骨中线，外侧可达背阔肌前缘。成年女性乳房底部平均直径 10 ~ 12cm，平均中心厚度 5 ~ 7cm。乳头位于第 4 肋间。乳腺组织向腋窝伸展的部分，称为 Spence 氏腋尾。不同个体间，乳房的外形差异较大，但通常为半球形，生产后或年龄增大，会出现下垂。为方便临床检查，常通过乳头作垂直线和水平线，并围绕乳晕外作环形线，据此将乳腺划分为：内上象限、内下象限、外上象限、外下象限及乳晕 5 个区。

2. 乳房皮肤　又称皮肤乳罩，其在乳房周围部分较厚，乳头乳晕区较薄，更易于伸展。当乳房肥大，出现下垂时，乳晕部分的皮肤面积逐渐增大。

乳房区域皮肤力线的走向与肋骨的走行方向相同，即内侧呈水平，外侧略向上翘。在进行乳房美容整形手术的切口设计时，应考虑到皮肤力线的走行方向。

3. 乳房腺体结构　乳房的正常结构是以成年未婚、未育女性的乳房为标准的。乳房由乳腺腺体和脂肪等组织所构成，有 15 ~20 个乳腺腺叶，互相独立，以乳头为中心呈放射状排列；叶间被致密的结缔组织和脂肪组织所填充，每个腺叶均有一条排泄管引流至乳头，称为输乳管，直径 1 ~2mm；每个乳腺有 15 ~20 条输乳管自乳房各个方向集合向乳头中心汇集。近乳头基部(乳晕深面)邻近的输乳管互相汇合扩大，称为输乳管窦，导管继续向乳头表面延伸，形成 5 ~8 个主要引流乳汁的乳孔。间质组织包括乳房悬韧带、脂肪组织、淋巴管及血管等。

每个腺叶是由若干个腺小叶组成的。腺小叶为乳腺解剖上的一个结构单元，由若干腺泡及与之相近的末梢导管汇集而成。乳腺腺叶的数目是固定不变的，而小叶的数目和大小可有很大的变化。年轻女性乳腺小叶数量多，而且体积大，而处于绝经后期女性乳腺小叶数量明显减少，其体积也明显缩小，有时一个小叶中仅 3 ~4 个末梢导管。腺小叶又是由许多腺泡组成的，腺泡由近似立方体的乳腺细胞排列组成，紧密地排列在腺泡管周围。腺泡的开口与腺泡管相连接，当乳腺细胞分泌乳汁聚积到腺泡里，由腺泡管汇集到小叶内乳管。

4. 乳头和乳晕的结构　乳房的中央为乳头和乳晕，其大小和色泽因人而异。乳晕呈环形，有色素沉着，直径 15 ~60mm。乳晕的皮肤被乳头肌与腺体分开。乳头肌是一块小的平滑肌，呈环形或放射状排列。乳晕皮肤与乳头肌紧密连接，当乳头受到刺激时，平滑肌反射性地收缩，使乳晕缩小、乳头勃起。乳头肌被一层脂肪组织与腺体分开，这层脂肪组织在乳头基底较厚，在乳头、乳晕移植时，乳头肌成分必须包括在移植体内。

乳头为筒状或圆锥状，含有丰富的感觉神经末梢，包括 Ruffini 样小体和 Krause 球。正常乳头高出乳晕平面 1. 5 ~2cm，由结缔组织构成，其表面凹凸不平呈裂隙状的陷窝，内有输乳管开口，每个乳头上有 15 ~20 个这样的开口，即输乳孔。乳晕部皮肤有毛发和汗腺、皮脂腺及乳腺等腺体。乳晕表面有许多散在的小结节，是乳晕腺管开口处，可分泌脂状物，对乳头和乳晕均有保护作用。

5. 乳房的筋膜与韧带　乳房内的脂肪组织呈囊状包裹于乳腺腺体周围，称为乳房脂肪体。脂肪体的体积大小也决定乳房的大小，所以乳房的大小与乳房内脂肪的多少密切相关。乳房位于皮下浅筋膜和深筋膜之间。浅筋膜向上与颈浅筋膜相连，向下与腹壁浅筋膜相连。这些筋膜呈条索状进入腺体，形成分隔乳腺叶的隔障和支柱，将乳房固定在胸部的皮下组织中。这些固定乳房位置的纤维结缔组织称作乳房悬韧带或轲氏(Cooper's)韧带。轲氏韧带在腺体的上半部分布较多，下半部较少。乳腺基底面稍凹陷，与胸肌筋膜间有疏松的结缔组织间隙，称作房腺后间隙，可使乳房轻度移动。

二、腋窝的结构

腋窝位于胸外侧壁和上臂之间，呈锥形。其四周解剖结构是：前为胸大肌、胸小肌和胸锁筋膜；后为肩胛下肌、大圆肌和背阔肌；内为被前锯肌覆盖的上 4 条或 5 条肋骨和肋间隙；外为喙肱肌和肱骨。腋窝底部由腋筋膜组成，顶部向内上延伸进入颈后三角形成颈腋管，内含腋部血管和臂丛神经。

第二节　乳房的血液供应

一、乳房的动脉血运

乳房的动脉血供主要来源于胸肩峰动脉、胸外侧动脉、胸廓内动脉、肋间动脉穿支等。

1. 胸肩峰动脉　多在胸小肌后方起自腋动脉，少部分人起自胸小肌上缘，穿锁胸筋膜或胸小肌后即分出数条肌支行于胸大小肌之间，除支配胸大小肌外，有乳腺支支配乳腺深面。

2. 胸外侧动脉　在胸小肌深面胸肩峰动脉起点的下方起自腋动脉的下壁，向外下紧贴胸壁前锯肌表面、沿胸小肌下缘向下，止于胸小肌的胸壁起点附近后侧，供应胸小肌、前锯肌等胸壁肌肉和皮肤以及乳房外侧部分。

在多数患者中，在相当于肩胛下动脉起点上方、胸外侧动脉起点的下方，由腋动脉发出一支动脉，称为乳腺动脉，向内下前方向进入乳房的外上方，支配该区域的乳房。

3. 胸廓内动脉与肋间动脉的穿支　乳房内侧的血供来源于胸廓内动脉和肋间动脉穿支。

(1)胸廓内动脉：起源于锁骨下动脉，行于肋软骨后方，壁层胸膜前，一般距胸骨缘1～1.5cm，其在1～4肋间有穿支穿肋间肌、胸大肌后支配乳房内侧组织。

(2)肋间动脉的穿支在2～4肋间较明显，其穿出点位于胸廓内动脉穿出点的外侧2～3cm，支配胸肌及乳腺，由于其分支细小，对乳腺的血供意义不大，在乳腺癌根治术时注意结扎之，以免术后出血。

二、乳房的静脉血运

乳房的静脉回流是乳腺癌血道转移的重要途径。在乳房皮下浅筋膜浅层存在着丰富的静脉网，分为横向和纵向两种。

横向的静脉网汇合向内形成胸廓内静脉穿支，伴随胸廓内动脉穿支穿胸大小肌、肋间肌注入胸廓内静脉，后者与同名动脉伴行。纵向浅静脉向上与颈根部的浅静脉相交通，可注入颈前静脉。

腋静脉的分支包括胸肩峰静脉、胸外侧静脉、乳腺静脉、肩胛下静脉等与同名动脉相伴行，引流乳房上、外侧的静脉血。与肋间动脉穿支伴行的为同名静脉，引流乳房深部的血液回流，向内注入肋间静脉，进而注入奇静脉或半奇静脉，后两者与椎静脉相交通，乳腺癌细胞可经此途径较容易地进入椎静脉系统，从而引起椎骨、颅骨以及盆骨等的转移。

第三节 乳腺相关的神经分布

一、胸前神经

1. 胸外侧神经 起自臂丛神经外侧束($C_{5\sim7}$)，亦可直接起源于臂丛神经上干、中干或由外侧束和内侧束共同发出分支组成，亦称上胸肌神经。该神经主干走行于头静脉深面，伴胸肩峰血管在锁骨下方穿过锁胸筋膜，发出1~5支，最上分支进入并支配胸大肌锁骨部；下部分支经胸大肌锁骨部与胸骨部间沿胸小肌上缘或下缘继续前行，分布并支配胸大肌胸骨部内侧部分。此神经损伤可引起其支配部分的胸大肌萎缩。

2. 胸内侧神经 起自臂丛神经内侧束($C_8\sim T_1$)，少数起源于臂丛外侧束或中干，亦称下胸肌神经。该神经主干走行于腋动脉深面，与胸外侧动脉经胸小肌起始部深面下行，分支后有1~3支于胸小肌上、中1/3交界处进入并支配胸小肌；另外1~4支穿过或绕过胸小肌进入并支配胸大肌胸骨部外侧部分，这部分分支与胸小肌的解剖关系主要包括以下情况：①绕过胸小肌下缘进入胸大肌；②穿过胸小肌上、中1/3交界处进入胸大肌；③绕过胸小肌上缘进入胸大肌；④1~2支穿过胸小肌、另1~2支绕过胸小肌下缘进入胸大肌。胸内侧神经损伤主要引起胸大肌萎缩，影响患侧上肢功能和胸部美观。

二、胸长神经

起自臂丛神经锁骨上部神经根($C_{5\sim7}$)，经臂丛和腋动脉后方进入腋窝，沿胸侧壁前锯肌表面伴胸外侧动脉下行，支配该肌并分布于乳房。此神经损伤可引起前锯肌瘫痪，导致肩胛骨内侧缘和下角离开胸廓耸起而出现“翼状肩胛”。

三、胸背神经

起自臂丛神经锁骨下部后束($C_{6\sim8}$)，发出后于肩胛骨外侧缘腋动脉后内侧下行，后与肩胛下血管和胸背血管伴行，于背阔肌中、上1/3交界处进入并支配该肌。此神经损伤可引起背阔肌功能受损，导致患侧上肢内收无力。

四、肋间臂神经

通常将第2肋间神经的外侧皮支称为肋间臂神经。肋间神经在肋间沟内前行，至腋前线附近发出外侧皮支，于胸小肌外侧缘后方第2肋间隙穿出肋间肌和前锯肌，穿过脂肪垫后跨越背阔肌前缘进入上臂，主要分布于上臂尺侧和背侧皮肤。根据该神经出前锯肌及胸壁外分支情况分为5型：阙如型、单干型、单干分支型、Ⅱ干型和Ⅲ干型。肋间臂神经为纯感觉神经，损伤后可引起患者局部感觉异常，主要表现为上臂内侧、腋底等部位皮肤麻木、酸胀、疼痛、无汗等难以用药物控制的症状。在乳腺癌手术时可保留该神经，从而避免术后上臂内侧麻木、提高患者的术后生活质量，必要时也可切除。

第四节　乳腺的淋巴引流和分布

一、乳房的淋巴引流

乳房的皮肤、皮下组织和实质内有丰富的淋巴管分布，这些淋巴管汇集成丛再汇合成集合淋巴管，然后汇合为输入淋巴管进入淋巴结。

1. 生理引流途径

(1)乳房外侧及中央区的淋巴管向外上方走行，经胸大肌外缘沿胸外侧血管向上，注入腋窝淋巴结前群和中央群。

(2)乳房内侧淋巴管向内侧走行，穿过胸大肌和肋间肌，注入内乳淋巴结。

(3)乳房底部的淋巴管穿过胸大肌经胸肌间淋巴结或直接沿胸小肌上缘走行，注入腋窝淋巴结尖群；亦可沿胸小肌下缘注入腋窝淋巴结中央群和前群；部分淋巴管沿肋间后行注入肋小头近脊柱处的肋间后淋巴结。

(4)乳房内上部的部分淋巴管可穿过胸大肌上行，直接注入锁骨上淋巴结。

(5)乳房内下部的部分淋巴管可穿过腹前壁回流至膈上淋巴结前组。

上述生理引流途径遵循乳房淋巴管的解剖走向分布，而实际上乳房淋巴管之间存在较多交通，各部淋巴引流也不一定严格按照解剖引流途径走向。乳房任何分区的淋巴管均可注入腋窝淋巴结，也可回流至内乳淋巴结；淋巴管之间交通支的存在导致淋巴液可经短路绕过前站淋巴结而直接注入下一站淋巴结；淋巴管与小静脉之间亦存在许多吻合支，淋巴液可不经局部淋巴结而直接进入血液，这也可能是乳腺癌早期远处转移的原因之一。

2. 病理引流途径　在某些病理状态下，如乳腺癌发生时，由于肿瘤侵犯乳房皮肤、皮下组织和乳腺实质，可能造成乳房淋巴管的堵塞，乳房淋巴的正常生理引流途径受到破坏，导致淋巴逆流。

(1)肿瘤较大或广泛侵犯皮肤时，乳房皮肤淋巴管向腋窝或内乳淋巴结的引流途径被阻塞，而两侧乳房皮肤存在淋巴管交通，一侧乳房的淋巴液逆流，引流至对侧乳房皮肤、乳腺实质、腋窝淋巴结或胸、腹壁皮肤。

(2)内乳淋巴结输出淋巴管汇集成的胸骨旁淋巴管被堵塞，如癌栓形成时，可造成内乳淋巴链中的淋巴逆流至肝脏。

(3)乳房下部淋巴回流被阻塞，淋巴液可沿乳房深部淋巴管网经腹直肌前鞘或肝镰状韧带通向肝脏。

二、腋窝淋巴结的分组方法

腋窝淋巴结位于腋窝疏松结缔组织内，沿腋窝各神经血管排列。腋窝淋巴结总数因研究方法的不同有较大差异，一般认为有30～60枚。根据腋窝淋巴结解剖位置、淋巴收纳范围和临床需要，有以下两种分组方法。

1. 解剖学分组　按腋窝淋巴结的解剖学位置，分为5群。

(1)前群：位于腋窝内侧壁、胸小肌下缘、第2~4肋浅面，沿胸外侧血管排列，又称胸肌淋巴结。该群淋巴结收纳乳腺中央区和外侧、胸前外侧壁以及脐平面以上腹前外侧壁的淋巴回流，输出淋巴管注入腋窝淋巴结中央群和尖群。

(2)外侧群：位于腋窝外侧壁，外侧群淋巴结沿腋静脉的内侧排列的腋淋巴结，又称腋静脉淋巴结，接收除沿头静脉走行的部分淋巴管以外的上肢浅、深淋巴管，输出淋巴管注入腋窝淋巴结中央群、尖群和锁骨上淋巴结。在乳腺癌各式手术清扫该组淋巴结时无须打开腋鞘，这样可有效地避免术后的同侧上肢水肿。

(3)后群：位于腋后壁，自胸侧壁直到腋静脉水平沿肩胛下血管排列，故又称肩胛下淋巴结。该群淋巴结收纳颈后部、肩部和背部的淋巴引流，输出淋巴管注入腋窝淋巴结中央群和尖群。在清扫该群淋巴结时注意避免损伤胸背神经及肩胛下动静脉，结扎切断肩胛下血管的乳腺支，以避免术后出血。

(4)中央群：位于腋窝中央、腋血管后下方的疏松结缔组织内，是临床体检最易发现的淋巴结群，当上肢内收放松时，可以触及该群淋巴结，接收前述3群腋窝淋巴结的输出淋巴管，以及乳腺和胸前壁的部分集合淋巴管，输出淋巴管注入腋窝淋巴结尖群。本群是腋淋巴结各群中淋巴结最大、数目最多的淋巴结群。

(5)尖群：位于锁骨下肌下内方、胸小肌上缘及内侧、锁胸筋膜深面、Haslted 韧带外侧、沿腋静脉排列，其所处的位置是腋窝的顶端，因其又位于锁骨下，故又称锁骨下淋巴结，收纳腋窝淋巴结上述4群及胸肌间淋巴结的输出淋巴管，并接收乳腺内上部的部分淋巴回流，输出淋巴管组成锁骨下干，左侧者注入胸导管或左静脉角，右侧者注入右淋巴导管或右静脉角，或回流至锁骨上淋巴结，是乳腺癌根治术时必须清除的淋巴结群，其与锁骨上淋巴结相交通。

2. 临床分组　腋淋巴结分群是按照解剖学的规律划分的，这样划分对于手术时各群淋巴结的清扫具有指导意义，各群淋巴结之间有着丰富的淋巴管相连接，各群淋巴结累及时均可以汇集到尖群淋巴结，而尖群淋巴结与锁骨上淋巴结、纵隔淋巴结相交通，其淋巴干可直接注入颈内静脉或锁骨下静脉，从而引发锁骨上、纵隔淋巴结转移或血道播散。

腋淋巴结分群有一定的局限性。手术后病理科医师在对手术标本进行病检时将遇到腋淋巴结分群的困难，无法在标本上定位外侧群与前群等，故解剖学分群的临床意义受到限制。从乳腺癌的转移特征以及病理学角度出发的腋窝淋巴结分组目前已广泛应用。临床上根据腋窝淋巴结所在位置与胸小肌内、外缘的关系，将其分为3组：

Ⅰ组即胸小肌外侧组，位于胸小肌外缘外侧，主要包括腋窝淋巴结前群、外侧群、后群、中央群部分。

Ⅱ组即胸小肌后组，位于胸小肌内外缘之间，主要为腋窝淋巴结中央群位于胸小肌后方的部分以及胸肌间淋巴结。

Ⅲ组即胸小肌内侧组，位于胸小肌内缘内侧，主要为腋窝淋巴结尖群。

三、内乳淋巴结

内乳淋巴结位于胸骨两旁，沿胸廓内血管排列，故又称胸骨旁淋巴结。内乳淋巴结一般为3~8枚，分布于1~6肋间，主要收纳来自胸前壁深部、同侧和对侧乳腺内侧份、脐以上腹前壁深层以及肝膈面等部位的淋巴回流。左、右两侧内乳淋巴结的输出淋巴管各汇集成一条纵向的胸骨旁淋巴管,伴胸廓内血管上行,左侧者注入胸导管,右侧者注入右淋巴导管,或回流至同侧锁骨上淋巴结,或回流至支气管纵隔干,或直接注入静脉角。

四、锁骨上淋巴结

锁骨上淋巴结位于锁骨上大窝内，沿颈横动脉排列，故又称颈横淋巴结。该组淋巴结外侧与副神经淋巴结相连，内侧与颈外侧下深淋巴结相续，其中位于前斜角肌前方的淋巴结较大，称为前斜角肌淋巴结。左侧前斜角肌淋巴结又名 Virchow 淋巴结，是胃癌、食管下段癌常累及的淋巴结。锁骨上淋巴结收纳腋窝淋巴结尖群的大部分淋巴回流以及内乳淋巴结和乳房上部的部分淋巴回流，其输出淋巴管与颈外侧下深淋巴结输出管汇合成颈干，左侧注入胸导管，右侧注入右淋巴导管，或直接注入静脉角。

由于锁骨上淋巴结与锁骨下淋巴结、乳内淋巴结相交通，故临床上锁骨上淋巴结转移较为常见，是乳腺癌术后随访的必查部位，不应遗漏。

五、引流到对侧腋窝淋巴结的途径

生理状况下，乳房淋巴液一般不向对侧腋窝淋巴结引流，即使在病理条件下如乳腺癌时，癌细胞向对侧腋窝淋巴结转移也较为罕见，其引流途径目前尚不十分清楚，一般认为有以下几种可能途径：

1. 肿瘤广泛侵犯皮肤，乳房皮肤淋巴管经由乳腺组织内的淋巴管向腋窝或内乳淋巴结引流的途径被阻塞，导致乳房皮肤淋巴管的淋巴液逆流，经真皮淋巴管网经对侧乳房皮肤引流至对侧腋窝淋巴结。

2. 胸壁浅组淋巴管有时可越过前正中线，汇入对侧胸壁集合淋巴管而注入对侧腋窝淋巴结。

3. 内乳淋巴管在第 1 肋间水平与对侧存在交通支，淋巴液可循此途径进入对侧腋窝。

4. 远处血行转移的一部分。

六、其他

1. 胸肌间淋巴结　位于胸大、小肌之间，沿胸肩峰动脉胸肌支排列，又称 Rotter 淋巴结，收纳乳腺后部及胸大、小肌的淋巴回流输出淋巴结注入腋窝淋巴结尖群。

2. 肋间淋巴结后群　肋间淋巴结分为前、中、后 3 群其中与乳房有关的后群位于肋小头近脊柱处，沿肋间血管排列，引流乳腺小部分以及胸膜和脊柱的淋巴回流，输出淋巴管注入胸导管和锁骨上淋巴结。

3. 前哨淋巴结　是原发肿瘤引流区域淋巴结中的特殊淋巴结，是原发肿瘤发生淋巴结转移所必经的第一批淋巴结。前哨淋巴结作为阻止肿瘤细胞从淋巴道扩散的屏障，其临床意义已受到人们的重视。尽管有文献指出，前哨淋巴结属于第一组淋巴结范畴，通常位于胸大肌外缘第一二肋间水平，但其本质上并不是一个解剖学名词，而是外科学和功能学概念。如果前哨淋巴结没有转移，其他淋巴结出现转移的概率非常小，估计在 5% 以下或更低。通过前哨淋巴结活检来判断腋窝淋巴结是否存在转移，可以避免不必要的腋窝清扫手术，从而减少术后并发症。

第二章　乳腺癌的病因、发病机制及预后

第一节　乳腺癌的流行病学

一、流行现状

2002 年全世界新发乳腺癌病例 115 万，占女性全部恶性肿瘤新发病例的 23%，其中一半以上的病例发生在北美洲与欧洲，北美洲 23 万（占女性癌症的 31.3%），欧洲约 36.1 万（占女性癌症的 27.3%）。全世界每年死于乳腺癌的病例为 41.1 万人，占女性全部癌症死亡病例的 14%，居女性癌症死因的第 1 位，男女合计居全部癌症死亡的第 5 位。由于发病率较高和预后相对较好，乳腺癌已成为当今世界上流行率最高的癌症，据估计全球在过去 5 年内确诊的病例中，仍然存活的现患病例高达 440 万（全世界男女合计的肺癌现患病例仅为 140 万），而美国的乳腺癌现患病例已经占全部妇女人口的 1.5%。

2002 年，中国女性乳腺癌世界人口年龄调整发病率为 18.7/10 万，世界人口年龄调整死亡率为 5.5/10 万。从发病率和死亡率来看，我国目前还是乳腺癌的低发国家。

二、时间趋势

在大多数国家，乳腺癌的发病率正在呈现上升趋势，而在原来发病率低的地区，其上升的幅度较大。1990 年后，全球发病率每年以大约 0.5% 的幅度在增加，依据这个增加的速度，到 2010 年全球乳腺癌新发病例将达到 140 万。我国是乳腺癌增长速度最快的国家，据收录在五大洲发病率中我国 7 个地区肿瘤登记资料，我国乳腺癌增加的幅度每年高达 3% ~4%。与 2000 年相比，2005 年我国妇女各年龄组的乳腺癌发病率均有上升，其中 45 ~64 岁年龄段的发病率上升特别显著。国内外专家估算，我国 2000 年乳腺癌新发病例数为 12.1 万人，2005 年为 16.8 万人，2005 年与 2000 年相比，增加 38.5%，是女性癌症中增加最多的恶性肿瘤。我国乳腺癌增加幅度中的 11.0% 归因于人口的变化，其余的 27.5% 归因于危险因素。东亚地区国家的乳腺癌增加速度普遍较快，如果参照中国和东亚其他国家乳腺癌增长的幅度，在东亚地区以每年 3% 的增长率计算，到 2010 年全球乳腺癌新发病例将达到 150 万。

三、地区分布

全世界乳腺癌发病率有较大的地区差异，经济发达国家（日本除外）的乳腺癌发病率

普遍较高，年龄标化发病率最高的是北美(99. 4/10 万)。东欧、南美、南非和西亚的乳腺癌发病率虽处于中等水平，但仍是这些地区女性的最常见癌症。乳腺癌发病率较低的地区多数在非洲(除了南非)和亚洲，发病率最低的是中非(16. 5/10 万)，中非的发病率与北美相比相差 6 倍。在经济发达国家或地区，乳腺癌年龄调整相对生存率平均为 73%，在发展中国家或地区平均为 57%，西方国家的乳腺癌生存率较高，其中美国 1995—2000 年乳腺癌 5 年生存率高达 89%，其原因是有系统的筛查计划，得益于早期发现、早期诊断和早期治疗。由于富裕的发达国家的乳腺癌相对生存率较高，发展中国家的生存率较低，因而在世界范围内乳腺癌死亡率的差异远低于发病率的差异。非洲和太平洋岛屿的乳腺癌死亡率与欧洲没有太大的差别。

乳腺癌发病率在全球因地区环境、经济差异与生活习惯的不同而具有较大差异，总体来看，西欧、北美、北欧等发达国家是乳腺癌的高发地区，亚洲、拉丁美洲和非洲的大部分地区为低发区。IARC 统计，2012 年西欧的乳腺癌标化发病率接近 98/10 万，北美及北欧的乳腺癌标化发病率接近 95/10 万，发展中国家的标化发病率接近 36/10 万，中国的乳腺癌标化发病率接近 42/10 万。2012 年全球乳腺癌新发病例中发达国家占 47%，发展中国家占 53%，死亡率在发达国家和发展中国家分别为 25%、37%。

在过去 20 年中，全球乳腺癌绝对数量上升了 1. 4 倍。世界上大多数国家和地区乳腺癌的发病率上升了 30% ~40%，我国虽属女性乳腺癌的低发地区，但近年来乳腺癌的发病率明显增高。我国部分地区 1993—1997 年的肿瘤发病和死亡登记资料显示，乳腺癌发病率也有较大的地区差别，最明显的特征是城市的乳腺癌发病率显著高于农村地区，其中上海市的乳腺癌发病率是扶绥的 11. 6 倍，死亡率是扶绥的 3. 3 倍。与全世界各地区间的乳腺癌死亡率分布的差异相类似，我国各地区间的乳腺癌死亡率差异，也远低于发病率的差异。中国主要城市 10 年来乳腺癌发病率增长了 37%，死亡率增长了 38. 9%，农村死亡率增长了 39. 7%。值得关注的是，我国乳腺癌的年均增长速度高出高发国家 1 ~2 个百分点，以每年 3% ~4% 的速度递增，成为城市中死亡率增长最快的癌症，尤其以上海、北京、天津及沿海地区为我国乳腺癌的高发地区，已占女性恶性肿瘤发病率的首位。

我国女性乳腺癌的发病率和死亡率的地区分布具有明显特征，总体生存率估计与发展中国家持平，但地区和城乡差异明显。据 2014 年中国肿瘤登记年报，城市地区的年龄标化率是农村地区的 1. 6 倍(39. 5/10 万 vs 25. 3/10 万)。

四、人群分布

1. 年龄分布　各年龄组段乳腺癌发病率差异较大，其中发病专率最高的是 45 ~54 岁年龄组，在此年龄段之后，发病率逐步下降。

2. 移民　乳腺癌全球发病率在不同地域、种族、民族间存在显著差异，其原因可归纳为社会因素、种族遗传因素及移民变异因素等方面。乳腺癌分布地域差异中混杂着种族遗传因素及移民因素的影响。以种族多样化的美国为例，白人女性乳腺癌的发病率要高于其他任何种族，但黑人的乳腺癌死亡率却高于白人，特别是在确诊乳腺癌的最初 5 年内。据美国国立癌症研究所 SEER 规划报道的 1996—2000 年乳腺癌发病率的数据：白人女性的发病率为 141/10 万，非裔女性为 122/10 万，亚太裔为 97/10 万，拉美裔为 90/10 万，北美土著居民(或阿拉斯加土著居民)为 58/10 万。死亡率白人女性为 27/10 万，非裔女性为36/10万，亚太裔为13/10万，拉美裔为18/10万，北美土著居民(或阿拉斯加土著居民)为15/10万。我国各民族之间女性乳腺癌发病率及死亡率也有较大差异，汉族人较少数民族发病率高，藏族女性乳腺癌发病率最低，死亡率则以蒙古族和哈萨克族最低。

随着对乳腺癌分子遗传机制的研究深入，越来越多种族相关性基因被证实与乳腺癌的发病率有关。近年研究显示，BRCA1、BRCA2基因的突变可能会增加发生乳腺癌的危险，在乳腺癌患者中，有5%～10%的人与遗传异常的或突变的BRCA1或BRCA2基因相关。遗传性基因突变在不同种族人群中通过代代传递，其突变概率则在不同种族中形成差别，例如在俄罗斯、以色列、意大利、爱尔兰、荷兰、法国、丹麦、瑞典、挪威、比利时以及匈牙利等种族中均已确定存在BRCA1和BRCA2基因的基础突变。我国天津医科大学肿瘤医院和上海复旦大学肿瘤医院在女性乳腺癌BRCA1、BRCA2的突变研究显示其突变率明显低于国外，说明不同种族间乳腺癌易感基因存在差异。虽然小部分乳腺癌已可用遗传基因变异来解释，但至今仍没有发现明确易感基因可解释乳腺癌发病率和死亡率的人群差异。

近些年，几项全基因组关联研究(GWAS)和一项候选基因关联研究已经证实一系列单核苷酸多态性(SNPs)与乳腺癌危险有关。单核苷酸多态性(SNPs)是指在基因水平上由于单个核苷酸位置置换、缺失或插入等变异而引起的DNA序列多态性改变。2007年，Easton等报道了在227 876个SNPs中发现了5个与乳腺癌密切相关的新位点：FGFR2、TNRC9(即TOX3)、MAP3K1、LSP1、CASP8。随后Stacey等在染色体8q和2q35发现2个新的与ER阳性乳腺癌有关的位点。

移民流行病学也为我们提供了有关乳腺癌发生的种族和地域差异联系。一般来说，低发病率国家女性移至高发病率国家后，其发病率会升高，但大多数仍低于当地居民，但其后代(2～3代)乳腺癌的发病率基本接近当地女性，可见环境和生活方式因素在乳腺癌的发生过程中不可忽视。Andreeva等关于乳腺癌移民流行病学的研究显示：无论在移民前还是移民后，环境和行为因素都会影响乳腺癌的发生。

在美国的亚洲、西班牙和印度移民乳腺癌发生率明显低于白人(非西班牙人)。然而同一种族的人群因为居住地域的不同，其乳腺癌的发生率也存在明显的差异。以华人为例，与居住在中国大陆、新加坡、香港的华人妇女相比，居住在美国的华人女性年发病率要高两倍。而日本移民到夏威夷或加利福尼亚后，第一代移民乳腺癌发病率比日本本土大为增加，第二代移民则接近美国白人的发病水平。John等研究表明，国外出生的西班牙裔患乳腺癌的风险比美国出生的西班牙裔低50%。患病风险与移居时间、同化过程成正比，而与移民时的年龄成反比。因此乳腺癌发病的地域差别并不完全与遗传易感性有关，同时还受环境和社会文化因素的影响。

3. 婚产情况　早在1700年Ramazzini就发现修女患乳腺癌的危险性超过一般人，提出乳腺癌与婚姻状况有关。1842年Stern等的调查结论是，修女与一般妇女乳腺癌发病之比为5∶1。Ernster等综合美国第三次全国癌症调查(1969—1971年)资料，发现乳腺癌发生率在单身妇女中最高。我国姚凤一报道，单身妇女患乳腺癌是已婚妇女的4倍。其实，婚姻状况与乳腺癌发生之间的关系，实质上是生育状况与乳腺癌发生之间的关系。

研究表明，婚后生育的妇女患乳腺癌的危险性比非生育妇女低，足月妊娠生育对乳腺癌的发生有保护作用。1970 年 MacMabon 等的研究认为，第一胎生育年龄早，对乳腺癌的发生有保护作用。但第一胎的生育年龄如果在 30 岁以后，其乳腺癌发生的相对危险性升高。我国 1979—1980 年的调查也证明了这一点。

五、普查

早在 20 世纪 60 年代，美国纽约市开始实施健康保险计划(health insurance plan, HIP)，该计划对 60 696 位年龄在 40～64 岁的女性进行乳腺癌普查。同时设有同等数目的对照组人群。经过 18 年的观察，结果显示与对照组相比，普查组的乳腺癌病死率降低了 23%，从而证明乳腺癌普查是降低乳腺癌病死率的行之有效的方法。更大的乳腺癌普查计划开始于 20 世纪 70 年代，美国国立癌症研究院(NCI)和美国癌症协会(ACS)组织了 29 个肿瘤中心，对 283 222 例年龄在 35 岁以上的女性实施乳腺癌检测证实工程(breast cancer detection demonstration project, BCDDP)。结果发现 4275 例乳腺癌，乳腺癌病灶 4485 个，其中早期癌灶 3557 个，这些早期癌灶中有 42% 为临床隐匿性，仅靠乳腺 X 线摄影检出。与此同时，北美与欧洲的许多国家也相继开展了全国范围的乳腺癌普查计划或乳腺癌筛查工程。在加拿大，NBSS1 和 NSBB2 两项工程共对 44 925 名女性进行了乳腺癌普查；在瑞典，有 3 项乳腺癌普查工程，受检人数为 97 662 人；在爱丁堡，有 23 226 名女性受检。上述资料显示，普查组发现的乳腺癌的死亡率比对照组减少 3%～32%。

20 世纪 80 年代，我国北京、天津较早开展了大规模的乳腺癌普查。到 20 世纪 90 年代，全国各地相继开展乳腺癌等癌症的普查，对发现早期乳腺癌及其他癌症和早期治疗起到了一定的作用。但普遍存在追求经济效益，普查方法不规范，普查技术落后，以及缺乏系统的普查计划和长期随访的资料。

乳腺癌普查的方法可以有多种，例如：乳房自查、临床乳腺检查、乳房 X 线摄影、乳腺超声检查、乳腺近红外线扫描检查、乳腺 CT 检查、乳腺磁共振检查、乳管内视镜检查和乳腺组织活检病理学检查等。但从简单易行、安全无创伤、经济有效等方面考虑，前三种方法是现实可行的方法，国外在乳腺癌普查研究方面用得最多的是乳房 X 线摄影。

第二节　乳腺癌的发病机制

一、基因组学与乳腺癌的发生发展

基因组学(genomics)是研究基因组的结构、功能及表达产物的学科。在乳腺癌发生过程中，某些基因的不稳定性和基因突变等都会影响基因的转录表达，对突变基因的识别及深入研究对了解乳腺肿瘤发生、发展的分子机制起到重要作用。

1. p53 基因　位于 17 号染色体短臂上，其编码的 P53 蛋白在 DNA 损伤修复、细胞凋亡和细胞周期阻滞等生物效应中发挥重要作用。p53 基因突变是肿瘤中最常见的遗传学改变，常见于乳腺癌、肝癌、前列腺癌、胃癌、结肠癌等，其发生率在各种肿瘤中为5%～50%。

p53 基因可分为野生型和突变型两类。野生型 p53 基因是一种抑癌基因，存在于正常细胞中，其编码的 P53 蛋白是一种十分重要的凋亡诱导蛋白，可阻滞细胞周期、促进细胞凋亡、维持基因组稳定和抑制肿瘤血管生成。突变型 p53 基因编码的蛋白失去了对细胞生长和细胞凋亡的调控作用，不能有效激活 p53 下游的 DNA 损伤应激反应途径，从而使细胞无限制增生。同时，p53 基因突变可以上调促进血管增生的内皮生长因子，从而成为调控肿瘤血管生长的重要因素。野生型 P53 蛋白半衰期短，含量低，故很难用免疫组化方法检测到；而突变型 P53 蛋白的空间构象发生改变，稳定性增加，半衰期延长，故用免疫组化方法检测到的多为突变型 P53 蛋白。

p53 抑癌基因突变和蛋白过度表达可见于乳腺癌癌前阶段，是乳腺癌发生的早期事件。Schmitt 等发现，乳腺导管单纯上皮增生、非典型增生和导管内癌的突变型 P53 蛋白阳性率分别为 4.5%、16.6% 和 26.0%，认为一旦发生 p53 基因突变，细胞便不可能修复损伤的 DNA，不稳定的染色体将导致细胞无限增生而发生癌变。不仅如此，近年来研究发现某些突变型 p53 还具有获得性功能，可以抑制野生型 p53 的活性或者诱导某些基因表达进而促进肿瘤的发生。

Rohan 等对乳腺良性病变的大宗女性患者进行随访，观察这些患者发生乳腺癌的概率，同时以 1∶5 配比开展病例对照研究。该研究采用免疫组化方法对 104 个病例和 385 个对照的石蜡标本进行 P53 蛋白检测，并从 82 个病例和 327 个对照的乳腺组织中成功提取 DNA 直接测序检测 p53 基因。研究显示，P53 蛋白积聚可使乳腺癌发生风险增加 1 倍，p53 基因中核苷酸的变化却对乳腺癌发生风险无显著影响，而同时存在 P53 蛋白表达和 p53 基因序列改变患者的风险比值(odds ratio，OR)可达 3.20。此外，内含子非多态性改变可使乳腺癌发生风险增加 1.8 倍。P53 蛋白积聚和 p53 基因中内含子的非多态性改变与乳腺癌的发生密切相关。

近年来有学者提出 p53 也参与调控上皮细胞向间质细胞的转化过程，上皮细胞间质化是指具有极性的上皮细胞转化成为间质细胞并获得侵袭和迁移能力的过程，目前研究认为上皮细胞向间质细胞的转化是肿瘤细胞发生侵袭与转移的重要机制，p53 可以通过激活 miR－200、miR－192 和 miR－34 等 micro RNA，降低 ZEB1、ZEB2 和 Snail 的表达，从而抑制上皮细胞转为间质细胞。因此，在 p53 基因突变的肿瘤细胞会出现 p53 功能缺失，能够促进上述转化过程的发生，从而进一步导致肿瘤的发生。

2. PTEN 基因　是继 p53 基因之后发现的另一个非常重要的抑癌基因，它与乳腺癌的发生发展关系密切，是迄今为止发现的第一个具有磷酸酶活性的抑癌基因。它位于染色体 10q23.3，可作为脂质磷酸酶，负性调控 PI3K/Akt 通路，调控细胞 G_0/G_1 期阻滞和细胞凋亡；也可作为蛋白磷酸酯酶，抑制 MAPK 信号通路。其正常表达可以抑制肿瘤细胞侵袭、转移和生长。乳腺癌的发生、发展是多种癌基因异常激活和/或抑癌基因失活的累积结果，PTEN 基因的缺失或突变与多种肿瘤特别是乳腺癌的发生演进关系密切。目前，有关 PTEN 在乳腺癌形成中的调控机制仍不甚明了并存在争议。Li 等建立了乳腺特异性 PTEN 基因缺失的小鼠模型，实验结果显示，突变小鼠的乳腺小叶腺泡早熟、导管分支明显增多，呈乳腺复旧延迟及凋亡急剧减少的趋势，且 PTEN 缺失的乳腺上皮细胞排列紊乱、高度增生。此外，PTEN 突变小鼠发生乳腺癌亦较早。由此可见，PTEN 在乳腺上皮细胞的增生、分化及凋亡中发挥重要作用。Stambolic 等对小鼠研究时亦发现有近一半(49%)的 PTEN 条件性敲除(PTEN +/-)雌性小鼠于6个月后发生了乳腺癌，小鼠乳腺间质成纤维细胞中 PTEN 基因失活可加速乳腺上皮细胞转化为恶性肿瘤细胞。

有学者认为，PTEN 基因的杂合性失活可使小鼠形成基底样乳腺癌，且 PTEN 表达缺失与散发性乳腺癌和 BRCA1 相关的遗传性乳腺癌中的基底样亚型密切相关，并在 BRCA1 缺失的乳腺癌中明确了常见的 PTEN 大片段突变类型，包括基因内染色质断裂、插入、缺失和亚显微拷贝数异常(micro copy number aberrations)。乳腺癌 PTEN 基因突变或缺失导致其磷酸酶活性急剧下降，PI3K/PTEN/PKB/Akt 信号转导途径功能异常，细胞内 PI3K/Akt 异常激活，细胞物质代谢、增生和分化失去正常调控，易导致恶变。

3. NF-κB 转录因子　NF-κB(nuclear factor-κB，核因子 κB)是 RANKL(the receptor activator of nuclear factor κB ligand，核因子 κB 受体活化因子配体)的作用靶点，而 RANK 则是 RANKL 的受体。当 RANKL 与 RANK 结合后，由于 RANK 受体缺乏内源性酶活性，需要肿瘤坏死因子受体相关因子(tumor necrosis factor receptor-associated factor，TRAF)等作为第二信使，从而激活其他下游的信号分子，其中即包括 NF-κB。Schramek 等通过小鼠模型发现，醋酸甲羟孕酮(medroxy progesterone acetate，MPA)可诱导乳腺上皮细胞产生 RANKL。乳腺上皮细胞中 RANK 基因失活可抑制 MAP 诱导的乳腺上皮增生，并使细胞易因 DNA 损伤死亡。乳腺上皮 RANK 基因敲除可显著减少并延迟 MPA 诱导的乳腺癌发生。Sovak 等研究发现在人乳腺细胞发生恶性转化之前就观察到了 NF-κB 的高活性表达，并启动细胞增生基因 C-myc 和抑制凋亡基因 Bcl2、BclXL 的转录，提示 NF-κB 的活化在乳腺癌的转化方面起一个早期、决定性的作用。Biswas 等对动物模型的研究发现，NF-κB 在 ER 阴性的乳腺上皮细胞癌变过程中被激活并诱导 Cyclin D_1 的过表达，从而导致肿瘤的发生。而且，这种现象能被 IKKB 的显性等位基因阴性突变剂(dominant-negative mutant of IKKB，dnIKKB)所阻断，这进一步证实 NF-κB 在乳腺癌形成中的促细胞增生作用。

同时 NF-κB 可通过抑制凋亡酶原或各种凋亡酶而抑制细胞的凋亡，从而促使肿瘤的发生、发展。关于基因合成鼠乳腺癌的研究进一步证实了这一点。Watabe 等的研究还表明，在人乳腺癌 MCF-7 细胞系中，咖啡酸苯乙醚酯能抑制 NF-κB 诱导的 Fas 基因的凋亡和 Bax 基因的表达。除此之外，NF-κB 还与 Jun N 末端蛋白激酶(Jun N-terminal protein kinase，JNK)途径的细胞凋亡过程有关，或通过其他一些途径如钙调蛋白依赖性蛋白激酶Ⅳ诱导的 NF-κB 及其靶基因 Bc-12 的过表达而抑制凋亡，但它们在乳腺癌中的作用机制有待于进一步阐明。

4. 酪氨酸蛋白激酶 JAK(Janus activated kinase，Janus 激酶)-信号传导和转录激活因子(signaltransducer and activator of transcription，STAT)　该细胞内信号传导途径由 JAK 蛋白家族和 STAT 蛋白家族组成。JAK 是一类蛋白酪氨酸激酶，与生长因子、红细胞生成素和催乳素等在细胞内的信号传递有关。而 STAT 则是 JAK 的靶蛋白，可影响乳腺细胞的发育和分化，并调控乳腺细胞凋亡。STAT 家族在乳腺中起主要作用的因子是 STAT3，

STAT3 过度激活导致细胞的异常增生和凋亡障碍，促进正常乳腺细胞发生恶性转化。

JAK/STAT 信号转导通路在肿瘤细胞侵袭转移过程中发挥重要作用，在 JAK/STAT3 信号转导通路中，JAK 激酶使 STAT3 羧基端第 705 位的酪氨酸磷酸化，激活 STAT3，活化后的 STAT3 可以作为转录因子进入细胞核，促进肿瘤细胞生长和侵袭转移。JAK/STAT 途径可通过多种机制参与乳腺肿瘤形成，JAK 和 STAT 最常见的负性调节因子为 PTPs(protein tyrosine phosphatases)、SOCS(suppressors of cytokine signaling)和 PIAS(protein inhibitors of activated STATs)。上述调节因子对 JAK/STAT 通路抑制机制如下：①与活化的 JAK 激酶结合抑制其催化作用；②与磷酸化的受体直接结合，与 STAT 竞争受体结合位点；③通过直接与 STATs 蛋白相互作用并封闭其 DNA 结合活性。

另外，旁分泌信号传导系统的异常上调在乳腺肿瘤形成过程中也发挥着重要作用。有研究显示，转基因小鼠循环血内泌乳素水平升高可致乳腺癌风险增加，乳腺上皮细胞也可在局部合成泌乳素，并可通过自分泌/旁分泌机制起作用，且不依赖于垂体泌乳素。Rose - Hellekant 等发现，若在小鼠模型中乳腺上皮细胞过度合成泌乳素，则可致乳腺发育异常，导致乳腺上皮内瘤变和浸润性癌形成。而泌乳素在乳腺上皮细胞中则主要通过 JAK2 和 STAT5 进行信号传递，并可在乳腺癌细胞中异常激活 STAT3。另外，泌乳素可激活 JAK1，并且该作用依赖于 JAK2 水平。

5. maspin 基因　maspin(mammary serine protease inhibitor)是丝氨酸蛋白酶抑制基因，在应用消减杂交(subtractive hybridization)技术对正常乳腺组织和乳腺癌细胞系进行分析时被发现。Maspin 蛋白属于丝氨酸蛋白酶抑制剂(serine protease inhibitor，serpin)超家族，卵清蛋白(ovalbumin)亚族。在 maspin 基因的 84 ~ 112 核苷酸处有一胶原结合区，在其启动子区域存在 p53 结合位点，p53 基因可以直接结合到该位点对 maspin 基因的启动和 mRNA 的表达进行调节。Maspin 蛋白具有多种功能，与细胞内外不同的蛋白相互作用后，调节肿瘤细胞黏附、运动、凋亡、血管生成，并且在乳腺发育中也发挥重要作用。Maass 等发现乳腺癌由正常的乳腺上皮，原位导管癌向浸润性导管癌发展过程中，maspin 表达逐渐降低，提示 maspin 表达降低在乳腺癌的发生和发展过程中起着重要作用。

maspin 基因的功能：①抑制肿瘤转移：降低肿瘤细胞运动和侵袭能力，增加细胞间黏附作用，减少肿瘤细胞转移的发生；②抑制新生血管生成：maspin 是血管生成抑制因子，通过调节新生血管的生成来影响肿瘤的发生发展，抑制肿瘤新生血管的生成；③调节细胞浸润活性和诱导细胞凋亡：maspin 基因能够增加细胞对凋亡刺激的敏感性，并且 Bax 信号通路在 maspin 基因的诱导凋亡作用中起关键作用，同时，maspin 是体内 p53 作用的靶基因，可通过 caspase 途径影响细胞凋亡从而抑制细胞恶变。

二、蛋白质组学与乳腺癌的发生发展

尽管 DNA 可以提供很多的信息，为乳腺癌的诊断与治疗提供好的靶标，但蛋白质才是细胞功能的全部体现，而且蛋白质种类繁多，各种蛋白质之间又存在相互作用，构成一个复杂的体系。于是，对乳腺癌的研究进入了蛋白质组学研究阶段。蛋白质组学(proteomics)是研究细胞内所有蛋白质及其动态变化规律的科学，它是在蛋白质水平上定量、动态和整体地研究生物体，并由此在更深层次上获得对疾病过程、细胞生理和生化过程以及调控网络的广泛而完整的认识。近年来，蛋白质组学已被应用到生命科学基础研究的各个领域，为了解肿瘤发生发展的分子机理开辟了新途径，是基因组计划由结构走向功能的必然与必须，也是生命科学由分析走向综合的必由之路。

Vercoutter - Edouart AS 等在对乳腺癌细胞的蛋白质组学研究中，发现在人类乳腺癌细胞中 14 - 3 - 3δ 下调。14 - 3 - 3 家族是一个蛋白质形式高度保守的家族，包括 14 - 3 - 3δ，α，β，δ，ζ，分子量在 25 ~ 30kDa，该家族蛋白参与调节细胞的形态、分化与生长。研究发现，在 35 个癌变组织中，14 - 3 - 3δ 在人类乳腺癌细胞中表达量都下调了约 10 倍，而 14 - 3 - 3α，β，δ，ζ 的量没有明显的变化。提示在乳腺癌的癌变过程中，14 - 3 - 3δ 起到了重要作用，因此推测，14 - 3 - 3δ 可作为诊断乳腺癌的一个潜在分子靶标。此外，亦有研究者从封闭期的人类乳腺中分离纯化出乳腺管腔细胞（Luminal）和肌上皮细胞（myoepithlial），随后提取乳腺癌患者与正常人的这两种细胞的蛋白质，经 2DE 技术分离，质谱鉴定出了 51 个具有两倍或两倍以上差异的蛋白质，其中包括 cytokeratin 5、17、19；annexin Ⅱ；heat - shock protein 60、27 等，这些差异蛋白都有望成为生物分子靶标。

蛋白质组学还为解读细胞内信号传导途径，了解肿瘤形成的分子机理开辟了新的途径。对乳腺癌的蛋白质组学研究发现，生长因子（gowth factor，GF）对乳腺癌的发生、发展也起着非常重要的作用。其中的生长因子有纤维蛋白原生长因子（fibroblast growth factor，FGF）和神经生长因子（nerve gowth factor，NGF）。FGF - 2 是乳腺癌细胞生长和转移的激活因子，与受体酪氨酸激酶，促有丝分裂蛋白（MAP）激酶以及信号蛋白（FAK，Src，Rac - 1，Nck）间存在着复杂的信号网络，对乳腺癌细胞的增生和迁徙有着重要作用。用 FGF - 2 刺激乳腺癌细胞 MCF - 7 12 小时后，发现 HP90、HP70、增生细胞核抗原（PCNA）和转录调控肿瘤蛋白（TCTP）4 种蛋白表达上调。NGF 是最近发现的促进乳腺癌细胞增生和存活的生长因子，研究表明其通过两种不同的受体发挥作用：一种为酪氨酸激酶 A 受体（TrkA），NGF 通过与 TrkA 的结合激活丝裂原活化蛋白激酶（mitogen - activating protein kinase，MAPK）通路，引起细胞增生；另一种为 p75NTR，NGF 通过与 p75NTR 的结合，诱导细胞核移位并使细胞免于凋亡。另外，许多生长因子受体，如胰岛素样生长因子受体（insulin - like growth factor receptor，IGFR）、EGFR（epidermal growth factor receptor）、NGFR、FGFR 与乳腺癌的预后密切相关。显然，生长因子信号在乳腺癌的发生和发展中起着非常关键的作用，对乳腺癌的预防、检测和治疗提供了一种新思路。

蛋白质组学作为跨越基因组与临床应用之间鸿沟的桥梁，近年来发展迅猛，为了解乳腺癌细胞生长的分子机理提供了新的信息。随着乳腺癌蛋白质组学研究的不断深入，将会不断产生新的具有诊断潜能的生物分子靶标，和更深入了解信号传导途径，这将有助于乳腺癌的诊断与治疗，同时由于对癌变机理的深入了解，为新药的开发和利用提供了理论依据，展现出广阔的应用前景。

三、趋化因子与乳腺癌的发生发展

趋化因子（chemokine）是由 chemotactic cytokine 缩写而来，亦称趋化性细胞因子，是一类小分子细胞因子，相对分子质量为$(8 \sim 10) \times 10^3$，主要由白细胞与造血微环境中的基质细胞分泌，可结合在内皮细胞的表面，具有激活和特异性募集白细胞的作用。根据其一级肽链结构的 N 末端半胱氨酸（cys）的位置和数目，趋化因子至少可分为 C、CC、CXC 和 CX3C 4 个亚家族。趋化因子受体（chemokine receptor）属于 G 蛋白偶联受体，含 7

个疏水的 A－螺旋跨膜片断，主要表达于中性粒细胞和巨噬细胞等炎症细胞表面。一般认为，CXC 族趋化因子主要作用于中性粒细胞，而 C、CC 和 CX3C 族趋化因子则主要作用于单核/巨噬细胞及淋巴细胞。依据趋化因子的分类，趋化因子受体亦分为 CXCR、CCR、CR 和 CX3CR 4 种类型。趋化因子与其受体结合具有交叉反应性，结合后发挥广泛的生物学作用：介导和调节免疫应答，诱导细胞凋亡，刺激造血，参与肿瘤发生、生长和转移等。

1. 趋化因子及其受体的结构和生物学特性

(1)趋化因子的结构及生物学特性：趋化因子是小蛋白类的超家族，与其同源性 S 蛋白偶联受体结合后可引发一系列细胞内的反应，从而促使细胞发生有向性迁移或趋化行为。目前趋化因子的命名较为混乱，一种因子往往存在多个名字，为了避免混淆，趋化因子和它们的相应受体通常是按照它们的分类学名称被系统化命名的。趋化因子分类学名称加字母 L 代表配体，字母 R 代表受体，最后的数字表示其被发现的顺序。例如：基质衍生因子(SDF)的趋化因子也称为 CXCL12，其受体是 $CXCR_4$。CXC 亚家族依据有无"谷氨酸－亮氨酸－精氨酸"亚基而进一步分为 ELR^+ 和 ELR－两类。ELR^+ 的是血管生成因子。CXC 趋化因子中为血管生成的成分有：CXCL1、2、3、5、6、7、8。它们能直接吸引内皮细胞刺激血管生长。相反的是 ELR－的趋化因子抑制血管生长，比如 CXCL9、CXCL10。尽管 CXCL12 不是 ELR^+ 的 CXC 趋化因子，但 CXCL12 通过增加内皮细胞血管内皮生长因子的表达，仍然可以促进血管生成。CXC 类趋化因子结合并激活表达在淋巴细胞、内皮细胞、中性粒细胞和表皮细胞的同源趋化因子受体。CC 类趋化因子则主要作用于树突状细胞的几个亚型，如巨噬细胞、淋巴细胞、嗜酸性粒细胞和自然杀伤细胞等，但因为中性粒细胞缺乏 CC 趋化因子受体，所以不能受到 CC 型趋化因子的调控。

(2)趋化因子受体结构及生物学特性：趋化因子受体属于 G 蛋白偶联受体超家族，其结构中包含 7 个疏水的 α 螺旋跨膜片段。包括一种 C 趋化因子受体 XCR_1，一种 CX3C 趋化因子受体 $CX3CR_1$，6 种 CXC 趋化因子受体($CXCR_{1\sim6}$)以及 11 种 CC 趋化因子受体($CCR_{1\sim11}$)。目前已发现近 50 种趋化因子和仅仅 20 种趋化因子受体，这说明某些趋化因子间功能存在重复性，一种趋化性细胞因子可结合几种受体，而一种受体也可识别几种趋化性细胞因子。当机体面对应激状态时，受体会结合不止一个趋化因子来确保作出正确的生物学反应。而趋化因子与其受体之间亲和力的不同会在传递生物学效应时产生一定的差异，从而确保完成最终的准确的生物学效应。不同的趋化因子受体活化后可激发一系列不同的效应通路，如细胞内储存的钙动员，通过钙离子通道的钙内流，使蛋白激酶 C 的活化等，这些都与细胞的有向性迁移和趋化活动相关。在肿瘤的发生、发展过程中起到了主要作用的趋化因子受体包括 CCR_7、$CXCR_2$ 和 $CXCR_4$ 等。其中，CCR_7 在肿瘤细胞向淋巴结的转移中发挥作用；$CXCR_2$ 参与了血管的生成；$CXCR_4$ 在多种肿瘤的转移行为中起到首要的作用。

2. 趋化因子及其受体与乳腺癌的发生发展　趋化因子在肿瘤进展中起着至关重要的作用。肿瘤细胞和基质细胞都能合成趋化因子和细胞因子，通过内分泌或旁分泌机制维持肿瘤生长，诱导血管发生，帮助逃避机体的免疫监测。长期的化学刺激，细菌病毒因素导致的慢性炎症使机体易患癌前病变，然后促进肿瘤形成。近年来研究表明乳腺癌细胞可以表达多种趋化因子及其受体，一些趋化因子为乳腺癌细胞所利用，而另一些趋化因子则可抑制乳腺癌的发展。趋化因子及其受体的研究正在为乳腺癌的治疗开启一扇具有革命性意义的大门。

（1）IL－8/CXCL8 和 $CXCR_2$：IL－8 是一种中性粒细胞趋化因子，与其受体 $CXCR_2$ 相互作用，趋化并激活炎症细胞，促使中性粒细胞迁移进入炎症部位，发挥生物学效应。IL－8 还是一种具有血管生成作用的趋化因子，IL－8 与 $CXCR_2$ 的促进血管生成作用决定了乳腺癌的易感性和侵袭性，使其在肿瘤发生、发展中有着极为重要的意义。

Acosta 等报道 IL－8 可能会通过限制肿瘤细胞衰老而在早期促进肿瘤生长。在体外实验中发现下调 IL－8 表达后的乳腺癌细胞迁移能力下降。既往研究也证实乳腺癌患者病灶组织中的 IL－8 蛋白含量及 RNA 含量均高于正常组织，且 IL－8 的蛋白含量与乳腺癌的分级及巨噬细胞的浸润呈正相关。经过多年探索，研究者发现 IL－8 还与原癌基因人类表皮生长因子受体 2（HER－2）和雌激素受体（ER）的表达有紧密联系，IL－8 与 HER－2 表达呈正相关，HER－2 和 HER－3 共同表达可诱导 IL－8 分泌信号，增加乳腺细胞的侵袭性。另外，IL－8 与雌激素受体（estrogen receptor，ER）表达呈负相关，在大部分 ER 阴性的乳腺癌中 IL－8 高表达，而在 ER 阳性的乳腺癌肿瘤几乎测不到 IL－8，且将 IL－8 基因转染至 ER（＋）乳腺癌细胞中，能使 ER 阳性乳腺癌细胞的侵袭性提高 2 倍。

有学者认为，IL－8 基因启动子多态性在预测乳腺癌风险扮演着重要角色。Kaouther 等现发 IL－8（－251）A 等位基因的存在将显著降低乳腺癌患者的总生存期（OS）和无疾病生存期（DFS）。而近期研究显示，携带杂合子 IL－8（－251）TA 和同源 IL－8（－251）AA 变异体的基因序列可增加患乳腺癌的风险。目前，关于 IL－8 可结合的转录因子，包括 NF－κB 位点等的研究也在紧密进行中，这将为今后乳腺癌的靶向治疗及防治乳腺的复发和转移起到重要作用。De Larco 等人还发现 IL－8 与乳腺癌转移潜能的关系，除了与转录因子的活性增高有关外，还与 IL－8 基因的异常甲基化有关。正常情况下 IL－8 启动子内的脱氧胞苷酸－磷酸盐－脱氧鸟苷酸（CpG）位点的甲基化可沉默其基因表达，但是在具备高转移潜能的乳腺癌细胞中，IL－8 基因上游端两个 CpG 位点序列有明显的甲基化，且 IL－8 分泌增多；而在低转移潜能的乳腺癌细胞系中，未发现相应位点的甲基化，IL－8 几乎不分泌。说明 IL－8 基因的异常甲基化与转移有关系。

但也有少数学者认为 IL－8 可以抑制乳腺癌的发展，Yao 等在裸鼠实验中发现，沉默 IL－8 的表达后，裸鼠乳腺癌细胞的增生速度明显降低。而体外 MTT 实验和流式细胞仪检测结果显示，下调 IL－8 表达后，MDA－MB－231 细胞的增生和周期无明显变化。提示，IL－8 可在体内抑制乳腺癌细胞的生长。

（2）SDF－1/CXCL12、$CXCR_4$ 和 $CXCR_7$：基质细胞衍生因子 1（stromal cell－derived factor－1，SDF－1）/CXCL12 是一种血管生成趋化因子，它可直接与血管内皮细胞上的 $CXCR_4$ 受体结合，或间接诱导基质金属蛋白酶及血管生成因子的分泌，或通过内皮祖细胞的吸引介导来调控血管的生成过程。

自从 Muller 等首次报道了 $CXCR_4$ 与乳腺癌的一系列研究成果后，SDF－1 与其受体 $CXCR_4$ 成为了研究热点，针对趋化因子及其受体具体调控乳腺癌细胞机制的研究也大量展开。已经证实 SDF－1/$CXCR_4$ 反应轴在乳腺癌的发生、侵袭和转移中起到重要作用。当 SDF－1 与 $CXCR_4$ 特异性结合，形成的空间－时间信号趋化细胞亚群移动到指定区域，进而产生包括抑制机体对肿瘤的免疫效应、刺激肿瘤生长转移、促进新生血管生成等多种生物学效应，最终形成转移性乳腺肿瘤。大量体内外研究证实，SDF－1/$CXCR_4$ 轴可通过多种分子信号机制（PI－3、MARK、NF－κB 等）介导乳腺癌的转移。此外，$CXCR_4$ 信号还可通过上调黏附分子（如 VLA－4）和基质金属蛋白酶（MMPs）诱导肿瘤细胞的浸润。Liu 等发现相比于乳腺癌患者的原发病灶，淋巴结转移灶中的 SDF－1 含量显著增加。Parker 等在评估了 185 个淋巴结阳性的乳腺癌患者后发现，$CXCR_4$ 在乳腺癌原发病灶中的过度表达可作为预测患者预后的独立指标，SDF－1/$CXCR_4$ 不仅有助于乳腺癌细胞转移到淋巴结，或许可成为乳腺癌不良预后的检测标志。除了淋巴结以外，人们在肺、肝和骨等乳腺癌常见转移部位发现了 SDF－1 及 $CXCR_4$ 的过度表达。TNBC 中 $CXCR_4$ 的表达（71%）高于 HER－2 阳性乳腺癌（44%）和 Luminal 型乳腺癌（37%），$CXCR_4$ ＋TNBC 患者肿瘤大，易发生肝、肺、脑转移，预后差。

目前血管内皮生长因子（VEGF）是公认的 $CXCR_4$ 表达诱导剂，它可通过肿瘤细胞自分泌途径诱导大量 $CXCR_4$ 表达。也有研究认为，缺氧诱导因子－1α（hypoxia induced factor－1α，HIF－1α）可作用于 VEGF 上游上调其表达。因此，肿瘤缺氧区域的扩大使趋化因子受体水平升高，进而促进了肿瘤细胞生存及远处的播散。另外，乳腺癌细胞中的 SDF－1 还可通过上调尿激酶型纤溶酶原激活物受体（uPAR）而增加乳腺癌细胞的侵袭性。即使正常乳腺上皮细胞分泌的 SDF－1 也可以作用于表达 $CXCR_4$ 的肿瘤细胞，通过 JNK 转导通路诱导 uPAR 在肿瘤细胞表面表达，从而加速肿瘤细胞的侵袭及转移。

大量文献报道 $CXCR_4$ 与乳腺癌不良预后密切相关。$CXCR_4$ 不仅是一个有临床意义的预后标志物，而且在多项临床前实验模型中作为基因靶向或 $CXCR_4$ 抗体阻断位点，抑制肿瘤的生长和转移。$CXCR_4$ 经典的小分子拮抗剂 AMD3100、AMD3465、AMD070 和 TN14003 已显示出抗肿瘤转移的活性。另一种通过蛋白表位模拟（protein epitope mimetics，PEM）技术制备的作用更为强大的肽类拮抗剂 CTCE－9980 不但能够抑制原发性乳腺癌的生长和转移，还可在乳腺癌模型中增强抗 VEGF 单抗（DC101）或多西他赛的疗效。用抗 $CXCR_4$ 的抗体可使人乳腺癌细胞系 MDA－MB－231 在 CB－17SCID 小鼠的肺转移率下降61%～82%。在 $4T_1$ 小鼠乳腺癌模型，用携带 $CXCR_4$ 拮抗剂的溶瘤病毒治疗可抑制血管生成和肿瘤转移。

目前研究发现，SDF－1 的另一个受体为 $CXCR_7$，该受体多表达于内皮细胞，B 细胞，树突状细胞，T 细胞，软骨细胞，子宫内膜基质细胞中。$CXCR_7$ 不仅能增加乳腺癌细胞在肺转移灶中的侵袭和增生能力，而且其高表达可增强乳腺癌细胞通过血脑屏障的能力，导致脑转移。同为 SDF－1 的受体，$CXCR_7$ 和 $CXCR_4$ 共表达可抑制 SDF－1 介导的肿瘤入侵，降低乳腺癌细胞进入脉管系统并减少肺转移。然而，有研究亦发现 $CXCR_4$－$CXCR_7$ 异二聚体可通过 β－arrestin 增加乳腺癌细胞的迁移。$CXCR_4$ 与 $CXCR_7$ 共同表达对 SDF－1 介导的肿瘤浸润究竟是抑制还是促进，目前尚无定论。最新一项研究表明，$CXCR_7$ 犹如一把双刃剑，既可通过刺激 VEGFA 表达、增加微血管密度促进原发肿瘤生长，又可通过抑制 $CXCR_4$ 和降低 MMP12 的表达，进一步抑制乳腺癌细胞的侵袭和转移。

迄今为止,关于 $CXCR_7$ 在肿瘤中的作用仍存在很多争议,还有待于我们进一步研究探讨。

(3)CCL5 和 CCR5：CCL5 是趋化性细胞因子 CC 亚族成员之一，主要由 CD_8^+ T 淋巴细胞分泌，能够诱导白细胞向炎症部位浸润。其趋化因子受体 5(CC chemokine receptor 5，CCR5)是 G 蛋白偶联受体(G protein coupled receptor，GPCR)家族成员之一。近来研究表明，CCR5 在维持乳腺癌的生长和转移方面有着重要的意义。Azenshtein 等研究认为，CCL5 以旁分泌和自分泌的形式参与或促进肿瘤发展，乳腺癌细胞不但高表达 CCL5，而且可通过 THP－1 单核细胞促进基质金属蛋白酶－9(matrix metallo proteinase－9，MMP－9)的表达，CCL5 的高亲和受体 CCR5 在乳腺癌组织中同样高表达，研究者推测，CCL5、CCR5 可能参与乳腺癌的发生、发展进程。同时，他们提出一个模型来解释由 CCL5 介导的乳腺癌的发生发展。在这个模型中，乳腺癌发生的一个主要早期分子事件就是正常乳腺细胞表达 CCL5，促使趋化单核细胞和 T 细胞迁移至肿瘤部位，浸润的炎症细胞或肿瘤细胞表达的致炎细胞因子反过来上调肿瘤细胞分泌的 CCL5，进而通过这种相互作用改变肿瘤的生物学特性(如生长因子、MMPs 表达的增加及肿瘤血管生成等)。Manes 等从基因方面探讨了趋化因子及其受体与乳腺癌的关系，认为乳腺癌细胞表面缺少 CCR5 的表达将会促进野生型 p53 基因乳腺癌细胞的增生，但不会使 p53 基因突变的癌细胞增生。CCR5 基因编码区编码第 185 号氨基酸残基的碱基下游发生 32 个碱基缺失，称为 CCR5－Δ32 突变，CCR5－Δ32 的突变导致细胞表面表达无功能的 CCR5，在同样是野生型 p53 基因的乳腺癌患者中，CCR5－Δ32 基因突变的患者无瘤生存率低于 CCR5 基因非突变型，但是这种差异在 p53 基因突变的乳腺癌患者中却不存在。总之，在表达野生型 p53 基因患者中，CCR5－Δ32 的突变使肿瘤增长和复发加快，CCR5 以一种 p53 介导的方式参与了乳腺癌的发生生长。Degerli 等也认为，CCR5－Δ32 杂合性突变会增加土耳其人得乳腺癌的风险。CCL5 还能与乳腺癌细胞上的 CCR5 可逆结合，作用于乳腺癌细胞诱发肌动蛋白的调节和细胞骨架的重排，以增强其运动、浸润、转移的能力，促进乳腺癌的远处转移。同实验组已证实乳腺癌细胞系 MCF－7、SK－BR－3、T－47D 和 MDA－MB－231 均有 CCL5 及其受体 CCR5 的表达，且 CCL5 可促进乳腺癌干细胞的趋化及侵袭。

(4)Mig/CXCL9、IP－10/CXCL10、I－TAC/CXCL11 和 $CXCR_3$：Mig/CXCL9、IP－10/CXCL10、I－TAC/CXCL11 的高亲和受体均为 $CXCR_3$，$CXCR_3$ 可通过 MAPK、Src 和 PI3K 三种信号转导通路发挥作用。现已证实 $CXCR_3$ 至少存在 $CXCR_3$－A,$CXCR_3$－B 两种剪接变异体。$CXCR_3$－A 表达于 Th1 T 细胞、细胞毒性 CD_8^+ T 细胞、活化 B 细胞和自然杀伤细胞(NK)并介导这些细胞向炎性淋巴结及其他反应活性部位定向迁移。$CXCR_3$－B 是包含较长 NH2－末端胞外结构域的一种选择性剪接变异体，目前认为 $CXCR_3$－B 是介导 CXCL9、CXCL10 和 CXCL11 三种趋化因子抑制血管生成的主要受体。$CXCR_3$ 高表达的恶性肿瘤细胞容易迁徙至表达其配体的特异性靶器官，$CXCR_3$ 轴除了具有抗血管生成和促进促炎细胞迁移到肿瘤的能力，在癌症侵袭和转移中也发挥重要作用。Ma Xinrong 等研究发现，乳腺癌组织中 $CXCR_3$ 表达越高，转移的淋巴结越多。并且通过动物体内实验证实，利用分子生物学技术降低乳腺癌组织中 $CXCR_3$ 的表达，能抑制实验动物乳腺癌的肺转移。

趋化因子 CXCL10 通过与乳腺细胞 $CXCR_3-A$ 受体结合，在乳腺组织微环境中起作用，可通过自主分泌的方式作用于肿瘤细胞本身促进肿瘤生长。然而部分学者持不同观点，他们认为增加肿瘤局部 CXCL10 的表达，能增强机体细胞免疫应答水平，募集淋巴细胞发挥抗肿瘤作用，通过肿瘤特异性的杀伤作用，抑制肿瘤细胞在体内播散转移。CXCL10 抗肿瘤机制可能主要通过下述两种途径实现：①$CXCR_3-A$ 在上皮细胞、活化 T 淋巴细胞和自然杀伤（NK）细胞等高表达，故 CXCL10 能有效地趋化并活化表达 $CXCR_3-A$ 的免疫效应细胞（T 细胞、NK 细胞等）到达肿瘤部位、发挥杀伤肿瘤细胞效应；②$CXCR_3-B$ 作为血管新生抑制剂受体，主要选择性表达于人微血管内皮细胞，CXCL10 与其结合后明显减少内皮细胞 DNA 的合成并通过激活特定的信号传导途径上调血管内皮细胞的凋亡，从而抑制血管的发生。目前，CXCL10 对于乳腺癌发生发展的作用机制仍未达成一致，尚需进一步的深入研究。

有研究证实 CXCL9 在乳腺癌模型中的过度表达可抑制肺转移。Shin 等最近发现，$TNF-\alpha$ 可刺激 $CXCR_3$ 的配体分泌从而促进乳腺癌的侵袭。CXCL11 可通过吸引 CD_8^+ T 淋巴细胞和细胞毒性 T 细胞表现出抗肿瘤作用。随着研究的深入，$CXCR_3$ 可能成为今后预测乳腺癌转移及预后的一种新型分子标记。

四、展望

人类基因组计划把肿瘤研究带入了基因研究的大时代中，从而揭开了肿瘤研究的新篇章。乳腺癌的分型经历了病理分型、表达分型等不同的阶段，在基因组学时代，技术的发展将会带来更为精细化的乳腺癌分子分型，即基于基因组学信息的乳腺癌分子分型，这将有力地推动乳腺癌的研究，极大地加深对乳腺癌的认识，更有效地指导乳腺癌的临床实践。虽然基因决定蛋白质的水平，但是基因表达的水平并不能代表细胞内活性蛋白的水平，蛋白质组学分析是对蛋白质翻译和修饰水平等研究的一种补充，是全面了解基因组表达的一种必不可少的手段。蛋白质组学研究以其特有的思维方法和技术手段开辟了乳腺癌研究的新领域，为探索发现乳腺癌的早期诊断、疗效监测及预后判断的特异性生物标志物，以及开发新的抗乳腺癌药物等提供重要理论依据。相信随着高分辨率、高敏感性、高通量的蛋白质组学相关技术平台的发展，蛋白质组学将在乳腺癌发生发展的研究中发挥越来越重要的作用。趋化因子是宿主调动并激活免疫效应细胞以控制和杀伤乳腺癌细胞的重要分子，但乳腺癌细胞也可利用趋化因子实现自身的生长、侵袭乃至向特定器官的转移。以整体观念，从分子生态动力学角度分析乳腺癌相关趋化因子及受体的作用，将有助于阐明趋化因子、肿瘤细胞与宿主之间的关系，随着相关研究的不断深入，人们有望找到基于趋化因子的高效和特异性乳腺癌治疗的新途径。

乳腺癌的发生发展是多病因、多因素参与的复杂过程，不能用单一因素来阐明其发病机制，无论基因组学、蛋白质组学还是趋化因子，都是目前乳腺癌发病机制中的热点话题和主流研究方向，它们为乳腺癌的分子生物学研究揭开了新篇章，也为乳腺癌标志物的筛选及抗肿瘤靶向治疗提供了新的思路，相信在不久的将来，乳腺癌的分子生物学研究会为乳腺癌的预防和治疗带来突破性进展。

第三节　乳腺癌的预后因素

一、概述

乳腺癌属于生物学行为相对好的肿瘤。但乳腺癌与其他肿瘤一样，临床上存在着差异。有些患者预后很好，如病理类型为黏液腺癌，高分化腺癌的患者；有些则预后很差，如病理类型为炎性乳腺癌患者。换言之，有些患者的远处转移可能性很低，而另一些则可能性高。这些癌症固有的特征，决定疾病自然过程的相关因素，称之为预后标志物。

随着近几十年临床和分子生物学的发展，新的检测方法及预后指标层出不穷，各种组织学标准进一步明确，有关的文献报道亦很多。各类研究希望能将组织学，细胞学或分子性状与生物学潜能联系起来，预见疾病的自然进程，并指导疾病的合理治疗。由于目前大家对于乳腺癌的治疗和认识的不统一，所以，明确乳腺癌预后的标志物的敏感性和特异性就显得更重要了。本节将介绍那些已经具有和将来很有可能具有临床重要性及实用性的预后因素。

预后指标（如淋巴结状况，肿瘤大小，组织学分级激素受体）可预测复发和死亡的危险性。因其与疾病自然进程相关。与之对照的是预测指标，该指标反映的是患者对治疗方案的反应，因此预测指标与治疗相关。例如，雌激素受体和 HER2。虽然预测指标具有预后价值，但反过来就不一定正确。

在文献报道的诸多影响预后的因子中，如何判断出其中重要的有意义部分，并应用其指导临床工作，这对于临床医师是十分重要的。显然我们需要一些标准对预后指标进行判断。Bill McGuire 定义了理想的预后指标标准：①该因子应具有明确的生物学意义；②分清楚该研究是试验性的、明确的还是肯定性的；③应该有足够大的研究样本；④患者人群必需定义明确而无偏移；⑤必须在方法学上能够予以证实；⑥要有确定的临床截止值；⑦研究方法应为可重复性的，便于推广。之后人们又将这些准则进一步发展，认为在预后因子研究的设计和结果的报道上也应有指南予以规范。

目前临床实践中原发乳腺癌标准的预后因素如下：①腋窝淋巴结情况；②肿瘤大小；③组织学分型；④组织学及核分级；⑤肿瘤增生率指标；⑥雌激素和孕激素受体状况（主要用于评价对激素治疗的反应）；⑦HER－2 基因的扩增与过度表达（主要用于评价对 Herceptin 治疗的反应）。

其中 HER－2 基因虽可作为预后指标用来指导临床实践，但其证据分级属于Ⅱ级，关于其结果还需要大规模随机对照研究加以证实。ER/PR 和 HER－2 除了作为预后指标外，还是重要的预测指标。预后指标和预测指标是有区别的，预后指标反映的是患者的转归，而预测指标则反映肿瘤或其宿主对于特定治疗有无反应。

二、常见的预后因素

淋巴结情况、肿瘤的大小、组织病理学分型及分级、激素受体状况以及肿瘤细胞增生率的一些指标是当前已确立的乳腺癌预后指标。

1. 腋窝淋巴结情况　腋窝淋巴结有无转移被视为乳腺癌最重要的预后因素之一。患者的生存期、局部复发和/或远处转移时间以及治疗结果都与腋窝淋巴结转移的数目有关。

常规腋窝淋巴结清扫为我们提供淋巴结转移数目信息的同时，还可以显示淋巴结转移水平的高低。腋窝淋巴结转移的位置与预后也有关，转移的水平越高，预后越差：仅有第Ⅰ水平淋巴结转移时，五年生存率为65.2%，第Ⅱ水平有淋巴结转移时为44.9%，第Ⅲ水平有淋巴结转移时仅为28.4%。腋窝淋巴结转移的数目与水平，两者谁能够更好地反映预后，特别是由于腋窝淋巴结还存在一部分跳跃式转移的情况。目前普遍认为，淋巴结转移数目的信息对于预后评估更有作用，而转移的水平则与手术范围关系密切，因此应详细记录每一水平转移淋巴结数和清除的淋巴结总数，以作为评价腋窝淋巴结状态预后指标。

为了减少常规腋窝清扫手术的并发症，同时提供相同的预后信息，乳腺癌前哨淋巴结活检(SLNB)在临床正逐步开展。前哨淋巴结活检的方法包括三种：①放射性核素作为示踪剂，γ计数器探测定位；②蓝色染料作为示踪剂，显像后解剖蓝染淋巴管和淋巴结；③同时运用放射性核素和蓝色染料作为示踪剂，两种方法结合应用。由于检测到的前哨淋巴结数目有限(通常为1~2个，个别者3个)，使对这些淋巴结进行更为详尽的病理检查有了可能。通过对前哨淋巴结作连续切片、免疫组化染色以及分子生物学检测(如RT-PCR检测)等方法，提高了微转移癌的检出率，从而也对原淋巴结阴性患者从新分期。通常将淋巴结转移灶直径小于2mm者定义为微转移灶，淋巴结微转移癌的临床意义目前尚无定论。一些回顾性研究发现具有孤立前哨淋巴结微转移癌的患者预后与淋巴结阴性者无差别，而其他一些研究则认为有淋巴结微转移癌的患者预后差。SLNB能否作为证据分级中的A类证据来指导临床，还需等待目前正在进行的3个前瞻性临床研究，分别为NSABP B-31，美国外科医师学会肿瘤分会(ACOSOG)主持的ACSOG Z10和ACSOG Z11。总之，SLNB作为新技术可以帮助我们对早期乳腺癌作出适度的治疗。

2. 肿瘤大小　继淋巴结情况之后，肿瘤大小也是乳腺癌一个重要的预后因素，特别是对于淋巴结阴性的患者更有预后意义。许多研究分析了肿瘤大小与生存期的关系，表明肿瘤复发率随肿瘤体积增大而增加。肿块小于2cm的未经系统治疗患者，随访30年，其远处转移率为25%，肿块为2~2.9cm者增加至35%，肿块3~3.9cm者为45%，肿块4~4.9cm者大于50%。但对于非常大的肿瘤(大于5cm)，其预后要略好于直径3~4.9cm者，可能是因为这些生长很大而无淋巴结转移的肿瘤发生远处转移的能力要低一些。

肿瘤大小的评估对于乳腺癌的治疗非常重要，它属于预后指标证据分级中的A类证据。对于一定肿瘤大小的患者，如小于1cm者等，为了更加准确判断预后，其他一些因素就应予以考虑评估了。

3. 肿瘤的组织学及核分级　原发乳腺癌肿瘤细胞的组织学与核分级已证实与预后有明显的关系。但由于在分级评估过程中存在着一些主观的成分，所以乳腺癌分级的可重复性还不够理想，即在不同观察者之间存在不一致性。目前存在着多种分级方法，这也影响了其作为有效预后指标的应用。但在单一机构中由富有经验的病理医师作出的分级结果对预后具有很好的指导意义。当前最为广泛应用的乳腺癌分级方法有两种：Scarff - Bloom - Richardson(SBR)分级法和 Fisher 核分级法，并且对其不断改进。

SBR 分级法主要依据：①组织结构的分化程度：也就是根据整个切片内腺管的形成而打分。1 分即腺管的量大于75%，2 分腺管的量为10% ~75%，3 分为少于10%；②核的多型性：根据整个切片内核的异性情况而定，1 分为核规则或形态正常，3 分为核显著不规则或变形，2 分为两者之间；③核分裂：即在400 倍高倍视野下观察，如果每个高倍视野下分裂象为1 个或以下为1 分，2 个为2 分，3 个以上为3 分。

根据以上的标准对每个切片作评价，三者相加之积分3 ~5 分为Ⅰ级(分化好)，6 ~7 分为Ⅱ级(中度分化)，8 ~9 分为Ⅲ级(分化差)。之后 Elston 和 Ellis 将 SBR 分级法作了改进，即改良 SBR 分级法(MSBR)，也叫 Nottingham 分级法(NCHG)。

Fisher 核分级法评价核分级，同时也根据腺管的形成有无进行分级。核分级包括核大小和形状、核仁、染色质以及有丝分裂细胞数。随访了 8 年，核分级好的患者生存率为86%，而最差分级者仅为64%。可见通过指南规范而重复性理想的标准分级系统可以作为有效的预后评价指标。

一些研究还分析了其他的组织学特征，如有无广泛的导管内癌成分、淋巴管或血管的浸润、肿瘤坏死、肿瘤间质中淋巴细胞浸润等，这些因素与临床预后有关，但作为评价预后的因素尚需循证医学证据证实。

目前作为最广泛应用的 MSBR(即 NCHG)本身就是 Nottingham 预后指标系统的一部分。美国病理学家协会(CAP)推荐所有浸润性乳腺癌(髓样癌除外)都要进行分级。而 NCHG 分级法是一个很好的选择，最新的文献也证实了 NCHG 可以作为一个独立的预后因素。基于循证医学研究的基础，组织学分级和 NCHG 属于预后指标证据分级中的 A 类证据。

4. 肿瘤增生率指标　癌细胞具有分裂和复制的能力是肿瘤不断生长的基础。现有许多指标可以用来评估肿瘤细胞增生率：有丝分裂指数(MI)，胸腺嘧啶标记指数(TLI)，S 期细胞百分数(SPF)的流式细胞分析，BrdU Index，免疫组化法应用抗体标记的各种细胞周期特异性抗原(如 Ki - 67/MIB - 1，Ki - S5，Ki - S11)，增生细胞核抗原(PCNA)，拓扑异构酶Ⅱα(Ki - S1)，各种细胞周期素(cyclins)和分裂激素(mitosin)。其中 MI、SPF 和 Ki - 67/MIB - 1 最具代表性，而最近对 cyclins 的预后意义的研究逐渐开展。

5. Ki - 67/MIB - 1　Ki - 67 是一种表达在细胞周期 G_1、S、M、G_2 期的核蛋白，被认为是整个细胞周期中衡量生长增生分数的一个较准确指标，并且应用最多。由 Ki - 67 抗体检测到的这些蛋白的功能尚未完全知晓，但我们知道该基因(MKI67)位于染色体 10q25 上。最初的抗体只能用于检测新鲜的或冰冻的标本，新型的抗体 MIB - 1(一种新的抗 Ki - 67 重组体的抗体)可用于检测石蜡切片标本。肿瘤细胞增生率的高低是需要精确区分的，其评估通常是定量的而非半定量，因此需要计数细胞核有 Ki - 67 或 MIB - 1 染色的细胞比例。

Ki - 67/MIB - 1 已被多项研究证实具有预后价值，由这种方法检测到的高细胞增生率提示临床预后差。Brown 等研究了 673 例患者，平均随访 52 个月，通过多因分析发现高 Ki-67 提示更短的 DFS。高 Ki-67 还与肿瘤大小、淋巴结受累、组织学类型和脉管侵犯等不良预后因素正相关，与激素受体状况负相关。该检测方法还具有价格低廉、易于操作以及对 S、G_2 和 M 期细胞有相对特异性等优点。但如将 Ki-67/MIB-1 常规地应用于临床还需要更深入研究。

6. 其他肿瘤增生率指标：细胞周期素　每一个细胞周期都由相应的细胞周期素和细胞周期素依赖激酶复合物调控。最新的报道认为细胞周期素或许在预后评估中发挥作用。在一项最近的研究中，256 例原发乳腺癌患者中 Westen blot 分析有 Cyclin E 高水平表达者预后显著较差。但是该研究中的部分患者接受了辅助化疗，未经化疗的结果还不清楚。在另外一个对淋巴结阴性者的研究中，Cyclin E/B 在忽略了 Ki-67 之后可以作为独立的预后指标。学者认为细胞周期素的过表达会增加远处转移的可能，但患者的生存与肿瘤增生率联系更为紧密。目前关于细胞周期素临床应用的研究证据还很有限，细胞周期素还只能作为一个重要的生物学因子，我们需要更多的证据来确定它的预后意义。

7. 雌激素和孕激素受体状况　雌激素受体（ER）和孕激素受体（PR）在乳腺癌临床应用中的意义已经得到充分证实。其主要作用是决定着哪些患者需要内分泌治疗，而对预后的判断作用则相对前者要弱一些。

20 世纪 60 年代末至 70 年代初，许多研究者发现了 ER 状况对乳腺癌的激素治疗效果有预测意义。其中最具代表性的是 1971 年 Elwood Jensen 和 William McGuire 的研究，他们指出雌激素与 ER 结合为复合体后可以转向核内，引起基因的转录，刺激 DNA 形成新的蛋白合成，使细胞增生，其中包括 PR 的合成。PR 是在雌激素作用下完成的，PR 的存在也说明雌激素及 ER 作用机制的完全。ER、PR 调节正常乳腺细胞的生长、分化。之后大量设计良好的对照研究证实了这一时期的观察结果。随后 30 多年的研究中得出结论，ER 阳性患者中有 50% ~60% 可以从一线的激素治疗中获益，而在 ER 阴性患者中只有 5% ~10%（其受益很可能是由于检测的假阴性造成的）；ER 阳性者对二线的药物治疗及其他内分泌治疗措施的临床获益率仍可以达到 20% ~30%，而 ER 阴性患者几乎对二线的治疗无效。

晚期乳腺癌患者转移灶受体的状态与原发灶并非总是保持一致，10% ~20% 的患者原发灶 ER 阳性而转移灶 ER 阴性。因此在其治疗中转移灶受体的状态更有意义。而真正 ER 阴性的原发肿瘤其转移灶中很少有 ER 表达。

ER 水平的高低与治疗反应率也有关。而内分泌治疗需要通过哪些有功能的 ER 发挥作用，我们需要一个指标来对其评估，而不是仅仅检测 ER 的水平高低，这样也许可以解释为何仍部分 ER 阳性患者对治疗无效。由于 PR 的合成受 ER 的调控，因此 PR 表达被假设作为更加敏感的指标，一些大型的临床研究结果支持这一假设。尽管 ER 与 PR 相互联系，但 PR 并不能独立于 ER 而提供独立的信息。

有一小部分肿瘤 ER 阴性而 PR 阳性，约占所有乳腺癌的 5%。这种现象可能是由于 ER 结果的假阴性或是存在独立于 ER 的 PR 表达途径。但是这部分肿瘤对激素治疗的反应率与 ER 阳性肿瘤并无太大不同，也有一些证据认为它们的预后稍差。

雌激素受体除了在临床上作为判断内分泌治疗效果的预测指标外，还可以作为判断预后的指标。ER 阳性的患者，手术后不接受任何的全身治疗，其 5 年复发率比相应的

ER 阴性患者低 5% ~10%。ER 是一个时间依赖性的指标，随着随访时间的延长，其判断预后的重要性逐渐减弱。ER 更像是显示增生率的指标，而不是判断潜在转移可能的指标。ER 本身作为一个预后因子，它还与其他一些预后因子相联系。ER 阳性的肿瘤更多见于老年人，组织学上分化更好，分裂细胞的比例更低，且多为二倍体，乳腺癌相关基因的突变、缺失或扩增更少见，例如 TP53，HER－2/neu 或表皮生长因子受体等。ER 的表达与种族亦有关，白人和亚洲人 ER 阳性表达高于黑人和拉丁美洲人。男性乳腺癌的 ER 阳性表达高于女性，钼靶检查发现的乳腺癌 ER 阳性表达高于临床发现者。绝经后激素替代治疗的应用也会增加乳腺癌中 ER 阳性表达。ER 状况也可以初步预测远处转移的部位，其原理仍不清楚，ER 阳性者更容易最先发生骨骼、软组织和生殖性器官转移，而 ER 阴性者更多见脑转移和肝转移。综上所述，由于 ER 与更多好的生物学因素相联系，从而也可以解释为何 ER 阳性者预后好。

PR 作为判断预后指标的作用尚不明了，一部分证据支持，一部分反对。与 ER 不同，PR 阳性更多见于年轻或绝经前妇女，可能是由于更多雌激素刺激的结果。PR 目前仍是一个较弱的预后因子，主要是由于缺乏更广泛的研究。

我们现在已经知道 ER 有两个基因：ERα（基因符号 ESR1）位于染色体 $6q^{25}$，ERβ（基因符号 ESR2）位于染色体 $14q^{22\sim24}$。肿瘤细胞发生反应是两个 ER 蛋白体及其异构体、辅活化物和辅抑制物共同介导的信号传导途径联合相互作用的结果。大部分研究工作均关注于 ERα，尽管临床检测手段早已可以检测两个蛋白。ERβ 特异性的作用目前知道得很少，还有更细致的工作要做。

总之，ER 是预后指标证据分级中的 B 类证据指标和预测内分泌治疗反应的 A 类预测证据指标。以后对其研究将集中在和其他因子（如 HER－2、EGFR 等）协同作用途径的研究。

8. 生长因子受体　Erb－B（HER）受体家族属于Ⅰ型生长因子受体，其包括 4 个跨膜酪氨酸激酶：Erb－B1（HER－1）、Erb－B2（HER－2）、Erb－B3（HER－3）和 Erb－B4（HER－4）。Erb－B1、Erb－B3 和 Erb－B4 的膜外结构可以与一组特异性配体相互作用，而 Erb－B2 受体尚未发现相应的配体。但是，Erb－B2 可以被其他任一 Erb－B 受体配体反应所激活。当配体与 Erb－B1、Erb－B3 或 Erb－B4 结合后，Erb－B2 优先变为一个异二聚体复合物，随后其中的 Erb－B2 激酶就可以调节受体内摄并延长细胞内信号转导。

9. 纤维蛋白溶酶原激活因子和抑制因子　在乳腺癌众多生物学标记物中，uPA 系统中的分子标记物可能是仅次于激素受体而被广泛深入研究的了，是一个极具前景的预后/预测指标。uPA（尿激酶型纤维蛋白溶酶原激活因子）是一种丝氨酸蛋白激酶，能使纤维蛋白酶原转化为纤维蛋白溶解酶，从而降解细胞外基质中各种成分，因此被认为促进乳腺癌以及其他癌症的生长、浸润和转移。

uPA 系统中还包括尿激酶受体，uPAR 及其抑制物，PAI－1 及 PAI－2。uPAR 是一个糖基化的细胞表面蛋白，其由三个结构域组成，存在于肿瘤间质的巨噬细胞和肿瘤细胞中，在血浆和肿瘤的提取液中，其以可溶性的 suPAR 形式或 1 ~2 个结构域组成的片断存在。PAI－1 和 PAI－2 是纤维蛋白溶酶原激活抑制因子。PAI－1 是主要的抑制因子，调控 uPA 可 tPA 的活性，其存在着多种构象，因此其不同的抗原表位比较容易为相应抗体检测到。PAI－2 在正常的血浆中检测不到，妊娠后水平增加，在肿瘤提取液和癌症患者的血浆中可以检测得到。

许多研究在测定 uPA 和 PAI－1 时需要新鲜的冰冻标本，而就像激素受体检测发展过程一样，uPA 和 PAI－1 的检测需要标准化。IHC 方法检测的结果基本上与 ELISA 方法一致，但后者更为准确。欧洲癌症研究和治疗组织（EORTC）下属的协调机构（受体及生物标记研究组）已经对 uPA 和 PAI－1 的测定进行了质控和标准化的研究，指出“在不同条件下，其结果显示为一条严格的可重复曲线，表明这是一项重复性好且可靠的指标”，但在多中心的研究中需使用相同的 ELISA 试剂盒。

uPA 和 PAI－1 共同作为预后指标证据分级中的 A 类证据指标，同时建议其检测应使用标准的 ELISA 试剂盒（如美国的 Diagnostica 等）。

还有一些研究进一步分析了 uPA 等的预测价值，观察其对某种治疗有无反应。Foekens 等研究 235 例乳腺癌复发患者，均为他莫昔芬初治，发现 uPA 高表达者对他莫昔芬治疗反应差。Pierga 等研究了 PAI－1 与 FAC 或 FEC 新辅助化疗的关系，虽然得到了阴性结果，但由于样本太小（n＝29）而缺乏说服力。2002 年 Harbeck 等发表文章，回顾性分析 3424 例乳腺癌患者，发现 uPA 和/或 PAI－1 高水平表达者从辅助性化疗中获益更大。由 EORTC 资助的一项最新研究将进一步探讨 uPA、PAI－1 和 HER－2/neu 的预后和预测价值，将使用蒽环类药物化疗的患者分为联合与不联合紫杉类化疗两组来研究。因此，关于 uPA 等预测意义的证据尚在探索中，在证据分级中仍属于 C 类证据指标。

三、调节细胞周期和细胞死亡的指标

1. 抑癌基因，P53

（1）P53 基因定位于 17p13，编码－53kd 的核磷酸蛋白，其在细胞周期的调控中发挥重要作用。Lee 和 Bernstein 指出野生型 P53 是“基因组的保护者”，可阻止 DNA 发生损伤的细胞增生。P53 是一种核转录控制因子，可以上调抑制生长和/或侵袭的基因。功能性 P53 蛋白表达的缺失或磷酸化将减少生长抑制基因的表达。P53 基因的变异是许多恶性肿瘤中常见的基因改变，大约在 1/3 的乳腺癌中有 P53 基因突变。

（2）P53 基因的过度表达和/或突变的检测方法：有 IHC 和 SSCP，最常用的是 IHC。野生型 P53 蛋白半衰期短，不能被 IHC 检测到，而突变型 P53 的半衰期长，较稳定，可用 IHC 检测到。

（3）P53 的预后价值：由于受很多因素的影响而存在争议，多数学者认为 P53 基因突变或蛋白过度表达与患者较低的 DFS 和 OS 相关。目前，P53 还只是作为预后指标证据分级中的 C 类证据指标。

（4）P53 的预测价值同样不能肯定。一些研究认为 P53 可以预测对 CMF 方案化疗的反应，但并不是所有研究都得到这样的结果。Thor 等报道了 P53 和 c－erb－B2 过度表达者在大剂量 CAF 方案化疗后生存期提高。

总之，由于缺乏统一的较好的评估 P53 的方法学、其预测结果存在矛盾或预测性不强以及存在着许多其他更有用的预后/预测标记物，因此在临床中应用 P53 的研究兴趣逐渐减少了。

2. Bcl－2 家族　一系列 Bcl－2 家族成员，如 Bcl－2，BAX，BAD 和 Bcl－2L1(也叫做 Bcl－XS 和 Bcl－XL)，形成异源二聚体或同型二聚体，协同发挥抑制细胞凋亡作用。Bcl－2 是一种线粒体膜蛋白，可以阻断一些细胞的凋亡。

在乳腺癌中，Bcl－2 的表达受 ER 调控。Bcl－2 也作为乳腺癌患者预后较好的一种标记物。Daidone 等领导了一项大的回顾分析，包括 5000 例不同类型的患者。研究发现对于无全身治疗的早期乳腺癌患者 Bcl－2 的预后价值为弱阳性，而经多变量分析后则没有预后意义。而对接受内分泌治疗或化疗的患者，约 1/3 的研究表明 Bcl－2 过度表达提示预后较好，尽管联系很微弱，但却十分重要。对放射治疗后的患者，Bcl－2 低水平表达和/或 BAX(Bcl－2 的前细胞凋亡拮抗物)高水平表达提示更长的局部无病生存时间。

与 Bcl－2 相比，Bcl－2 家族其他成员的预后/预测作用所知就更少了。考虑到该家族基因和蛋白表达的复杂性，可能是它们之间彼此的比例，而非绝对水平的高低，决定了其预后作用，这还有待研究。由于这些基因还在研究中，所以仍属于预后指标证据分级中的 C 类证据指标。

3. 其他因子　还有很多生物学标记物正在研究中，评估其将来应用于临床的可能性。这些标记物有：

(1)与增生有关的一些因子：如增生细胞核抗原(PCNA)和核分裂激素等。

(2)雌激素调节蛋白：如 pS2 和一系列热休克蛋白(HSP)等。

(3)与侵袭有关的因子：如组织蛋白酶 D(cathepsin D)等。

(4)与血管生成有关的因子：如 VEGF、b－FGF 等，以及抑制因子，如血管抑制素、内皮抑素、白介素 12(IL－12)、血小板反应素－1(TSP－1)、血小板因子 4(PF－4)及金属蛋白酶抑制因子(TIMP－1)等。

此外还有众多其他的癌基因及抑癌基因，它们对乳腺癌的预后价值尚待研究。目前，关于以上标记物的研究和综述很多，但要将其应用于临床还有一段路要走。

第三章　乳腺癌的临床表现和检查

第一节　乳腺癌的临床表现

乳腺癌的发病期从 18 ~ 70 岁，年龄多在 30 ~ 60 岁、其中生育期、更年期是女性乳腺癌的高发阶段，使用雌激素替代治疗超过 1 年以上的妇女应密切监测。乳腺癌最早的表现是患乳出现单发的、无痛性并呈进行性生长的小肿块。肿块以位于外上象限最多见；其次是乳头、乳晕区和内上象限。因多无自觉症状，肿块常是患者在无意中（如洗澡、更衣）发现的。少数患者可有不同程度的触痛或不适感和乳头溢液。肿块的生长速度较快，侵及周围组织可引起乳房外形的改变，出现一系列体征，如：肿瘤表面皮肤凹陷，邻近乳头的癌肿可将乳头牵向癌肿方向，乳头内陷等。癌肿较大者，可使整个乳房组织收缩，肿块明显凸出。癌肿继续增长，形成所谓"橘皮样"改变。这些都是乳腺癌的重要体征。乳腺癌发展至晚期，表面皮肤受侵犯，可出现皮肤硬结，甚者皮肤破溃形成溃疡。癌肿向深层侵犯，可侵入胸筋膜、胸肌，致使肿块固定于胸壁而不易推动，其局部的临床表现可归纳为以下几点：

一、乳腺肿块

乳房肿块常是促使患者就诊的主要症状。80% 以上为患者自己偶然发现，只有一小部分是查体时被医生发现。

1. 部位　乳腺肿块可发生于乳腺的任何部分，但肿块绝大多数位于乳房外上象限；其次为内上象限、上方及中央区；其他部位较少。外上象限腺体约占乳腺癌的 1/3 左右。

2. 大小　临床上所见肿瘤大小不一，以往因就诊较晚，肿块多较大。目前由于肿瘤知识的普及，临床上多以 T_1、T_2 期肿瘤多见。随着检诊技术的提高，早期癌甚至 T_0 癌也越来越多地被发现。此外，乳腺局限性腺体增厚也是常见但不被重视的重要体征。

3. 数目　乳腺癌一般多为一侧乳房内单发，偶见多发或双侧乳腺同时性乳腺癌。诊断多中心乳腺癌或双侧原发性乳腺癌，需经病理证实。

4. 质地　其质地并不完全相同，大多为实性，较硬，甚至为石样硬。但富含细胞的髓样癌及小叶癌常较软，黏液癌质地韧，囊性乳头状癌则呈囊状有波动感。少数发生在脂肪型乳房（多见于老年）的小型癌，因被脂肪包绕，触诊时给人以表面柔软的感觉。

5. 肿块形态、表面及边界　肿块形状多样，一般为不规则形，亦可见圆形、卵圆形等，边界不清，与周围组织粘连。但某些特殊类型的乳腺癌上述特征常不典型，可表现为形状规则，边界清楚的圆形肿块，与良性肿瘤表现相类似。肥胖者或肿块位于乳房后方部位较深者，肿块常呈扁片状或局限性腺体增厚，表面不光滑或呈颗粒感，边界不清楚。但应注意的是，肿块越小（ <1.0cm)，上述特征越不明显；此外，有些特殊型癌，因浸润较轻，即使较大的肿块，也可表现为边界较清楚及活动度较好，如髓样癌、黏液癌、高分化腺癌等。

6. 活动度　与良性肿块相比，其活动度较差。如侵犯胸大肌筋膜，在双手用力叉腰使胸大肌收缩时，活动度更小，如累及胸肌，则活动性消失，晚期肿瘤累及胸壁（肋间肌）时，则完全固定。但肿块较小时，活动度较大，肿块常与周围软组织一起活动是其特点。肿块越小上述特征越不明显，有时很难与良性肿块相鉴别。

二、皮肤表现

根据乳腺癌病期的早晚可出现不同的皮肤改变。一些部位浅在的早期癌即可侵犯乳房悬韧带使其挛缩，或肿瘤与皮肤粘连使皮肤外观凹陷，酷似酒窝，临床称为“酒窝征”、癌细胞堵塞皮下淋巴管，可出现皮肤水肿，呈“橘皮样变”。肿瘤侵入皮内淋巴管，可在肿瘤周围形成小癌灶，称为卫星结节，如多数小结节成片分布，则形“铠甲样变”。晚期癌患者皮肤可出现完全固定甚至破溃，呈“菜花样”改变，经久不愈。炎性乳癌时局部皮肤呈炎症样表现，颜色由淡红到深红，开始时比较局限，不久即扩大到大部分乳腺皮肤，同时伴有皮肤水肿，触之感皮肤增厚、粗糙、皮温增高，酷似妊娠哺乳期乳腺炎，临床应注意鉴别。

1. 皮肤粘连　当肿瘤细胞侵犯皮下，累及连接腺体和皮肤的Cooper's 韧带时，使其缩短、失去弹性，牵拉该处皮肤向深面凹陷，形成“酒窝征”，严重时则出现较大面积的皮肤凹陷。此体征的出现并非为肿瘤晚期征象之一，即使早期的乳腺癌，肿瘤并不明显时，如果其部位表浅，同样可出现上述体征。

如果癌细胞生长侵犯皮下淋巴管或癌栓阻塞淋巴管时，可引起淋巴循环不畅，造成相应区域的皮肤水肿，毛囊相对深陷，毛孔粗大，形成皮肤橘皮样变，该表现的出现表示癌细胞已经进入淋巴循环，发生远处转移的可能性大大增加，为乳腺癌局部晚期症状。

2. 表浅静脉曲张　生长速度较快的肿瘤生长至体积较大时，膨胀压迫使表皮变薄，若受压处血运丰富则表现为静脉曲张。一般多见于直径大于10cm的癌或肉瘤。

3. 炎症表现　急慢性乳腺炎时，乳腺皮肤可有红肿。但在乳腺癌中，主要见于炎性乳腺癌。由于其皮下淋巴管全为癌栓所占，故可引起癌性淋巴管炎，此时皮肤颜色呈淡红到深红，开始比较局限，不久扩展至大部分乳房皮肤，同时伴有皮肤水肿、增厚、皮肤温度升高等症状。该体征出现提示癌瘤生长迅速，预后较差。

4. 皮肤破溃　是乳腺癌局部晚期表现，癌瘤向乳房表面侵袭，局部皮肤正常结构被破坏，循环系统失常，进而发生坏死破溃，常伴有渗液、渗血和感染。溃疡较大时，则呈“火山口”样。

5. 卫星结节　亦是乳腺癌局部晚期表现，多因癌细胞沿皮下淋巴管向周围扩散，在原发灶周围形成新的皮内结节，其间有正常的皮肤间隔。结节较多时，随着病情的发展，散在结节可相互融合成片，最终整个乳房变得粗糙坚硬，形如铠甲。

三、乳腺疼痛

乳腺疼痛虽可见于多种乳腺疾病，但疼痛并不是乳腺肿瘤的常见症状，不论良性或恶性乳腺肿瘤通常是无痛的。在早期乳腺癌中，偶有以疼痛为单一症状的，可为钝痛或牵拉感，侧卧时尤甚。有研究显示，绝经后女性出现乳腺疼痛并伴有腺体增厚者，乳腺癌检出率将增高。当然，肿瘤伴有炎症时可以有胀痛或压痛感。晚期肿瘤若侵及神经或腋淋巴结肿大压迫或侵犯臂丛神经时可有肩部胀痛感。

四、乳头溢液

乳腺癌的乳头溢液发生率较低，一般在10%以下，血性溢液中有12% ~25%为乳腺癌，但50岁以上患者的乳头血性溢液，乳腺癌可达64%。乳腺癌原发于大导管或为管内癌者，合并乳头溢液较多。有时仅有溢液，而触不到明显肿块，可为管内癌的早期临床表现。但乳腺癌以乳头溢液为唯一症状者少见，多数伴有乳腺肿块。管内乳头状瘤恶变、乳头湿疹样癌亦可伴有乳头溢液。乳腺癌的溢液多见于单侧乳房的单个乳管口，溢液可自行溢出，亦可挤压而被动溢出，其性质多见于血性、浆液血性或水样溢液。

引起乳头溢液的原因可分为生理性和病理性溢液。除妊娠哺乳期的乳腺泌乳外，少数围绝经期妇女亦可见乳头溢液，这些均为生理性原因造成。临床所指的乳头溢液是指各种疾病所引起的各种病理性溢液，如血性、脓性、水样、浆液性、乳汁样溢液等。血性溢液可呈鲜血样或褐色溢液，可由癌引起，尤其是导管内乳头状癌，50岁以上患者发生血性溢液时，应给予密切注意。此外，导管内乳头状瘤也常出现溢血，导管扩张，乳腺上皮增生等亦可发生血性溢液。浆液性溢液常由乳头状瘤引起，亦可见于乳腺组织增生，少数浆液性溢液由乳腺癌引起。乳汁样溢液可见于部分妇女正常停止哺乳后的几个月，甚至几年，此外，乳腺增生、各种原因引起的泌乳素分泌过高及服用激素类药物也可出现乳汁样溢液。脓性溢液多为黄绿色或乳黄色，可带血性，多为乳腺炎症表现。

引起乳头溢液的原因主要分为内分泌和肿瘤两种因素：

1. 内分泌因素　垂体等内分泌腺异常及服用吩噻嗪类药物等均可引起体内催乳素水平升高，从而引起乳头溢液。该因素引起的溢液多为双侧多导管溢液，常为乳汁样、水样或浆液样。

2. 肿瘤类疾病因素　引起的乳头溢液一般可见于导管内乳头状瘤、导管内乳头状瘤病、囊性增生、乳腺癌等。

(1)大导管乳头状瘤：因肿物多位于邻近乳头的大导管内，故多数患者可出现乳头溢液，约有60%患者为血性。大导管乳头状瘤多为单发，故溢液也多为单导管，多发者少见。

(2)导管内乳头状瘤病：为发生于中小导管的多发性肿瘤，但生长活跃的重度导管内乳头状瘤病则应视为癌前病变。本病发生于导管内，故亦可表现为乳头溢液，溢液性质与大导管乳头状瘤相似。

(3)囊性增生病：乳腺囊性增生病的病理学改变包括导管囊肿形成、导管上皮增生、乳头状瘤病等成分，部分患者表现出乳头溢液，多为浆液性溢液。

(4)乳腺癌：少数乳腺癌患者可出现乳头溢液，常为癌瘤坏死、出血、分泌物增多等原因引起。在所有出现乳头溢液的患者中，如同时伴有乳房肿块，则约有1/3患者为癌，而触及不到肿块的乳头溢液病例中，乳腺癌的发生率为10%。值得注意的是，不少早期病例，虽然瘤体很小，甚至临床未能触及到肿物，即可出现乳头溢液，尤其是中老年患者，更应引起警惕。有文献报道，50岁以上患者出现乳头溢液，尤其是血性溢液者，半数以上患者为乳腺癌。

五、乳头改变

1. 乳头回缩、固定　当肿瘤侵及乳头或乳晕下区时，乳腺的纤维组织和导管系统可因此而缩短，牵拉乳头，使其凹陷，偏向，甚至完全缩入乳晕后方。此时，患侧乳头常较健侧高。乳头回缩可能出现在早期乳腺癌，但有时也是晚期体征，其主要取决于肿瘤的生长部位。当肿瘤在乳头下或附近时，早期即可出现乳头回缩；若肿瘤位于乳腺深部组织中，距乳头较远时，出现这一体征通常已是晚期。当然，乳头回缩，凹陷并非均是恶性病变，部分可因先天发育不良造成或慢性炎症引起，此时，乳头可用手指牵出，非固定状态。

2. 乳头糜烂、脱屑　乳头Paget病早期表现即为乳头反复脱屑，继之糜烂结痂，痂皮脱落则又糜烂结痂，经久不愈，揭去痂皮，则出现渗血的糜烂面。若于糜烂面行切片、刮片细胞学检查或取活检，可为阳性。病灶继续发展，整个乳头可侵袭烂掉，并可沿导管向乳腺深面生长。

六、乳房轮廓改变

由于肿瘤浸润，可使乳腺弧度发生变化，出现轻微外凸或凹陷。亦可见乳房抬高，令两侧乳头不在同一水平面上。

七、腋窝及锁骨上淋巴结

乳腺癌早期出现转移者，一般触摸不到腋窝及锁骨上窝淋巴结。若乳房肿块具有恶性征象，同时触及的腋窝及锁骨上窝淋巴结较大，质地较硬，活动性较差，或相互融合，则说明转移的可能性大。值得注意的是，隐性乳腺癌往往以腋下或锁骨上淋巴结肿大为首发症状，而乳房内原发病灶很小，临床难以扪及。

第二节　乳腺癌的实验室检查

一、乳腺癌的实验室常规检查

1. 血液一般检验　主要包括白细胞计数和分类，红细胞计数、血红蛋白和血细胞比容测定，网织红细胞分析以及血小板计数等。其意义在于对患者机体造血系统功能状态的初步了解，为临床把握治疗前后患者的身体状态、放化疗对骨髓的抑制程度以及疾病的转移及其治疗和预后等提供一些非特异性的信息。

(1)白细胞(WBC)计数和分类：健康成年人白细胞计数参考区间为$(4\sim10)\times10^9/L$。恶性肿瘤患者可出现白细胞计数增多的现象，多见于急慢性粒细胞性白血病或者肿瘤合并感染者。一般情况下，乳腺癌患者白细胞计数不增多。

白细胞计数减少是恶性肿瘤放化疗最常见的毒性反应。常用的可引起白细胞减少的抗癌药有：氮芥、白消安(马利兰)、环磷酰胺、甲氨蝶呤、阿糖胞苷、多柔比星(阿霉素)、羟基脲、美法仑(马法兰)、顺铂、卡铂、长春新碱等。乳腺癌患者放化疗期间应定期查血常规，特别是白细胞计数，每周1~2次，如明显减少则应隔日查一次，直至恢复正常。

(2)红细胞(RBC)计数、血红蛋白(Hb)和血细胞比容(HCT)测定：健康成年人RBC计数参考区间为男$(4.09\sim5.74)\times10^{12}/L$、女$(3.68\sim5.13)\times10^9/L$；Hb：男131~172g/L、女113~151g/L；HCT：男0.38~0.508L/L、女0.335~0.450L/L。

贫血是指红细胞计数、血红蛋白和/或血细胞比容低于参考下限测定这三个参数，尤其是Hb是判断有无贫血以及贫血程度的重要指标；恶性肿瘤患者常伴发贫血，其原因是多因素的，包括骨髓被转移性肿瘤取代、骨髓原发性肿瘤、放化疗后骨髓被抑制以及晚期恶病质，尤其以后者为多见。

(3)网织红细胞(Ret)分析：Ret计数可分为相对百分计数和绝对值计算，其健康成年人参考区间分别为0.5%~1.5%和$(24\sim84)\times10^9/L$。网织红细胞成熟指数(RMI)健康成年人参考区间：男9.1%~32.2%，女12.8%~33.7%。

对于恶性肿瘤患者，可用于放化疗所致骨髓抑制及其恢复情况的早期检测。据报道骨髓抑制时Ret计数，特别是RMI减少通常比WBC和PLT减少平均提前4天出现；而骨髓功能恢复时其增高比WBC平均提前3天出现，且不受机体某些状态如临床或亚临床感染、输血等干扰，因此对于肿瘤放化疗后早期判断骨髓功能状态以及指导临床治疗具有较高的参考价值。

(4)血小板(PLT)计数：健康成年人PLT计数参考区间：男$(85\sim303)\times10^9/L$、女$(101\sim320)\times10^9/L$，如下降到$(20\sim50)\times10^9/L$，进一步放化疗受到限制，需待血小板计数恢复至$50\times10^9/L$以上或输注血小板后才能进行下一个治疗周期。

2. 常规临床化学检验

(1)肝功能检查：是通过各种生化试验方法检测与肝脏功能代谢有关的各项指标，以反映肝脏的基本功能状况，项目主要包括：血清总蛋白、人血白蛋白及白/球蛋白比值、总胆红素和直接胆红素、丙氨酸氨基转移酶、天冬氨酸氨基转移酶、碱性磷酸酶、γ-谷氨酰基转移酶等。对于乳腺癌患者，其检测意义在于了解肝脏功能状态，确定肿瘤是否已影响肝脏功能、患者是否具备治疗条件或者抗癌治疗是否对肝脏产生了危害，并对药物筛选有一定的指导意义。

(2)肾功能检查：主要包括血清肌酐、尿素、肌酐清除率、尿酸、脲酶和微量白蛋白检测等。对于乳腺癌患者，其检测意义在于了解治疗前后患者的肾功能状态，确定患者能否进行放化疗等治疗以及可治疗的程度，并指导临床药物的筛选。

(3)血清蛋白电泳分析：血清蛋白经电泳后主要可分为白蛋白(Alb)、α_1-球蛋白、α_2-球蛋白、β球蛋白和γ球蛋白等区域，一般以各组分蛋白的百分率或实际浓度(绝对值）两种形式表示。由于各实验室采用的电泳条件（包括电泳仪、支持体、缓冲液和染料等）不同，故参考值可能有差异，建议各实验室根据自身条件建立自己的参考值。

（4）酶及其同工酶检测：肿瘤状态时，机体的某些酶活力或同工酶谱将发生改变，因此检测血清中某些酶的活性是否异常或同工酶谱是否发生改变，也是肿瘤诊断的重要途径之一。

3. 免疫功能状态的检测和评估　机体的免疫功能状态和肿瘤发生、发展密切相关。受外界因素或体内细胞代谢的影响，人体内经常会出现一些突变细胞，机体的免疫监视功能可以及时识别并清除这些细胞，故突变细胞在正常情况下不会发展为肿瘤；而当机体免疫力低下或受到抑制时，这种监视功能丧失，肿瘤发生率增高。肿瘤发生后，机体还可以通过免疫效应机制发挥抗肿瘤作用，控制肿瘤生长；而与此同时肿瘤也会通过各种方式如肿瘤抗原的变化、分泌多种免疫抑制因子和封闭因子诱导患者免疫功能处于抑制状态来对抗机体的免疫作用。因此，只有去除免疫抑制，提高机体的抗肿瘤免疫反应，才能有效地控制肿瘤的发生、发展。

肿瘤患者免疫功能状态的评估，在一定程度上可以预示肿瘤的发展和预后，同时对临床治疗方案的选择和治疗效果的评判也有一定的指导价值。已有研究证实，测定乳腺癌患者外周血 T 淋巴细胞亚群和血清免疫球蛋白及补体 C3，可了解乳腺癌患者免疫功能状态改变情况；对 T_H、T_s 细胞群变化的观察可作为评价乳腺癌患者免疫状态的指标之一，并指导治疗，尤其是肿瘤免疫治疗的可行性判断和治疗疗效的评估。

免疫功能状态的评估内容主要包括非特异性免疫功能测定、特异性细胞免疫功能测定和体液免疫功能测定等其中细胞免疫是抗肿瘤免疫的主要方式，体液免疫通常起着协同或补充的作用对于大多数免疫原性强的肿瘤，特异性免疫应答是主要的，而对于免疫原性弱的肿瘤，非特异性免疫应答可能具有更重要的意义。

4. 激素水平的检测　乳腺癌的发生与机体的内分泌紊乱密切相关，即下丘脑 - 垂体 - 卵巢 - 乳腺内分泌轴平衡失调。虽然目前内源性类固醇激素如何参与乳腺癌发病的机制还未彻底阐明，但大量的试验和临床实践已经证明它们在乳腺癌的发生、发展中扮演着重要角色，并由此衍生出内分泌治疗方法。

（1）血清雌二醇和黄体酮的测定：雌二醇是体内具有生理活性的雌激素，主要在卵巢合成，是一种甾体化合物，具有促进女性内外生殖器发育、维持女性性功能及第二性征的作用。

雌激素对乳腺癌发生、发展的作用早已被临床所重视，早在 100 多年前就已有卵巢切除术治疗晚期乳腺癌。血清雌二醇和黄体酮含量测定对于乳腺癌的发病风险以及激素替代治疗、内分泌治疗的选择有一定的指导价值，但在临床应用时，建议同时结合激素受体状况进行综合分析。

（2）血清泌乳素的测定：泌乳素（PRL）由垂体分泌，可促进乳腺腺泡发育。通常，测定血清泌乳素水平主要用于泌乳素瘤的诊断和疗效监测。但近年来，泌乳素与乳腺肿瘤关系的研究受到广泛关注。临床和试验研究已证明，约 70% 患者乳腺癌组织中存在泌乳素受体。乳腺增生病和乳腺癌患者血清 PRL 水平增高，可能是高雌激素水平直接刺激垂体分泌 PRL 增加和/或乳腺癌细胞自身也能产生 PRL 诱导蛋白导致 PRL 分泌，后者是

“异位激素”可使下丘脑的调节 PRL 分泌中枢与 PRL 间的反馈系统失调。

有关血清 PRL 与乳腺癌发展关系的研究结果已较为肯定。血清 PRL 含量增高可刺激乳腺癌细胞内多种酶活性增加，使其生长、代谢旺盛和繁殖、浸润加速。高血清 PRL 水平与肿瘤恶化、产生耐药性及生存期缩短存在一定的关联。临床上切除垂体或使用 PRL 拮抗剂对治疗晚期转移性乳腺癌有一定的疗效。

二、乳腺癌常用肿瘤标志物的检测

肿瘤标志物（TM）是指在恶性肿瘤发生和增生过程中，由肿瘤细胞的基因表达而合成分泌的或者是机体对肿瘤反应而异常产生和/或升高的，反映肿瘤存在和生长的一类物质，包括蛋白质与多肽、酶与同工酶、激素及其受体、多胺和癌基因及其产物等。TM 存在于患者的血液、体液、细胞或组织中，能利用生物化学、免疫学和分子生物学等技术进行定性或定量检测，辅助临床对肿瘤的发生、发展过程和预后作出判断。

（一）肿瘤标志物的临床价值

目前，肿瘤标志物（TM）在临床上主要用于肿瘤高危人群的筛选，原发肿瘤的发现，良性和恶性肿瘤的鉴别诊断，肿瘤发展程度的判断，肿瘤治疗效果的观察和评价以及肿瘤复发和预后的预测等，亦可用于肿瘤的免疫定位或作为免疫治疗的钼靶。

1. 高危人群筛查　筛查是指用快速的试验方法，将表面健康的人分为可能患病者和可能无病者。目前，由于大多数肿瘤标志物既无器官特异性、又无良好的肿瘤特异性，在正常人群，特别是良性病变中也可能存在，且与恶性肿瘤在浓度水平上存在交叉，同时，一般 TM 在癌变初期的敏感性很低（15% ~20%），因此，TM 通常不适宜于大范围无症状人群的普查。但是某些 TM 确实可以考虑用于高危人群（如肿瘤高发区、有肿瘤家族史或有症状人群）的筛查，如有遗传性乳腺癌家族史人群的 BCRA1 或 BCRA2 基因突变检测等。应注意的是筛查无诊断意义，阳性者必须进一步跟踪并经临床确诊。

2. 辅助诊断　目前，已发现的乳腺癌相关标志物在Ⅰ、Ⅱ期乳腺癌中的阳性率均在 30% 以下，敏感性低，易漏检，不能单纯依靠其中任何一种肿瘤标志物的测定来诊断癌症，但作为癌的辅助诊断指标其应用已非常广泛，为临床提供了需要进一步检查的信号。多种肿瘤标志物联合应用可提高肿瘤标志物辅助诊断的有效性。

另外，肿瘤标志物基本上不能对肿瘤定位，因为绝大多数 TM 缺乏器官特异性，只有极少数 TM 如前列腺特异性抗原、甲状腺球蛋白等，具有较好的器官特异性，但无肿瘤特异性。

3. 临床监测

（1）监测肿瘤的病情发展一些乳腺癌肿瘤标志物如 CA15 -3 等的血清浓度与肿瘤的发展程度之间具有良好的相关性，在肿瘤发展中其检测敏感性不断地增高，且一旦发生转移，不仅表现为浓度增高特别显著阳性率也往往接近 100%，因此它们在患者的病情监测方面表现出了较高的临床价值。不过，由于各期肿瘤的 TM 浓度变化范围较宽，存在有互相重叠现象，因此目前尚不能根据 TM 浓度的高低来判断肿瘤负荷和进行临床分期，仅能作为辅助性指标。

（2）监测疗效：是肿瘤标志物最重要的应用价值，能明确手术、放疗或化疗等治疗是否有效。在术前或首次疗程开始前必须确定各 TM 与肿瘤的关系，因为初次诊断时表达的 TM 将极有可能作为治疗监测的相关标志物，并可作为肿瘤治疗后监测的基础水平。

TM 浓度反映肿瘤细胞活动度和标志物自身转换率的动态平衡。不同肿瘤对于同一 TM 可有不同的合成速率，而 TM 的降解或转换也会因 TM 种类的不同或患者的不同有所差异。治疗监测期间，对 TM 的首次检测与复查间隔时间的设置应根据不同 TM 的生物半衰期（half－life），也即标志物由开始时的浓度下降到仅剩一半时所需的时间，如 CA15－3 为 5～7 天、CEA 为 2～6 天、CA72－4 为 3～7 天、TPA 为 7 天等。根据血清中标志物的半衰期能够预示标志物浓度下降速率，假设所有肿瘤细胞均被清除，标志物浓度下降速率应接近于它的生物半衰期。

治疗后 TM 浓度的变化与疗效有一定的相关性。手术等治疗有效者，肿瘤标志物浓度显著下降；肿瘤切除不完全或治疗无效者，TM 浓度下降很少、缓慢或者不下降。因此，定期检测血清肿瘤标志物浓度，可以监测治疗疗效。不过，应注意的是 TM 降至正常参考范围，有时也不能完全说明肿瘤已被清除，可能仍有小的肿瘤灶存在或仅仅是分泌 TM 的细胞克隆被清除。因此对于评价肿瘤的治疗疗效来说，血清肿瘤标志物浓度的改变方向和改变速率，要比其绝对浓度具有更大的意义。

连续检测中发现标志物浓度出现异常变化时，还必须先排除测定误差及良性疾病的影响。另外，手术及放、化疗后，如立即测定 TM，其浓度可能也会出现短暂升高，这主要是由于肿瘤坏死所致，需要加以排除。

（3）监测复发：是肿瘤标志物的另一重要应用，此时标志物的灵敏度要比特异性更加重要。要选择高灵敏度的标志物，定期检测其浓度，可以早期监测肿瘤是否复发。

若手术后 TM 浓度下降到正常参考范围一段时间后，又重新升高，提示肿瘤复发或转移，升高的速率预示肿瘤的进展程度。临床上需建立一个监测日程表来定期检测 TM，观察连续检测的浓度变化曲线和浓度上升速率。这是判断复发的重要依据。对近 50% 的病例来说，其浓度变化将比其他检查至少早 10 个月预示肿瘤的进展。

4. 预后判断　预后是指预测疾病的可能病程和结局，既包括判断疾病的特定后果，也包括提供时间线索，如预测某段时间内发生某种结局的可能性就预后而言，有效治疗后的治愈水平不仅与 TM 在治疗前的基础水平有关，而且与病程监测中 TM 的浓度变化方向和变化速率密切相关。通常基础水平越高，越可能处于癌症晚期，治疗后 TM 下降越慢或不下降，预后越差；基础水平轻微增高，治疗后迅速回到正常，通常预后较好，无复发生存期和总体生存期较长。

5. 免疫显像定位诊断及导向手术　可以应用放射性核素标记的抗肿瘤单克隆抗体，注入患者体内，进行肿瘤原发灶或复发、转移灶的影像定位，即放射免疫显像（RII），或在手术中，注入患者体内，以示踪指导手术切除部位，即放射性免疫导向手术（RIGS）。若 RII 检查结果阳性，在排除假阳性的可能后即可确诊；若结果阴性，则不能排除肿瘤的存在，因为待测肿瘤可能不表达该放射性核素标记抗体所针对的抗原决定簇。

6. 免疫靶向治疗　将放射性核素、毒素或化疗药物与抗肿瘤单克隆抗体结合，以抗体所针对的肿瘤细胞膜相关抗原，即肿瘤标志物为靶位，进行导向治疗。其最大的优点是治疗物质与肿瘤接近，介导对于肿瘤细胞的杀伤，对正常细胞影响较小。

（二）常见乳腺癌肿瘤标志物监测的临床意义

1. 雌激素受体、孕激素受体的作用及临床意义　Bentson 于 1896 年观察到对年轻人晚期乳腺癌患者实施切除卵巢后，可使乳腺癌的生长与进展受到抑制，这大概就是人类最先发现乳腺癌细胞的生长与激素的关系的开始。事实上，不是所有的乳腺癌细胞都表达 ER/PR，有 60% ~70% 的乳腺癌患者表达 ER、PR（ER^+/PR^+），少部分完全不表达（ER^-/PR^-），<10% 的乳腺癌呈单一受体表达（ER^+/PR^- 或 ER^-/PR^+，后者更为少见）。多项研究证实，ER、PR 的表达状态与乳腺癌患者的临床表现及生物学行为相关，可提供十分有价值的疗效与预后的分析信息。其中，ER 水平与患者总生存率（overall survival，OS）、无病生存率（disease - free survival，DFS）、无复发生存（relapse - free survival，RFS）、5 年生存率、至治疗失败时间（time to treatment failure，TTF）、内分泌治疗反应和复发时间呈正相关，是乳腺癌患者预后较好的重要分子生物学标志物，是制订治疗方案的重要参考指标。

ER、PR 阳性表达通常出现在分化较好、恶性度较低的乳腺癌患者中，常规化疗通常较敏感，内分泌治疗效果好，OS 及 DFS 较高。ER、PR 同时阳性比单独 ER 阳性者常规治疗及内分泌治疗效果更好。PR 状态可能提供独立于 ER 外的附加预测价值，尤其是对于绝经前患者。与 ER^+/PR^+ 两者阳性相比，ER 或 PR 单一表达者肿瘤组织学分级更高、HER -2 阳性表达的机会更高，合并脉管瘤栓及出现局部复发和远处转移的概率更高。而 ER -/PR^+ 较 ER^+/PR^- 乳腺癌患者表现出更强的侵袭性行为，且内分泌治疗效果差。而对于 ER^-/PR^- 较 ER 阳性的乳腺癌患者比较显著的特点是病理形态更加复杂，而且高表达 p53、HER -2 和 EGFR，其不论在临床治疗还是预后方面都远远差于 ER^+/PR^+ 者，分析其原因可能为 ER 阴性的癌细胞中异型细胞及分化不良的细胞较 ER 阳性者多。

1998 年美国临床肿瘤年会（ASCO）国际权威协作组的临床研究报道了 37000 例乳腺癌患者，结果表明：①乳腺癌术后辅助他莫昔芬（tamoxifen，TAM）治疗可以明显降低复发率、死亡率；②TAM 对绝经后患者有效，绝经前患者也有一定疗效；③ER 阳性患者用 TAM 效果最好，ER 不明的患者也部分有效；④辅助化疗后加用 TAM，能进一步提高疗效；⑤延长服药时间能提高疗效；⑥服用 TAM 明显降低对测乳腺癌发生率；⑦长期服用 TAM 会增加患子宫内膜癌的风险。

大规模研究表明，HR 水平在肿瘤细胞低水平表达（1%）时即与临床疗效显著相关。基于他莫昔芬和其他内分泌治疗药物在降低死亡率方面的确切作用及其相对低毒的特点，专家组认为，在低水平 ER 状态下即可考虑采用内分泌治疗，因此将≥1% 阳性细胞作为阳性界值（<1% 为阴性界值）。专家组意识到新界值的启用将会使内分泌治疗的应用比例轻度上升，因此同时推荐，对于 ER 低水平表达（1% ~10% 弱阳性）的患者，肿瘤医师可与患者讨论内分泌治疗的利弊，从而制定最佳的平衡方案。因此，为了保证 ER、PR 检测结果准确，需要比较充分的组织量，手术标本是最佳选择。但由于患者病情不同，有些不能行手术治疗，或者暂不需要行手术治疗（需行术前新辅助化疗）或者一些失去手术机会的患者，建议使用空芯针穿刺活检标本检测 ER、PR 表达情况。但穿刺组织

因组织量及检测技术的局限性，可能会出现假阴性的结果，所以为了避免此类情况的发生，可以采取进一步的检测措施以避免患者出现假阴性而错失内分泌治疗的机会。

2013 年 St. Gallen 会议指出将 PR 强阳性（>20%）有助于提高区分 Luminal A 型与 Luminal B 型乳腺癌的准确性。由于增加了这一条件，必将会使分类为 Luminal A 型乳腺癌的患者数减少，进而使得推荐给予化疗的人数增加。

2. HER-2 的作用及临床意义

(1)曲妥珠单抗的发展：在 20 世纪 80～90 年代超过 100 种抗 HER-2 单抗被发展用作临床验证。其中，Geneth 公司的 4D5 单抗在体外实验中显示出了很好的抗肿瘤特性，随后研究人员对小鼠来源的 4D5 单抗进行了人源化改造，形成了一系列的人源化单抗。有些人源化的 4D5 单抗在体外实验中虽然具有对 HER-2 高度的亲和力，但是其失去了抗细胞增生的能力。还有一些在人源化后保留了抗细胞增生的能力，其中的一个克隆被挑选出作为临床研究对象，并被命名为曲妥珠单抗。人源化过程中，筛选抗体最重要的指标是其抗体依赖性细胞毒性（antibody dependentcellular cytotoxicity，ADCC）或者补体依赖性细胞毒性（complement dependent cytotoxicity，CDC）的活性。曲妥珠单抗相对于其小鼠来源的 4D5 原型，在体外的细胞培养中虽然表现出略弱的抗细胞增生活性，但是在小鼠成瘤实验中却表现出与之相当的抗肿瘤活性。

(2)HER-2 的临床作用及意义

①HER-2 与乳腺癌：HER-2 在乳腺癌的预后判断、疗效预测中起着极为重要的作用，同时也是乳腺癌治疗中的一个完美分子靶点，准确可靠的 HER-2 检测可确保乳腺癌患者得到理想的治疗。2007 年的美国临床肿瘤学会/美国病理医师学院（ASCO/CAP）联合发布的乳腺癌 HER-2 检测指南共识以及 2009 的中国乳腺癌 HER-2 检测指南均推荐，术前活检或手术切除的肿瘤经病理明确诊断为浸润性乳腺癌时应检测 HER-2 蛋白和基因状态。2010 年的美国国家癌症综合治疗联盟（NCCN）乳腺癌临床实践指南强调 HER-2 阳性患者采用曲妥珠单抗靶向治疗及 HER-2 状态在辅助治疗选择中的重要作用，即对 HER-2 免疫组化结果阳性(3+)或 FISH 检测存在 HER-2 基因扩增的浸润性乳腺癌患者，术后辅助治疗应考虑选择含曲妥珠单抗（赫赛汀）的联合方案。可选择曲妥珠单抗靶向治疗。

一项名为 HERA 的国际多中心随机试验显示，接受曲妥珠单抗治疗的试验组 1 年、2 年、4 年中位无病生存率及无远处转移生存率均高于对照组；NSABP B31、NCCTG/N9831、BCIRG006 等研究也得到了类似的结果，含曲妥珠单抗的辅助治疗明显降低了复发率和病死率。TANDEM（Ⅲ期）试验和 NOAH（Ⅲ期）试验均表明：HER-2 阳性的局部晚期炎性乳腺癌或转移性乳腺患者也明显获益于含曲妥珠单抗的辅助治疗。

2005 年的 St. Gallen 国际乳腺癌治疗专家共识将 HER-2 列为重要的单项风险因素，只要 HER-2 阳性，乳腺癌的复发转移风险即升高为中危或高危。因此，乳腺癌患者的 HER-2 状态，包括蛋白表达及基因扩增情况，是评估患者预后的重要因素。

②HER-2 与化疗：大量研究及临床实践提示，HER-2 过表达型乳腺癌通常对蒽环类、紫杉类药物的化疗相对敏感，但对内分泌治疗、CMF 方案的化疗相对耐药。HER-2 过表达所高度激活的某些信号可持续通过 HER-2 信号通路进行转导，导致细胞周期蛋

白D、依赖激酶复合物活性增加，细胞周期紊乱，逃避细胞凋亡，从而引起HER－2依赖乳腺癌的化疗或内分泌耐药。

临床研究显示，含蒽环类药物的化疗方案会对HER－2阳性乳腺癌患者带来更好的治疗反应。HER－2阳性乳腺癌常伴拓扑异构酶Ⅱα(TOPOⅡ)基因的扩增。TOPOⅡ是蒽环类药物的作用靶点。蒽环类药物非特异性地导致DNA分子局部解螺旋，并干扰拓扑异构酶Ⅱ重新连接断裂的DNA双链，从而阻碍DNA和RNA的生物合成，起到抗肿瘤的作用。在我国，目前由于曲妥珠单抗治疗费用昂贵，相当部分的HER－2阳性乳腺癌患者不具有使用曲妥珠单HER的经济能力，对于这部分患者，正确判断其HER－2状态，对指导制定化疗方案也十分重要。

③HER－2与内分泌治疗：众所周知，内分泌治疗在乳腺癌综合治疗中的地位举足轻重，虽然关于HER－2与乳腺癌的内分泌治疗的关系尚不十分明确，但是多个临床研究表明HER－2过度表达与他莫昔芬(tamoxifen，TAM)治疗失败有关，其原理可能是因为他莫昔芬属于无活性的雌激素类似物，当其与ER结合时形成无活性的二聚体，从而阻断了ER通路。而在HER－2阳性的乳腺癌细胞中存在HER－2信号转导通路，该转导通路的下游产物MEKKI可使他莫昔芬与ER结合形成的无活性二聚体磷酸化，转变为具有活性的二聚体，从而导致他莫昔芬治疗失败。所以，HER－2阳性的乳腺癌患者可能不会从辅助的TAM治疗中获得益处，虽然HER－2过表达不一定就是内分泌耐药的标记，却可能是TAM的耐药指标。

但也有另一方面的意见认为HER－2的表达状态并不影响TAM的治疗效果，TAM治疗失败可能与ER和PR分子的异质性有关，也可能是肿瘤通过自分泌或旁分泌途径来促进肿瘤细胞生长，有临床研究观察到乳腺癌患者ER阳性且腋淋巴结转移组应用TAM治疗后疾病缓解率和总生存率的获益情况并不依赖于HER－2状态，HER－2状态不应该作为是否选择TAM治疗的决定性因素。

芳香化酶抑制剂AI(来曲唑、瑞宁德等)可能对HER－2阳性且ER阳性的乳腺癌患者有益，来曲唑在有效率及疾病进展时间方面明显优于TAM。因为芳香化酶抑制剂来曲唑直接抑制雄激素向雌激素转化，疗效受HER－2状态的影响较小。因此，对HER－2阳性的绝经后乳腺癌患者，其辅助内分泌治疗更倾向于选用芳香化酶抑制剂。第29届圣安东尼奥乳腺癌大会的回顾性分析TransATAC试验结果显示ER或PgR的阳性表达与良好预后相关，而HER－2则相反。另外，对于HER－2阳性或HER－2阴性的患者，阿那曲唑的疗效也没有显著性差异。

④依据HER－2的其他诊断及治疗方案：拉帕替尼是继曲妥珠单抗后的第二个乳腺癌分子靶向EGFR物，它是一种酪氨酸激酶抑制剂，可同时抑制EGFR和HER－2受体酪氨酸激酶，美国FDA已于2007年3月批准拉帕替尼联合卡培他滨用于治疗HER－2阳性，既往接受过包括蒽环类、紫杉醇和曲妥珠单抗治疗的晚期或转移性乳腺癌。此外还有很多新兴的正处于研究阶段的以HER－2为靶点的治疗方案：TDM－1。由于曲妥珠单抗针对HER－2靶向治疗的有效性，HER－2状态的评估用于靶向治疗已逐渐成为大多数临床医师和病理医师关注的焦点，同时也注意到其对预后、化疗、内分泌治疗等具有指导作用，以及在开发新的诊治方法中的意义。

(3)HER－2 检测的新问题：HER－2 检测的深入开展，许多新问题日益显现。例如乳腺癌 HER－2 基因的异质性，17 号染色体倍体数对 HER－2 检测结果的影响，复发灶和转移灶中是否需要再检测 HER－2，新辅助化疗是否影响 HER－2 的检测结果，在导管原位癌中进行 HER－2 检测有意义吗，HER－2 检测有无“金标准”等。

HER－2 基因的异质性：2013 年4 月，乳腺专科病理医师、分子病理学专家、细胞遗传学家、IHC 专家和具有丰富 HER－2、FISH 检测经验的专家共同参加撰写了《乳腺HER－2 检测的基因异质性——专家组总结和指南》。该总结和指南对 HER－2 基因异质性的定义、确定有无基因异质性的方法等进行了说明。

①HER－2 基因异质性的定义：广义上讲，只要肿瘤细胞中 HER－2 基因的扩增存在某种程度的差异性，即可认为乳腺癌存在 HER－2 基因扩增的异质性。狭义上讲，浸润性乳腺 HER－2 在 FISH 检测中，每个肿瘤细胞均能计数获得一个 HER－2 信号数/CEP17 信号数的比值(即单细胞 HER－2/CEP17 比值)。如果单细胞 HER－2/CEP17 比值 >2 的肿瘤细胞比例达到计数肿瘤细胞量的 5% ~50%，则该肿瘤被视为出现 HER－2 基因异质性。

对于 HER－2 单探针的 FISH 检测，如果单细胞 HER－2 信号数 >6 的肿瘤细胞占计数肿瘤细胞量的 5% ~50%，也视为存在基因的异质性。该指南提出，如果 >50% 的肿瘤细胞的 HER－2/CEP17 比值 >2，则此肿瘤应被视为基因扩增。

②HER－2 基因异质性的检测：为了准确判断乳腺癌中是否存在 HER－2 的基因异质性，FISH 结果判断时需结合 HE 染色切片，选择 2 ~4 个浸润性癌区域进行 HER－2/CEP17 计数。计数前应在荧光显微镜下扫描整张切片，观察是否存在 HER－2 基因异质性，以选择需要计数的区域。计数的肿瘤细胞不能重叠，具有清楚的核膜，至少存在一个橘红色和绿色信号。当存在 HER－2 基因异质性时，FISH 报告中应注明 HER－2 扩增细胞所占比例，是散在分布或簇状分布；如果 HER－2 扩增细胞呈簇状分布，应注明该区域平均每个细胞核内 HER－2 和 CEP17 信号数以及 HER－2/CEP17 比值。如穿刺标本中存在基因异质性，则 FISH 报告中需注明该结果不能代表肿瘤的整体，建议如有手术切除标本可再行 HER－2 的 FISH 检测。虽然 HER－2 基因异质性的临床意义目前仍不明确，但一般认为：它可导致 IHC 与 FISH 检测、原发灶与转移灶、穿刺标本与手术切除标本的检测结果不一致，从而影响抗 HER－2 靶向治疗的选择。

③17 号染色体倍体数对 HER－2 检测结果的影响：部分乳腺癌存在 17 号染色体不是正常的二倍体，而是多倍体或单体。有关 17 号染色体多倍体的定义尚不统一。多数文献认为每个细胞 CEP17 的 CEP 数≥3 为多倍体，也有标准判定每个细胞 CEP17 信号数≥2. 25 或 2. 2 为 17 号染色体多倍体。每个细胞 CEP17 信号数≤1. 25 属于 17 号染色体单体。乳腺癌中 17 号染色体多倍体的发生率为 13% ~46%，既可以单独存在，也可以发生于 HER－2 扩增的病例。17 号染色体多倍体可引起乳腺癌 HER－2 基因拷贝数的增多，从而导致 HER－2 蛋白表达增强，可能是 IHC(2＋)或(3＋)但 FISH 无扩增或低扩增的原因。有研究显示，所有 FISH 检测结果为 HER－2 扩增不确定的乳腺癌都存在 17 号染色体多倍体，但其 HER－2 蛋白表达不会出现 IHC(3＋)。存在 HER－2 扩增的乳腺癌中，17 号染色体多倍体对检测不会出现明显干扰。但在 HER－2 无扩增的乳腺癌中，

由于其可导致 HER－2 基因拷贝数的增加可能会影响检测结果，此时若仅计数 HER－2 基因拷贝数会造成结果不准确，而 HER－2/CEP17 比值更能准确反映 HER－2 扩增状态。从临床病理学特征上分析，存在 HER－2 扩增的乳腺癌常表现为高级别、ER/PR 不表达及预后不良等，而 17 号染色体多倍体的病例更接近于 HER－2 无扩增的乳腺癌，与肿瘤级别、ER/PR 状态及预后没有明显关系。但是，也有学者认为整条 17 号染色体的多倍体罕见，17 号染色体着丝粒的多倍体并不能代表整条 17 号染色体多倍体。当用 17 号染色体着丝粒附近的其他基因如 p53、SMS 或 RARA 作为参考基因时，有 43.9%（58/132）乳腺癌 HER－2 状态的评估结果由无扩增变为扩增，提示 17 号染色体多倍体对 HER－2 检测的影响值得进一步研究。17 号染色体单体可能是 IHC 阴性或（2＋）但 FISH 存在扩增的原因。因此，推荐在 HER－2 的 FISH 检测结果中报告 l7 号染色体倍体数。

④乳腺癌转移灶和复发灶的 HER－2 状态与原发灶是否一致：Houssami 等对 26 项研究中的 2520 例乳腺癌患者进行了原发灶与转移灶中 HER－2 的比较分析，结果显示，原发灶和转移灶 HER－2 不一致率为 5.5%，HER－2 阴性变成阳性与 HER－2 阳性变成阴性的概率相似。进一步分析显示，远处转移与原发病灶中的不一致率明显高于淋巴结转移与原发灶中的不一致率，分别为 9.6% 和 4.2%。造成 HER－2 表达差异的原因可能主要是肿瘤自身性质发生了改变，如疾病进展过程中的克隆选择、肿瘤异质性等，而非检测方法或判读上的差异。由于文献报道中多采用回顾性分析，因此是同时检测原发灶和转移灶的 HER－2 基因状态。而实际工作中原发灶与转移灶多在不同时间检测，如果原发灶的发生时间较早，则可能在检测过程及结果判读中存在诸多因素影响 HER－2 检测的准确性。因此，在可能的情况下，建议在转移性或复发性肿瘤中重复检测 HER－2 状态。对于复发病灶，HER－2 重复检测对于确定为真正复发（true recurrence）还是第二原发（second primary）也有所帮助。

⑤新辅助化疗是否影响 HER－2 的检测结果：新辅助化疗是乳腺癌整体治疗的一部分，目的在于术前对某些较晚期的乳腺癌病例采用化疗，使肿瘤体积缩小，术前分期降低，便于手术治疗，同时也可清除体内的微小转移灶。通过新辅助化疗可直观了解肿瘤对所给予的化疗药物是否敏感，从而为进一步选择合适的治疗方法及判断患者预后提供依据。那么，新辅助化疗前后 HER－2 的检测结果是否会发生变化呢？目前研究报道并不一致。Arens 等通过 FISH 及 RT－PCR 方法比较 25 例接受新辅助化疗患者术前活检以及手术切除标本中的 HER－2 基因扩增状态，结果提示 HER－2 状态在新辅助化疗前后保持相对稳定。但最近德国学者研究发现，接受新辅助化疗后有 13% 的乳腺癌患者 HER－2 蛋白表达由（2＋）或（3＋）变成阴性，2% 的乳腺癌患者 HER－2 由阴性变成阳性。新辅助化疗后 HER－2 状态发生改变的原因，推测可能是肿瘤细胞在治疗后发生遗传学上的改变，如基因表达的获得或缺失、染色体不稳定性等。此外，新辅助治疗前检测 HER－2 多采用乳腺穿刺组织，取材有限，当存在 HER－2 基因扩增异质性时也会导致与新辅助治疗后手术标本检测结果的差异。因此，推荐新辅助治疗疗后的手术标本应再次进行 HER－2 检测，以准确了解 HER－2 基因扩增状态。

⑥导管原位癌的 HER－2 检测：依据《乳腺癌 HER－2 检测指南（2009 年版）》乳腺癌 HER－2 的评价应仅在浸润成分中进行，其原因是 HER－2 在 32%～55% 的导管原位

癌中过表达，在60% ~70%的高级别导管原位癌中过表达。

近来的研究结果发现，导管原位癌中 HER －2 阳性与浸润灶的存在显著相关，35.8% HER－2 阳性的导管原位癌中伴有浸润现象，而 HER－2 IHC 阴性的病例中仅12.2%存在浸润，因此 HER－2 的染色一定程度上能提示导管原位癌病例伴有浸润的概率。另外，在22 例伴有浸润的导管原位癌中，有17 例的导管原位癌成分与浸润性癌成分HER－2 表达一致(6 例 HER－2 均为阴性，11 例 HER－2 均为阳性)，还有5 例 HER－2表达不一致的病例均为导管原位癌成分 HER－2 阳性、浸润性癌成分 HER－2 阴性，提示并非所有的浸润性癌部具有与原位癌一致的 HER－2 状态。

此外，低级别导管原位癌往往激素受体阳性，HER－2 阴性，Ki－67 增生指数较低，这种原位癌可能需要很长的时间才发展为低级别浸润性癌，也可能不再进一步发展。与此相反，高级别导管原位癌往往激素受体阴性，HER－2 阳性，Ki－67 增生指数较高，可能会在短期内进展成高级别浸润性癌。因此，导管原位癌中不同的 HER－2 状态预示着其转归和预后不同。尽管 HER－2 检测在导管原位癌中具有一定意义，但与针对 HER－2 的靶向治疗无关。在目前的指南中也不要求在导管原位癌中检测 HER－2，且强调在病理报告中需要标明的是浸润性癌 HER－2 状态。

2013 年，美国临床肿瘤学会(ASCO)/美国病理学家学会(CAP)成立了修订委员会，通过系统回顾相关文献完善了 HER－2 检测指南，以期提高 HER－2 检测的准确性和其作为浸润性乳腺癌预后标志的效用性。该指南得到了两学会的审核及批准。

根据更新的临床指南，修订委员会建议所有浸润性乳腺癌患者，或多项 HER－2 检测结果(阴性、可疑或阳性)来确定 HER－2 状态，并依据特异性组织学标准界定阳性、可疑和阴性结果，以便为后续治疗提供依据。定义 HER－2 阳性的检测标准为：有证据表明 HER－2 蛋白存在过表达[免疫组织化学(immunohistochemistry，IHC)检查：视野范围内有10%连续和均匀的肿瘤细胞]或基因扩增[原位杂交(in situhybridization，ISH)检测：区域内针对20 个及以上细胞进行计数检测得到的 HER－2 拷贝数或 HER－2/17 号染色体着丝粒(CEP17)比值。假如一种检测结果存在不确定性，则应通过其他方法进行再次检测(IHC 或 ISH)。若结果与其他病理检测结果不一致则要考虑复测。相关实验室应严格按照在足量且有代表性的样本上得到验证的 HER－2 检测方法进行检测操作，且相关检测必须在已经得到 CAP 或其他认证机构认可的实验室进行。

新版指南修订委员会的乳腺癌专家强调：必须对每一例原发及转移性浸润性癌症患者进行 HER－2 检测。如果检测结果为阳性，应该建议靶向 HER－2 治疗；如果初期HER－2 检测结果可疑，必须延迟进行 HER－2 靶向治疗；不建议阴性检测结果的患者进行抗 HER－2 治疗；如果检测结果不能证实为阳性或阴性，应该延迟关于抗 HER－2治疗的决策；如果 HER－2 测试结果不明确，甚至在用替代方法进行复测后仍然如此，可以考虑 HER－2 靶向治疗。除了确保检测合理实施及报告外，病理学家建议：如果使用 IHC 和/或 ISH 技术排除了阳性、阴性或可疑的确定性，必须将结果报告为不确定；根据正常乳腺细胞和肿瘤细胞的比较结果解释亮视野 ISH(bright－field ISH)结果，应该确保遵守制备切片的原则；应该确保实验室遵守 CAP 标准；如果观察到组织学不一致的证据，应该咨询癌症专家，考虑增加额外的 HER－2 检测，并将决议过程和结果记录在病理学报告中；如果出现涉及指南定义的 HER－2 水平类别之外的罕见情况，应该视 IHC 或 ISH 结果为可疑。

⑦HER－2 检测的金标准：乳腺癌的 HER－2 检测方法包括 IHC 和 FISH，那么哪种检测结果是金标准？两者检测结果显著相关，但并非完全一致。Cuadros 等的文献复习显示，HER－2 的 IHC(3＋)病例中 FISH 阳性率为 83.5%，HER－2 的 IHC(1＋)和 0 病例中 FISH 阳性率为 9.3%，IHC 和 FISH 不一致的主要原因包括：a. 检测或判断环节中存在问题；b. 两种检测方法的判断标准不一致；c. HER－2 基因扩增的异质性(包括不同标本类型、不同蜡块)；d. 17 号染色体的多倍体或单体等。

乳腺癌 HER－2 的检测方法 IHC 与 FISH，孰优孰劣，一直存在争议。IHC 方法简单快速，大多数病理实验室均可开展。免疫组化切片中可以同时观察组织学形态，其切片可长期保存，且可反复评估。尤其是全自动免疫组化技术的开展，使该项技术的稳定性和可重复性有了显著提高。IHC 方法的缺点是检测结果易受检测中各种因素的影响而产生偏倚。FISH 法检测结果较免疫组化更定量化，稳定性好，也可自动化操作。但是，检测价格较免疫组化昂贵，信号强度随时间衰减，较难鉴定乳腺微小浸润灶，不能同时观察细胞形态，病理医师及技术员的经验和接受的培训也相对较少。近年来的研究显示，乳腺癌 FISH 法的检测结果准确，且可重复性好，受组织固定等因素影响较小，与曲妥珠单抗的治疗反应相关性好。这说明两种检测方法各有优缺点。然而，无论采用何种检测方法，只有严格遵循各环节的标准操作程序，并保证内部和外部质量控制，才能最终提供可信赖的检测结果。

HER－2 检测前、检测中、检测后等过程中存在诸多影响因素，任何一个环节出现差错都可能影响最终结果，规范化的操作程序和标准化的结果判读，能提高 HER－2 检测的可靠性和可重复性。同时应做好标准化操作程序、室内质量控制、室间质量控制及人员培训等工作，并重视多学科合作的重要性，加强临床与病理的交流沟通，有助于对 HER－2 检测结果的正确诠释，以及对曲妥珠单抗等药物治疗疗效的客观评价。

综上所述，HER－2 过度表达的乳腺癌是具有较强侵袭性生物学行为的肿瘤，占全部乳的 30% 左右，具有耐化疗药及易复发转移的特点。关于 HER－2 的检测以 IHC 结合 FISH 技术综合判断更为准确、更具有临床指导意义。以 Herceptin 为代表的分子生物治疗在临床已取得肯定的疗效。进一步探索针对 HER－2 多表位的单克隆抗体及合理的联合用药方案，提高 HER－2 过度表达乳腺癌患者的治疗效果，具有重要的临床意义。

3. p53 的临床意义

(1)p53 基因突变在人类恶性肿瘤中的分布情况：每一个类型的恶性肿瘤中几乎都有体细胞 p53 基因的突变，在不同类型的恶性肿瘤中突变率不同。在卵巢癌、食管癌、直肠癌、头颈及喉癌中 p53 的突变率在 38% ～50%，而在白血病、肉瘤、睾丸癌、恶性黑色素瘤及宫颈癌中突变率约 5%。在晚期恶性肿瘤中 p53 基因突变更加常见。另外，在三阴性乳腺癌和 HER－2 高表达的乳腺癌中 p53 基因突变更加常见。

(2)P53 基因的研究前景

①p53 基因调控：自 p53 基因被发现以来，对该基因细胞调控方面的研究取得了一些进展。有研究发现 ONXY－015 系统可以定位并杀死高表达 p53 变异基因的靶细胞，

而且不损伤表达野生型的细胞。也有研究发现糖－胆固醇的去泛素化作用不仅可以通过增加 p53 的稳定性而引发细胞增生抑制和细胞凋亡，还可以激活 p53 家族通路。糖－胆固醇的去泛素化作用还可以激活 Pinl，全面活化 p53，诱导细胞凋亡。

②p53 基因的癌症治疗：用野生型 p53 基因转染肿瘤细胞，可能有效抑制肿瘤的生长，并且脂质体转染 p53 动物模型已构建成功，已开展通过重组腺病毒介导的 p53 基因来治疗恶性肿瘤。研究发现，p53 可以通过诱导细胞周期捕获、细胞凋亡和 DNA 修复而提高肿瘤细胞对放疗、化疗和热疗的敏感性，所以，如果利用该基因和传统的化疗等手段联合使用，会取得较好的治疗效果。肿瘤基因治疗方法的不断深入研究发现调节肿瘤细胞最有效的途径就是转染那些失活的肿瘤抑制基因，而 p53 能通过诱导细胞周期捕获、细胞凋亡和 DNA 修复，从而提高肿瘤细胞对放疗、热疗和化学药物的敏感性，这些优点使 p53 基因的功能在肿瘤的治疗和预防方面得到越来越多的关注。

突变可以作为分子靶向治疗的分子指标。多项能修复正常 p53 基因功能的治疗策略已经在突变的 p53 肿瘤中应用，包括以宽突变体靶向的分子，对肿瘤中受到抑制 p53 基因的功能的激活（PRIMA，RITA，scFv）或用化合物对特定靶向进行修复，特别是把错义突变还原成其野生型结构（R220C 的分子靶向药物 hikan059）。非常有趣的是，上述的几个药物共享同一个叫 Michael 效应器化学活性结构。这种结合能够修饰 p53 中的巯基，这表明此种修饰是通过氧化－还原作用影响 p53 的折叠。多肽的产生也能与特定的 p53 基因突变相互作用，阻止其非特异性超激活的能力，抑制 GOF 的性质。这些方法对于不表达 p53 基因突变肿瘤的基因靶向治疗是一个补充。

③p53 基因对于癌症的预测意义：p53 基因突变是一个肿瘤发生的高危因素，因此 p53 基因突变检测有助于发现早期的肿瘤病变。例如，在食管癌和子宫内膜癌中，检测到一个低度恶性的发育异常，可以认为是高风险恶变演变的指标。现在的理论认为在乳腺癌、直肠癌、头颈部癌症、白血病等恶性肿瘤中，p53 基因突变与不良预后有关系。有明确的证据表明，在乳腺癌中 p53 基因突变是一个独立的预后不良的指标。这一点在激素受体阳性的病例中尤为突出。需要指出的是：大量以 IHC 检测 p53 基因突变的作为替代指标的研究未能得出与以上述结论相一致的结果。其原因是 HIC 检测到的 p53 基因假阳性、假阴性和 HIC 本身的巨大变异性引起分组错误。一些研究表明乳腺癌治疗方案选择，应该充分考虑 p53 基因突变这一因素。然而，仅仅根据肿瘤类型和/或治疗方案，p53 基因突变对癌症预后的判断和预测复发的意义是极其多变的。因此对 p53 基因突变的分析没有得出单一的、世界通用的临床信息。

随着对 p53 基因的研究，可能提出更多治疗肿瘤的新思路：下调突变型 p53 基因的活性与表达；引入特殊的细胞因子，抑制肿瘤的恶性表型，进而使癌细胞转为正常的细胞；采用点突变，修复突变基因或使突变基因失活。

在个体中，p53 基因突变的检测在标记肿瘤细胞克隆能力上非常有用。p53 基因检测可用于区分同一病变中的肿瘤细胞簇，或者相同组织中发生的多发病变。p53 基因突变检测还应用于轻微后遗症患者的随访、区分原发和继发的肿瘤、追踪远位转移肿瘤的组织来源。但是，同一肿块的不同细胞簇还发生的不同 p53 基因突变，因此不能除外晚期出现 p53 基因突变的同源细胞的起源。

总之，随着研究的不断深入，人们对 p53 基因在肿瘤中的作用以及表达意义将会有更多的了解并将其应用到基础研究及临床治疗当中，使患者从中受益。

（3）p53 基因在乳腺癌中的临床意义：研究发现约 50% 的人类肿瘤都存在 p53 基因突变，乳腺癌 mtp53 表达率为 20% ~60%，Auriemma 等研究报道乳腺癌 P53 蛋白表达率为 23% ~52%。野生型 p53 基因在乳腺癌组织中表达的阳性率 15% ~60%，但 P53 蛋白却可在乳腺癌组织中高表达，说明 p53 基因突变参与了乳腺癌的发生与发展，可能是乳腺组织发生癌变的一个早期分子事件，并且贯穿于整个疾病的演变过程中。

具有 p53 免疫源性的乳腺癌约占 50% 左右。多数资料显示乳腺癌组织中 P53 蛋白的表达与其组织学分级有关，即组织学分化越差，P53 蛋白阳性率越高，表明 P53 蛋白可以作为判断乳腺癌细胞分化程度的指标，但是与肿瘤大小、疾病分期、淋巴结转移以及预后判断等之间的关系尚存有争议。有人指出 p53 阳性表达与乳腺癌临床分期晚、肿瘤分化较差及 ER 低表达有关，与 HER－2 基因表达呈正相关，与绝经前乳腺癌患者他莫昔芬治疗抵抗有关，与腋窝淋巴结转移关系不大，但淋巴结阳性同时 p53 阳性的患者预后相对较差。也有人提出：突变型 P53 蛋白在组织学分化差、恶性程度高的乳腺癌组织中强阳性表达，这些患者易发生转移，生存期短，预后差，认为突变型 P53 蛋白的表达与乳腺癌患者预后不良有关，可以作为乳腺癌、尤其是无淋巴结转移患者的一个独立的预后指标。

近年来，从基础研究到临床实践都将 p53 基因作为乳腺癌预后的主要分子标志物之一，Marnix 等认为 p53 可以作为各阶段乳腺癌术后局部复发的预后独立分子标志，为临床治疗提供重要的参考意义。也有人提出 p53 的表达与患者的存活率、年龄、是否绝经及肿瘤大小有关，但对早期没有腋窝淋巴结转移的乳腺癌预后没有意义。

4. 表皮生长因子受体的临床意义　EGFR 在肿瘤的发生、发展过程中发挥着重要的作用，国内外大量研究发现，在 30% 的人体恶性肿瘤都存在 EGFR 的过表达，这些患者常较早发生转移、复发，且复发率高、存活期短，EGFR 在细胞的生长、增生、分化、黏附以及移动等过程中发挥着非常重要的作用。

EGFR 在乳腺癌、胃癌、膀胱癌和甲状腺癌等肿瘤中均有过量表达，其与临床病理因素的关系目前尚无一致结论。Ferrero 等对 780 例乳腺癌患者进行 8 年随访，未发现 EGFR 与预后有明确的相关性。但 Tsutui 等对 1029 例乳腺癌进行单因素分析发现，ECFR 在淋巴结阴性组和阳性组均对 DFS 和 OS 有预后价值，在淋巴结阴性组的预后价值高于淋巴结阳性组。Tzaida O、Gogas H 等研究显示 EGFR 在乳腺癌组织中阳性表达率 20% ~30%，其表达与组织学分级、淋巴结是否转移有显著相关，与 ER、PR 呈负相关。多因素分析发现 EGFR 是独立的预后因素。腋窝淋巴结阴性者 EGFR 过表达提示内分泌治疗效果差，预后不良。

2013 版的 NCCN 指南中已把新一代 HER－2 单抗 Pertuzumab（帕妥珠单抗）推荐为 HER－2 过表达型乳腺癌的一线用药，其主要作用机制就是通过阻断 EGFR/HER－2 和 HER－2/HER－3 的异源二聚化及其启动的下游信号通路而发挥作用。提示 EGFR 和 ER、PR、HER－2 之间存在密切相关，其在乳腺癌的发生及演变过程中可能发挥着重要的作用，可作为评估乳腺癌预后的指标之一。

2014 版的 NCCN 指南中有两个研究领域的显著进展对近来的指南产生了广泛而深远的影响。其一，帕妥珠单抗试验证明了它在若干临床情境中的应用价值；其二，研究显示腋窝淋巴结清扫术对于某些患者的生存无益。包含帕妥珠单抗的治疗方案可用于≥T_2 或≥N_1、HER2 +、早期乳腺癌患者的术前治疗；适用包含帕妥珠单抗的新辅助治疗方案但尚未进行治疗的患者，可考虑术后予以与术前治疗方案相同的时间表和剂量进行帕妥珠单抗治疗；紫杉醇加曲妥珠单抗（赫赛汀）方案被列入低危、1 期、HER2 + 乳腺癌，特别是因并发症而不适用其他标准辅助治疗的患者人群的选择列表中；临床阴性腋窝淋巴结应进行腋窝超声检查；疑似淋巴结应通过细针穿刺或活检采样，并进行标志物成像检测；临床阳性腋窝淋巴结应通过细针穿刺或活检采样，并进行标志物成像检测；若新辅助治疗前细针穿刺或空心针活检提示淋巴结阳性，则必须清扫淋巴结；由于存在心脏毒性事件风险，应避免同时使用曲妥珠单抗、帕妥珠单抗和蒽环类药物；对于肿瘤组织特别良好的患者、不受全身性辅助治疗影响的患者以及老年患者或存在严重并发症的患者，可考虑予以腋窝淋巴结清扫术，除非有明显数据支持；对于 HER2 + 和腋窝淋巴结阳性乳腺癌患者，应将曲妥珠单抗纳入辅助治疗（1 级）；HER2 +、淋巴结阴性而肿瘤直径不小于 1cm 的患者，也应考虑予以曲妥珠单抗治疗（1 级）；曲妥珠单抗同步紫杉醇作为 AC 方案的一部分是首选方案，其次是紫杉醇方案，总治疗时间应持续一年时间。

5. 肿瘤血管内皮生长因子（VEGF）的检测及意义　由于 VEGF 的表达水平反映了肿瘤血管内皮细胞增生、迁移和血管构建水平，直接反映肿瘤生长速度和转移倾向。准确地检测 VEGF mRNA 表达水平，为推测肿瘤增生和转移提供参考。

Fiedler 等研究了 VEGF 在新鲜白血病细胞中的表达。借助 PCR 方法，他们在急性髓性白血病和继发性 AML 患者中检测到 VEGF 特异性转录本。利用免疫化学的方法，在 2 个白血病细胞系和 8 例 AML 患者中检测到 VEGF 蛋白。24 例 AML 患者的新鲜白血病细胞上清液中 VEGF 的含量明显高于正常人的骨髓细胞上清液或正常人 CD34 富集细胞的上清液。在 AML 标本中，VEGF 的两种受体（VEGFR－1 和 VEGFR－2）均能测到。

外周 T 细胞淋巴瘤和霍奇金淋巴瘤患者的 VEGF 转录本显著增加，尤其是血管母细胞型。相反，滤泡中心淋巴瘤和 B－慢性淋巴细胞白血病中 VEGF 的表达很低或无表达。上述结果提示 VEGF 可能参与外周 T 细胞淋巴瘤和霍奇金淋巴瘤的血管新生的诱导，但在低度恶性 B 细胞淋巴瘤则不然。Salven 等用 ELISA 检测了随机选择的 82 例 NHL 患者治疗前的血清 VEGF 水平。结果表明治疗前的血清 VEGF 水平低于中位数的患者 5 年生存率为 71%，高于中位数的患者 5 年生存率仅为 49%。提示治疗前血清 VEGF 水平高的 NHL 患者预后差。

值得注意的是，除血清之外，VEGF 水平在良恶性腹腔积液之间也存在显著差别，恶性腹腔积液的 VEGF 水平比其相应的血清要高出 60 倍，随着病情的进展，恶性腹腔积液中 VEGF 水平持续升高，其速度要比相应血清中的变化快得多。VEGF 监测对良恶性腹腔积液的鉴别及恶性腹积液患者病情监测有较大意义，但病例资料较少，尚需进一步观察验证。

第三节　乳腺癌的影像学检查

一、X 线表现

1. 肿块　是乳腺癌的最常见、最基本的 X 线征象。约 70% 的乳腺癌患者在 X 线片上能清晰显示肿块影，但其显示率随乳腺的背景情况及病理类型而异。在脂肪型乳腺中肿块的显示率高；而在致密型乳腺中，因腺体组织掩盖，肿块显示率较低。小叶癌、炎性乳癌、管内癌等亦常见不到肿块。

(1)肿块形状：乳腺肿块的形态有圆形、卵圆形、分叶形和不规则形，按此顺序，良性病变的可能性依次递减，而癌的可能性依次递增。不规则形态多为恶性表现，前三种形态要结合其他征象综合考虑。

(2)肿块边缘：在癌性肿块的边缘多数可见轻微或明显的毛刺或浸润或两者兼有。毛刺征象是由于癌周围有纤维组织增生及肿瘤向四周侵犯、扩展所致。个别病例，特别是早期病例，毛刺可能十分细小，需放大后仔细观察或用放大摄影才能辨认出。硬癌患者因有明显的纤维增生反应，可能有较粗长的毛刺。浸润影则代表癌周的炎症性反应或癌瘤直接向外浸润扩展的结果。它常出现于肿块影的某一区域，多数有沿导管向乳头方向浸润的趋势。有时它呈伪足状向外浸润突出。

(3)肿块密度：乳腺癌的密度在多数情况下比较致密，比同等大小的良性肿块密度高。这是因为癌瘤细胞排列较紧密，矿物质含量较高，癌周常有不等量纤维组织增生，以及瘤内可能有出血、含铁血黄素沉着等因素所致。贾振英用密度计测量的结果显示，癌瘤块影中央部较边缘部分更为致密。少数癌瘤可因坏死、液化等原因，出现透亮的空洞样阴影，如乳头状癌、囊腺癌、髓样癌等。从肉眼观察，块影密度的高低不仅与肿块本身密度有关，而且还取决于肿块与其周围背景的密度反差。同样密度肿块，若发生于脂肪组织丰富的背景上，则显得非常致密；反之，若在致密型乳腺背景上，则显得较淡，仅略高于腺体密度或甚至完全被致密的腺体影所遮盖。

(4)肿块大小：在乳腺癌中，X 线片上测得的肿块绝大多数小于临床测量。这是因为乳腺 X 线片上虽有一定的扩大率，但在临床测量时，常将癌性肿块周围的炎性浸润、癌瘤扩展浸润和/或纤维组织增生以及皮肤组织等都包含在肿块大小内，无法将这些因素去除，故测得的大小要大于 X 线片上的大小。X 线片上的大小更接近于大体标本上瘤块的实际大小。X 线—临床测量差异的程度随肿块边缘特征而异。肿块边缘有明显毛刺或浸润者，差异较大，最大可相差 4cm 之多，一般在 1 ~ 2cm；肿块边缘光滑锐利者相差较少，可仅差 0.5cm 左右，个别可两者相等，甚至 X 线片上大于临床。由于此点在鉴别诊断中非常重要，应要求临床医师用卡尺精确测量，不可作粗略估计，必要时放射科医师应亲自动手测量。

2. 钙化　在乳腺癌的诊断中占据特别重要的地位。它不仅可以帮助对乳腺癌的确诊，而且有4%～10%的病例，钙化是诊断乳腺癌的唯一阳性依据。在所谓临床“隐性”乳腺癌中，至少有50%～60%是单独凭借钙化作出诊断的，且其中约30%左右是原位癌。

乳腺癌的钙化颗粒多数是磷酸钙，少数为草酸钙，后者在标准苏木伊红染色中不染色而在偏光显微镜中才能见到。在组织学上，钙化并不一定都发生在恶性组织区域，钙化多数是位于导管癌管腔中癌细胞的变性坏死区，在X线上多表现为成堆的泥沙或针尖状钙化，少数为坏死癌细胞本身的钙化。钙化亦可发生在浸润性癌灶边缘的坏死细胞残屑内。在实性癌中，钙化可位于癌巢内，呈边缘不规整的钙化斑。在腺癌中，钙化可位于腺腔内，或在黏液腺癌的黏液基质内。有些钙化则可位于癌旁正常乳腺末梢乳管腔内或间质内。

一旦发现钙化，需进一步鉴定是良性钙化还是恶性钙化。美国放射学会提出的乳腺影像报告和数据系统将乳腺钙化分为典型良性、中间性（不能定性）和高度可疑恶性三类。其中高度可疑恶性的钙化包括：

（1）细小的多形性钙化：此种钙化较不定形钙化更可疑，其大小和形状不一，直径常小于0.5mm。

（2）线样或线样分支状钙化：外形细而不规则，常不连续，宽度小于0.5mm。

它们的出现提示系被乳腺癌不规则累及的导管腔内钙化。对于高度可疑恶性钙化诊断不难。此外对于中间性钙化的定性诊断，还应结合钙化的分布特征进行综合考虑。当钙化呈线样、段样、簇状及区域性分布时，恶性钙化的可能性被提升，应提请活检；当钙化散在弥漫分布，特别是双乳同时存在时，常提示为良性钙化。

根据我们多年临床经验体会，我们诊断恶性钙化的依据为：①成群无法计数（30枚以上）的微小钙化或大小不等的钙化，但以微小钙化为主；②小线虫状、泥沙或针尖状、线样/分支状钙化；③病变区内及其附近同时发现钙化，或仅在病变区边缘发现钙化；④沿乳导管方向密集分布的钙化等；⑤仅少数黏液腺癌可表现有粗大钙化而酷似良性钙化；⑥簇状微小钙化，直径0.5mm以下，在1cm^2内超过5枚，则列为可疑。法国Delafomtan通过对经手术证实的400例孤立簇状微小钙化的分析认为，小线虫状、线样/分支形及不规则大小的微小钙化是恶性钙化的最可靠指征，正确诊断率达90%。另外，若微小钙化总数超过30枚和每平方厘米微小钙化数超过20枚亦表明有癌的可能。

3. 结构扭曲　乳腺实质发生扭曲、变形、紊乱，但无明显肿块，包括细线或毛刺状影从一点向四周辐射及局部牵拉。此征象在多数情况下（约2/3）为良性病变，如慢性炎症，脂肪坏死、手术后瘢痕及增生等。约1/3系癌瘤所致，特别是小叶癌。此征象容易与乳腺内正常重叠的纤维结构相混淆，需在两个投照体位上均显示方能判定。对于结构扭曲，如能除外手术史及外伤后改变，结构扭曲可能是恶性或放射状瘢痕的征象，应建议活检。乳腺癌患者如出现下列情况之一时，在X线片上可能见不到肿块，而仅表现为结构扭曲：

（1）癌细胞沿乳导管浸润扩展而不形成明显团块。

（2）癌周炎性反应较显著，且已累及瘤块大部或全周，遮盖了肿块阴影。

（3）癌周无增生的纤维组织包绕，使瘤块缺乏明确的界限。

(4)肿块密度较淡，接近正常腺体密度，且周围有较丰富的腺体，使瘤块淹没于周围的腺体阴影中，两者间缺乏明确的分界。

此外X线片上亦可仅表现为光芒状向四周辐射的细长或粗长毛刺影像。形成毛刺征的原因可能是由于癌周的间质反应，癌瘤直接向外浸润扩展，癌细胞沿乳腺导管扩展，或是癌周小梁结构向肿瘤方向牵拽等因素所致。硬癌因有明显的纤维增生反应，故X线上常有显著的毛刺，毛刺的长度可数倍于肿物的直径，或甚至毛刺征掩盖了瘤块本身的影像。X线上，毛刺的形态呈多种多样，它可表现为较短小的尖角状突起，或呈粗长触须状、细长状、伪足状、火焰状、不规则形等。有的病例毛刺较细小，需用放大镜或放大摄影观察才能识别。

4. 不对称管状结构/孤立扩张的导管　为管状或分支状结构，可能代表扩张或增粗的导管。在钼靶X线片上表现为乳头下条带状致密影。如不伴有其他可疑为恶性的临床或乳腺摄影所见，则通常无重要意义。虽然此征象并非为特异性，但如其后方出现肿块、结构扭曲等征象，亦可作为诊断乳腺癌的特殊征象。形成此征象的机制可能是癌细胞沿乳导管向乳头方向扩展、蔓延，造成乳腺导管内因充满癌细胞而变得致密、增粗；或为癌瘤附近乳腺导管被牵拽集中；或癌附近乳腺导管非特异性上皮增生，管腔内充满脱落上皮细胞残屑所致。

5. 球形及局灶性不对称　通常情况下他们代表着正常的变异及正常乳腺组织岛。当有相应的触诊异常或缺乏典型的良性特征时，可能有意义，往往需要进一步检查，由此可能会显示一个肿块或明显的结构扭曲改变，对明确诊断提供帮助。

6. 皮肤增厚和局限凹陷　乳腺癌中的皮肤增厚可能是由于癌瘤越过浅筋膜浅层及皮下脂肪层而直接侵犯皮肤，或由于患乳血运增加、静脉淤血及淋巴回流障碍等原因造成。位于乳腺较浅表的肿瘤易有病变，附近的皮肤局限增厚，且多系癌瘤直接侵犯所致。深位的癌瘤较少有皮肤改变，若有，多系患乳血运增加、静脉淤血及淋巴回流障碍等所致。此时，增厚的范围多较广泛，且不论肿瘤位置如何，增厚区多起始于乳房的下半部。判断有无皮肤增厚：一是以乳房下方皱褶为基准，凡厚度超过此处者即认为有增厚；二是与附近皮肤作比较。因X线片上能对皮肤厚度做比较精确的测量，故X线医师能比临床更早、更准确地识别出此征，先决条件是增厚的皮肤必须处于X线的切线位。有些早期轻微的皮肤局限增厚，可能因未处于切线位投照而被遗漏。

在癌瘤中，皮肤增厚的程度与范围因病变类型和病期而异。早期病变可轻微而局限，以后可发展至累及全乳，并可厚达1cm以上。呈局限致密浸润表现的癌瘤易合并有皮肤增厚，且增厚的范围较为广泛。肿块型表现有粗长毛刺者亦较易出现皮肤局限增厚，有时可见毛刺直抵增厚区，并常常合并皮肤局限凹陷。肿块边缘光滑者和以钙化为主要表现者，较少合并有皮肤增厚。炎性乳腺癌常有弥漫而显著的皮肤增厚。

在出现皮肤增厚的同时，还可见到邻近的皮下脂肪层显示致密、浑浊，并出现粗糙网状交叉的索条阴影，悬吊韧带呈现增宽、增密，浅筋膜浅层也显示局限增厚、致密。

皮肤局限凹陷常与皮肤增厚并存，乃系纤维收缩牵拽皮肤所致，常可见到有一纤细的纤维索条影连接皮肤凹陷的中心与癌瘤肿块。此征亦必须在处于切线位投照时才被显示。

7. 乳头回缩　在乳腺癌患者中，乳头回缩多见于中、晚期的乳腺癌中。判断乳头是否有回缩，必须是标准的正、侧位片，即乳头应处于切线投照位。此外，应观察对侧乳房及追询病史，以除外有先天性乳头内陷的可能。单纯乳头回缩而不合并有其他异常时，此所见常为非特异性，无明显的临床意义。癌瘤所造成的乳头回缩常与皮肤增厚，特别是乳晕区的皮肤增厚并存。且在大多数患者中可见索条状或带状致密影连接内陷的乳头与癌灶。

8. 乳腺小梁增厚　除癌灶肿块本身可压迫邻近乳腺小梁结构使之局限移位外，因癌细胞直接向四周浸润、扩展，癌周的不规则纤维增生反应，以及癌周的炎症反应和水肿等因素，可造成病灶周围的小梁增密、增粗及不规则。

9. 乳后间隙的侵犯　深位的乳腺癌可早期即侵犯浅筋膜深层，导致乳后与胸大肌之间的透亮间隙的局限闭塞或甚至整个消失。在钼靶 X 线摄影中，通常难以显示乳后间隙，CT 或 MRI 检查对确定有无乳后间隙及胸大肌的侵犯最为可靠。

10. 血运增加　乳腺癌的血运增加在 X 线片上可表现有三种形式，即患乳血管直径(通常为静脉)较健侧明显增粗，病灶周围出现多数细小血管丛；以及病变区出现粗大的肿瘤引流静脉。血运增加这一征象多数出现在中、晚期的乳腺癌中，多数早期病例缺乏这一征象。若不合并其他异常，则此征象亦常无重要临床意义，通常系哺乳期惯用该侧乳房哺乳所致，或系乳房加压拍摄时压力不均所造成。Dodd 曾根据两侧乳房最粗血管(一般为静脉)直径的比率——静脉直径比率(VDR)来鉴别良、恶性病变。凡 VDR 在 1:1.4 以上者，即认为系恶性病变。根据 VDR 鉴别良恶性的正确率可达 75%。无疑对早期病例并不适用。乳腺癌患者有无血运增加，对预后有一定参考价值。有明显血运增加者，代表癌细胞分化差，血运丰富，转移机会大。有人统计，有无血运增加的五年生存率各为 11% 及 67%。

11. 腋及乳腺内淋巴结的转移　Egan 认为，当钼靶 X 线片上发现有一个或数个腋淋巴结阴影，即可诊断为腋淋巴结转移，但国人常有非肿瘤性的腋淋巴结增大，无明显特异性。对于无脂肪置换的腋淋巴结，如系新近出现，应提请关注。当腋淋巴结密度增高，特别是边缘毛糙时常为癌瘤转移所致或其他恶性病变腋下淋巴结受侵。

在巨切标本的 X 线检查中，约 25% 可见到有乳内淋巴结阴影，但在临床上很少能见到乳内淋巴结。当癌瘤有乳内淋巴结转移时，有时可见在癌灶的外、上方有 1～1.5cm 直径的结节阴影，一般边缘光滑、致密，诊断时应慎重。

12. 特殊造影表现　乳腺导管造影对某些乳腺癌的诊断和鉴别诊断有一定帮助，特别当患者有乳头溢液体征时。乳腺癌在导管造影时可见乳腺导管有轻度扩张并扭曲，当导管行至癌灶附近时突然中断，断端不整齐；或导管在病灶处呈断续显影，缺乏正常分支，管壁僵硬。有时肿瘤侵蚀导管，导致造影剂溢入到肿块内或间质内。有些病例表现为导管分支分布紊乱，管腔不规则狭窄，或有不规则的充盈缺损，管壁僵直。癌周围的纤维组织增生反应亦可造成病变区附近的中、小导管扭曲、狭窄与变形。因乳腺导管特别是 3、4 级分支导管比较细小，观察时应用放大镜仔细搜索，勿遗漏微小的变化，或直接用 1.5～1.7 倍放大摄影。

二、CT 表现

1. 乳腺癌的一般 CT 表现　乳腺癌的 CT 表现与钼靶 X 线片上表现相同，可分为主要征象和次要征象两大类，前者包括小于临床的肿块、局限致密浸润、钙化和毛刺；后者包括皮肤增厚或合并凹陷(酒窝征)、乳晕下致密和漏斗征、乳头凹陷、血运增加、阳性导管征、肿瘤周围“水肿环”“慧星尾”征等。

(1)肿块：小于临床触诊大小的肿块是诊断乳腺癌的重要直接征象。CT 上肿块的形态可分为类圆形、分叶状或不规则形。肿块的边缘可有长短不等、粗细不均的毛刺，或部分边缘有模糊浸润。少数肿块边缘可光滑锐利而酷似良性肿块。肿块的密度多数均匀，CT 值可差异很大，为 10 ~ 90HU，特别当肿块较小明显受部分容积效应影响时。少数肿块可因坏死液化而出现低密度区。如肿块内有多数针尖状钙化，而 CT 上因部分容积效应而未能显示出具体的钙化灶时，则呈现为局部异常高 CT 值区。

一般认为，CT 上能检出的最小癌灶为 2 ~ 5mm 直径左右，小于直径 1. 5mm 的癌瘤几乎无例外地被遗漏。在脂肪型乳腺中，钼靶 X 线片上发现微小结节的能力可能更优于 CT；而在致密或有结构不良的乳房中，CT 上发现癌灶的能力则优于钼靶片。

注射造影剂后 CT 强化扫描对肿块的定性诊断和发现癌灶有很大的帮助。由于癌组织内较周围正常组织有较高的碘浓度和较强的摄碘能力，强化扫描时可使肿块的 CT 值有明显的升高，肿块变得更为明显。增强前后 CT 值可增加 25 ~ 45HU，或甚至更多。少数癌灶，包括一些隐性乳腺癌，在平扫时不明显，通过增强扫描可发现局限高密度区而被诊断出。

(2)局限致密浸润：CT 上发现的局限浸润病变多数系增生、慢性炎症或结核等良性病变所致，但少数癌，特别是浸润性小叶癌，可仅见致密浸润而无瘤块。此外，在钼靶片上诊断乳腺癌的特征性成堆微小钙化，在 CT 上由于部分容积效应的影响而无法辨认，亦只表现为局部致密区。若 CT 上检索出有局限高密度区，必须进一步行增强扫描进行鉴别。如系癌瘤，注射造影剂后扫描可显出局部有明显强化。

(3)钙化：是乳腺癌诊断中一个十分重要的 X 线征象。在钼靶 X 线片上，约 30% 左右乳腺癌可见特征性的钙化。除黏液腺癌偶可发生较粗大颗粒的钙化外，乳腺癌的钙化呈典型的针尖状微小钙化、小杆状钙化或小弧形钙化，常 3 ~ 5 枚成堆，或数十枚钙化密集成群。

在组织学上，钙化颗粒的沉着多数是在管内癌管腔中癌细胞的变性坏死区，个别为坏死癌细胞本身的钙化，少数钙化亦可发生在浸润性瘤块边缘的坏死残屑内、腺癌的腺腔内或黏液腺癌的黏液基质内，以及癌旁正常乳腺末梢乳管腔内及间质内。因而，从病理学角度，钙化不一定都发生在恶性组织区域，但从影像诊断而言，钙化是诊断某些微小癌、原位癌或“隐性乳癌”的重要或有时是唯一的依据。

但遗憾的是，CT 虽有较高的密度分辨率，唯受部分容积效应的影响，常无法显示出微细的钙化影像而遗漏这一重要征象，或仅表现为一局限高密度区。强化扫描时该区域可有明显强化。

(4)毛刺：毛刺征象亦为乳腺癌诊断中的一个重要征象，约 40% 乳腺癌可见此征。形成毛刺的机制可能是由于癌周间质的纤维增生反应；癌瘤向外浸润扩展；癌细胞沿乳腺小梁或乳管扩展；或癌周小梁结构被向肿瘤方向牵拽等因素所致。

CT 上较钼靶片上更易测知毛刺征，并可排除乳腺小梁与肿块重叠所造成的假性毛刺征。毛刺的形态可多种多样，有呈尖角状突起，或呈粗长触须状、细长形、细短形、火焰状或不规则形等等。硬癌因有明显的纤维增生反应，故多有显著毛刺，毛刺的长度可数倍于肿物的直径，有时甚至可掩盖瘤块。

(5)皮肤增厚和局限凹陷(酒窝征)：乳腺癌中的皮肤增厚可能是由于癌瘤越出浅筋膜浅层而侵及皮下脂肪层及皮肤所致，或癌瘤累及 Cooper's 韧带而侵及皮肤。某些病例中，皮肤增厚是由于患乳血运增加、静脉瘀血和/或淋巴回流障碍等因素所造成，而并非是肿瘤已直接侵犯皮肤，此时，增厚的范围多较广泛，且不论肿瘤位置如何，增厚区多起始于乳房的下半部。

在钼靶乳腺 X 线摄影中，轻微的皮肤局限增厚只有处于切线位上才能被显示。而 CT 则比钼靶摄影更敏感、更可靠。呈浸润型表现或有明显粗长毛刺且接近表面的乳腺癌容易出现皮肤的增厚。在皮肤增厚的同时，常可合并见到皮下脂肪层的浑浊、致密，出现粗糙网状交叉的索条阴影，浅筋膜浅层亦增厚、致密，悬吊韧带亦显示增宽、致密。

皮肤局限凹陷(酒窝征)常与皮肤增厚并存，乃由于纤维收缩牵拽所致。常可见一纤维索条影连接酒窝的中心与癌瘤肿块。

(6)乳头内陷：其常与乳晕区皮肤增厚和/或乳晕下纤维增生反应(漏斗征)并存。乳腺癌患者中约 12% 可见有乳头内陷。乳头内陷并不意味癌瘤已侵犯乳头或乳晕下区。单纯乳头内陷而不合并有其他异常时，常为一非特异性所见，无重大临床意义。此外，在确定有乳头内陷后尚应追询病史，除外有先天性乳头内陷或炎症后乳头内陷的可能性。

(7)血运增加：乳腺恶性肿瘤常有患乳的血运增加，但多见于中、晚期患者。影像学上可表现有三种型式：患乳血管管径(通常为静脉)较健侧明显增粗；病灶周围出现多数细小血管丛；以及病变区出现粗大肿瘤引流静脉。但 CT 上由于图像的缩小，对是否有血运增加的判断不如钼靶 X 线片上明确、可靠。血运丰富的乳腺癌常意味癌细胞分化较差、转移概率较高。

(8)阳性导管征：乳腺癌常有沿乳导管向乳头方向蔓延、扩展之势，造成乳导管内因充满癌细胞而变得增粗、致密和粗糙；有时系乳导管被癌灶附近纤维增生后牵拽集中；或癌附近乳导管非特异性增生，管腔内充满脱落上皮细胞残屑而导致增粗、致密。影像学上可见增粗、致密的索条影自乳头下指向病灶处。在钼靶 X 线片上约 22% 看见此征，但 CT 上出现概率较低。此征有时亦可见于良性病变，如乳导管的乳头状瘤病。

(9)乳晕下纤维化或“漏斗征”：表现为乳晕下近似三角形的致密阴影，底座落在乳晕上，尖指向乳腺深处，形似漏斗状，故亦称“漏斗征”。此征常与乳头内陷或阳性导管征并存。多数系代表乳晕下非特异性的纤维增生反应，少数系癌瘤已侵犯乳晕下区所致。

(10)彗星尾征：此征较少见，表现为瘤块的后方或上方一粗大索条影，形似彗星尾，系乳腺实质被癌瘤侵犯及纤维增生牵拽后造成。

(11)乳后间隙的侵犯：在正常情况下，乳腺后方浅筋膜深层与胸大肌之间有透亮的脂肪组织间隔，称为乳后间隙。钼靶 X 线摄影中因此间隙太靠后而无法显示，在 CT 上则可清晰辨认。有些深位的乳腺癌可早期侵犯浅筋膜深层而导致此透亮间隔的部分闭塞，或甚至更进一步深入侵及胸大肌。术前确定深位肿瘤有无胸大肌的侵犯对选用何种术式有很大帮助。

(12)淋巴结转移：CT对检测乳腺癌有无腋窝淋巴结转移的敏感性稍优于临床触诊，特别是对位于胸小肌后内侧的淋巴结。赵晶等从短径大于0.5cm作为腋淋巴结增大的阈值，则CT检出腋淋巴结增大的真阳性率为73%，假阴性率为27%，亦即无淋巴结增大者并不能排除有显微镜下的淋巴结转移。当肿大淋巴结出现边缘模糊、毛刺和/或邻近脂肪浑浊时，意味转移癌已浸出淋巴结包膜。

乳腺内侧象限的癌瘤易发生内乳区淋巴结的转移，CT是检测有无内乳淋巴结增大的唯一有效手段。正常情况下在胸骨两侧内乳区各有3～5枚淋巴结，主要集中在第1～3肋间隙水平，偶可出现在第1～6肋间隙水平。两侧淋巴链在胸骨柄及剑突水平可有潜在交通。内乳区淋巴结因周围缺乏足够的脂肪衬托，观察时必须适当调节窗位和窗高，仔细评估。按Meyer意见，凡大于6mm的淋巴结即代表恶性的淋巴结增大。

2. 乳腺癌术后复发的CT检查　对乳腺癌手术后有区域性或局部复发的患者，CT检查可有很大帮助。通过CT检查可获得更多的信息，以便精确、合理地设计治疗方案。据文献报道，约50%患者经CT检查后获得更多信息，从而改变了原先的放疗计划。

对胸壁的复发，CT上可精确测定其范围及深度，帮助放射野的设定和剂量的计算。乳腺切除术后曾行腋部放射治疗的患者，使腋部临床触诊发生困难，CT检查可帮助确定腋部有无复发性肿块。乳腺术后发生患侧上肢水肿的患者，通过CT增强扫描可明确有无腋静脉栓塞或有复发肿物压迫腋静脉。但应注意增强时应在肘内侧注射造影剂，使造影剂能通过腋静脉，若在肘外侧部注射，则造影剂可经头静脉流入到锁骨下静脉而被误诊为有腋静脉血栓。

最常见的临床未能检出而由CT发现的复发病灶是内乳淋巴结链，胸片上由于结构的重叠很难发现内乳区的病变。上内乳区淋巴结与前纵隔淋巴结有交通，癌瘤可经此途径侵入前纵隔淋巴结。

除此之外，胸CT检查能早期发现心包积液、胸腔积液、肺转移瘤及肋骨、胸椎的转移瘤等。

3. 几种特殊类型乳腺癌的CT表现　影像学上虽不能判断乳腺癌的病理类型，但某些病理类型的乳腺癌可能有较特殊的影像学表现。它们包括：

(1)乳头Paget's病或湿疹样癌：本病是中心位乳腺癌伴乳头湿疹样改变的综合征，较少见，约占女性乳腺癌的1.4%，男性乳腺癌的0.8%～1.5%。临床上，病变初起颇小，表现为乳头表面圆形或裂隙状红色肉芽组织区，表面附有干性灰黄色或淡绿色痂皮，揭开痂皮即露出肉芽面，并有不等量渗出。患者有乳头部刺激、瘙痒或烧灼感。病变进展缓慢，待侵及深处时，即出现乳头内陷、破坏，甚至完全消失。合并有乳头溢液者不少见，主要为血性溢液，偶可为本病的首发症状。39%～75%患者在乳腺内可触知肿块。

影像学上，早期乳头改变不易被测知，稍晚表现为患侧乳头增大、增密及不规则侵蚀，后期则有乳头内陷、破坏或甚至完全消失。除乳头改变外，患者常合并有中心位的导管癌，典型者表现为乳头下多数细小钙化，并可沿乳导管追踪到乳头。

(2)乳头状囊腺癌：较少见，约占乳腺癌之2.3%。肿瘤多起自乳腺较大导管，生长缓慢，恶性度较低，常有较厚的包膜，囊内含黄色或暗棕色液体，偶杂有血块或坏死组织。临床触诊肿物呈橡皮样硬度，有囊性区域，境界清晰，可推动。肿物较大时与皮肤有粘连，皮肤变薄、发亮或变色，最终可破溃。乳头偶有回缩，但不固定。

影像学上肿物常较大，边缘光滑、锐利，酷似良性肿瘤的表现，但仔细观察，部分边缘可有不规则向外浸润的证据。CT上肿物呈囊性密度，可为单囊或多囊，若囊内有出血及含铁血黄素沉着时，CT值可增高至软组织密度。囊肿充气造影术是诊断此病的最佳手段，借气体的衬托，在囊肿的内壁上可显出有乳头状或分叶状软组织肿物而予以确诊。

(3)黏液腺癌或胶样癌：较少见，约占乳腺癌之2.7%。组织学上的特征为癌细胞分泌丰富的黏液，黏液的成分占肿瘤半量以上，肿瘤无包膜，但境界清晰。临床上，患者年龄多偏高，平均52岁。病期长，平均达42.7个月，预后较佳。触诊时肿物比较柔软，甚至呈囊性感，因而易被误认为良性。

影像学上，肿物边缘较光滑，密度淡，CT上可测知有囊性区域，有时可出现一些诸如皮肤局限增厚、血运增加及乳腺小梁扭曲、牵拉、变形等继发恶性征象。黏液腺癌较易发生钙化，且多发生在黏液间质中，钙化颗粒比较粗大，形态不规则。

(4)髓样癌：约占乳腺癌的12.9%。病理特征为肿瘤境界多比较清晰，少数且有假包膜形成，瘤内常有出血、坏死，癌周常有炎性细胞浸润，主要为淋巴细胞和浆细胞。临床上因该肿瘤恶性度较低，发展缓慢，故来诊时肿块多数已较大。90%境界清晰，多数可活动。皮肤可受累，表现为粘连、变色、橘皮样变及溃破等。乳头较少累及。

影像学上，因癌细胞聚集较紧密，且常有出血，故块影密度多较高。当瘤内发生坏死时，则出现不规则低密度区。癌周若有炎性细胞浸润，可使部分块影边缘变模糊，严重者可完全掩盖块影而呈一局限致密浸润表现。皮肤局限增厚及血运增加常见。钙化亦较常见，如发生在癌细胞内，则呈泥沙状；如发生在坏死组织中，则钙化颗粒较粗大。

(5)硬癌：约占乳腺癌之5.1%，但因与单纯癌之间的区分尺度不一，各家报道的发生频率可有很大出入，有的高达26.8%。硬癌之病理及临床特征为肿物多较小、较硬，境界不清，癌细胞量少，但有显著的纤维组织增生，呈不规则索条状、触须状或伪足状向四周放射。近乳头者常合并有乳头回缩、固定。

影像学上，肿物多较小，直径为2~3cm，因有明显纤维增生，故密度较高。肿物边缘皆有明显长短不等、粗细不均的毛刺影，有的毛刺的长度可数倍于肿物直径。毛刺可直接伸展到皮肤，引起皮肤的增厚和/或凹陷，亦可伸展到乳头下方，造成乳头凹陷和/或漏斗征。

(6)急性乳腺癌：包括炎性乳癌和弥漫性癌两类，前者约占乳腺癌的3.6%，后者约占1.9%。临床上，患者年龄多较轻，平均年龄约41岁。病程短，病变发展迅速。约70%患者就诊时即可触及广泛而巨大之肿块，另30%表现为整个乳房坚实感。90%以上患者有患乳疼痛及肿胀，于站立位时更甚。患乳皮肤均有水肿、橘皮样改变、增厚或呈红、肿、热等炎性表现。90%以上有腋淋巴结增大。约45%急性乳腺癌发生在妊娠或哺乳期，10%可双乳受累。

影像学上表现为患乳普遍致密。悬吊韧带因有癌细胞浸润而显著增厚。皮肤呈广泛而显著增厚，几可累及全乳皮肤。皮下脂肪层显示浑浊，并可见与皮肤呈垂直走行的细索条状阴影，系代表癌性淋巴管炎。

(7)小叶癌：较少见，占乳腺癌的1% ~1.5%。小叶癌的病理特点为肿瘤发生于小叶内末梢导管及腺泡上皮，导致小叶增大，腺泡腔被肿瘤细胞或增生的细胞堵塞，病变可累及一个或多个小叶。若癌细胞未浸出导管、腺泡的基底膜，则称为小叶原位癌，若已浸出，则称为浸润性小叶癌。小叶癌的病程缓慢，预后较佳，特别是小叶原位癌，可望彻底治愈，早期浸润性小叶癌的预后亦较佳。

影像学上，小叶癌虽使小叶增大、腺管及腺泡增多并充满癌细胞，但基本仍保持其正常的外形，故无论在钼靶X线片上还是在CT上均难以辨认出有异常。若病变较广泛时，可出现绒毛状或结节状稍致密影，颇似小叶增生或导管增生。有时可见乳腺小梁较广泛的扭曲和变形。当癌突破基底膜后，可呈现与一般乳腺癌相同的CT表现。

钙化为诊断小叶原位癌的一个重要征象。小叶原位癌有较高的钙化出现率，但它与导管内癌不同，钙化常发生在癌旁区域而不是在癌巢内，此点在指导活检时应予注意。CT上对钙化的检测明显不如钼靶X线片。

(8)导管内癌：占乳腺癌之7.1% ~9.3%。病理特征为肿瘤局限于乳腺导管内，多数发生于中、小导管，受累范围较广，常呈多中心性分布，肿瘤如未浸出导管壁基底膜，则为非浸润性导管内癌或管内原位癌，若已浸出基底膜，则为浸润性导管癌。临床表现与一般乳腺癌相同。

导管内癌在影像学上的特征是钙化出现率较高，特别是粉刺样管内癌，在坏死的细胞残屑内最易发生典型的细砂状钙化。钙化可呈丛状分布，或呈弥漫而密集分布，累及乳腺的大部分。此种微细的钙化灶在CT上常难以辨认，仅反映出局部有高CT衰减值，强化时有明显强化。此外，导管内癌较少有纤维增生反应，故少有乳腺小梁结构紊乱或毛刺等征象。

4. 男性乳腺癌CT表现　CT图像上男性乳腺癖的特征性表现为一小型的肿块，肿块界限清楚，个别可因癌周围的间质增生或继发感染而显示肿块边缘模糊。肿块位偏心侧，通常在上、外侧。此外，尚可有皮肤粘连与增厚，乳头凹陷，皮肤溃疡，乳后脂肪间隙消失及胸壁受侵犯等恶性征象。

鉴别诊断：男性乳腺癌除主要需与男性乳腺肥大鉴别外，还应注意与其他良性病变相鉴别。通常，男乳的良性病变均位于乳头下方，仅3.4%为偏心性，而大多数男性乳腺癌的肿块为偏心的。

三、核磁的表现

1. 浸润性乳腺癌

(1)形态学特征：乳腺癌的形态学特征包括：病变的形态、边界特点、内部结构及病变与周围组织关系等。浸润性乳腺癌多表现为形态不规则的较低T_1、较高T_2信号灶，与周围组织分界不清，或边界部分清晰，边缘毛刺。内部常出现坏死、液化、囊变或纤维化，甚至出血，因此信号混杂。与周围组织结构分辨不清，甚至粘连，侵犯皮肤及Cooper's韧带时局部皮肤增厚和凹陷，呈“橘皮征”。累及乳头及输乳管时可出现乳头凹陷及桥征。并可累及乳腺后间隙、胸壁等结构，转移至腋下、纵隔、锁骨上下或胸骨后淋巴结。但上述表现只是大多数恶性乳腺病灶的一些共性表现，乳腺癌的形态学表现还和肿瘤的病理组织学类型有关。浸润性导管癌是最常见的浸润性乳腺癌，其起源于乳腺实质内的导管上皮细胞。典型的浸润性导管癌的 MRI 表现为局灶性不规则肿块，少数表现为境界较清晰的圆形且边缘光滑的肿块，后者约占浸润性导管癌的 1/3。大多数浸润性导管癌肿块边缘可见较长的毛刺，呈辐射状和蟹足状改变，与周围结构分界不清楚，周围组织可见受浸润征象。于常规 SE T_1WI 上肿块呈低信号，极少数可呈等信号；于 FSE T_2WI 上肿块可为低、等和高信号，脂肪抑制后，病灶常为稍高信号。随着扫描时间延迟，病灶呈“向心性强化”趋势。

浸润性小叶癌占浸润性乳腺癌的 10% ~15% 。肿瘤细胞较小，细胞间凝聚力差，在早期发育阶段常不损害内在解剖结构或引起基质的结缔组织反应。由于这种特殊的生长方式使浸润性小叶癌通常被乳腺 X 线检查所漏诊，通常当肿块较大时方被检出。浸润性小叶癌好发于乳房外上象限，相对于乳腺癌的肿块和钙化征象，结构扭曲是它的一个常见表现。文献报道，乳腺 MRI 较临床触诊及钼靶 X 检查更能准确显示病变的真正范围。

髓样癌是由低分化瘤细胞组成的边界清楚的一种乳腺癌，占所有乳腺癌的 5% 左右，占 35 岁以下患者所有乳腺癌的 11% 左右；60% ~66% 的患者小于 50 岁。在 MRI 上髓样癌的边界清晰，呈膨胀性生长，常表现为圆形肿块，推移周围结构而并不浸润其内，通常于 T_1WI 上呈不均匀较低信号，于 T_2WI 上呈不均匀高信号，当肿瘤较大时可以出现囊变。在 BRCA1 突变基因携带者中髓样癌较常见。因此，具有乳腺癌家族史的患者出现类似纤维腺瘤样光滑的乳腺肿块时，应考虑到髓样癌。髓样癌亦可呈不规则形态，甚至为多发灶。

乳腺黏液腺癌是一种少见的特殊类型浸润性乳腺癌，占所有乳腺癌的 1. 82% ~ 5. 2% 。容易发生在绝经后妇女，占 75 岁以上年龄组乳腺癌的 7% ，而在 35 岁以下妇女中发生率小于 1% 。病理上以肉眼可见大量细胞外黏液中漂浮簇状增生的细胞为特征。肿瘤中的黏液含量与预后明确相关：黏液量越多，术后复发和腋淋巴结转移越少，10 年生存率越高。影像表现会随着黏液含量的不同而不同，黏液含量高者，黏液本身的张力使得肿瘤组织向周围组织膨胀。黏液腺癌在 MRI 上表现尤其特殊，并与肿瘤内黏液含量密切相关，肿瘤在 T_2WI 上呈明显高信号，增强后肿瘤强化不明显。在 T_2WI 上信号越高，强化越不明显，提示肿瘤所含黏液量越多，也即预后越好，因此其影像表现，尤其 MRI 表现对判断黏液腺癌预后有一定价值。

(2)血流动力学特征：病灶的血流动力学特点与形态学特征相结合对病变的定性和分析具有极其重要作用。通过快速动态扫描图像可得到病变的时间 - 信号强度曲线(TIC)。国外学者初步研究发现 TIC 的最大强化斜率、流入量及流出量等强化参数可能与肿瘤组织中微血管密度(MVD)、肿瘤的恶性程度及侵袭性有相关性。通常乳腺病变增强后 TIC 表现为四种类型：无强化型、渐增型、平台型和流出型。无强化型多见于囊性及脂肪性等良性病变；渐增型常为良性病变的强化特征；平台型在良恶性病变中均可出现，有报道分别占 31. 6% 和 33. 3% ；而流出型常为恶性病变的强化特征。乳腺癌在 DCE - MRI 上典型表现为快进快出的灌注特征，这是肿瘤新生血管的特点及其血流动力学特征所致。然而病灶的强化是一个非常复杂的过程，其强化的程度与时间主要取决于肿瘤的血管化程度，血管壁对对比剂的渗透性及肿瘤间质内的压力。但肿瘤血供与乳腺 MRI 对比剂对病变的强化程度和速度方面并无明显确定的相关性，对比剂所引起的 T_1WI 的信号增高，并不与局部血管密度的高低(细胞内/外)呈非常精确的比例关系。因此对比剂 Gd－DTPA 对乳腺肿瘤本身并无生物学特异性，良恶性病变在强化表现上亦存在一定的重叠。浸润性导管癌常为快速、明显强化；而其他类型乳腺癌的强化特点可与良性病灶类似，如特殊类型的黏液性癌、原位癌、小叶癌、髓样癌及转移癌，呈缓慢强化甚至不强化，其病理表现的共性为低细胞构成，高结缔组织生成，有丰富的纤维化。

(3)扩散加权成像特征：通常恶性肿瘤在 DWI 上呈高信号，而表观扩散系数值(ADC)降低。而乳腺良性病变的细胞外容积分数较恶性病变高，故良性病变 ADC 值较高，ADC 值与扩散敏感系数(b 值)密切相关，b 值反映梯度场的强度和持续时间，b 值越大，ADC 值越小。国内外一些学者提出界定乳腺良恶性病变的 ADC 值，范围(1.29～1.35)$\times 10^{-3}mm^2/s$，敏感性 69.6%～92.3%，特异性 75.0%～85.0%，但大多数报道病例数有限，尚无统一结论。学者通过对 155 例患者进行研究，提出鉴别乳腺良恶性病变最佳的 ADC 界值为 $1.57\times 10^{-3}mm^2/s$($b=500s/mm^2$)和 $1.11\times 10^{-3}mm^2/s$($b=1000s/mm^2$)，具有较高的敏感性(83.3%、73.6%)和特异性(56.9%、80.0%)。乳腺病变不同的病理类型和结构特点会导致良恶性病变 ADC 值的交叉，例如乳腺恶性病变中的黏液腺癌 ADC 值较高，甚至高于正常乳腺组织，而乳腺的局限慢性炎症改变会出现 ADC 值的明显降低，给诊断造成困难。此外影响 ADC 值的因素还包括磁敏感性、细胞密度、肿瘤大小及分布，DWI 成像的空间分辨力和信噪比也会影响诊断的敏感性和特异性。

(4)MRI 波谱成像特征：近年来，随着与 1.5T 磁共振成像系统相配套的波谱分析软件包的出现，MRS 从实验研究开始转入临床应用阶段。已有研究表明，在 1H MRS 中，70%～80% 的乳腺癌可观察到胆碱峰，仅有 14%～18% 良性肿瘤显示胆碱峰。以在 3.2ppm 处探测到总胆碱化合物峰作为标准，1H MRS 诊断乳腺癌的敏感性和特异性分别约为 83% 和 87%。另外，乳腺癌腋下淋巴结转移时，1H MRS 可显示转移淋巴结中的胆碱水平升高，其诊断敏感性为 82%，特异性为 100%。因此 MRS 不仅可以鉴别乳腺良、恶性肿瘤，提高 MRI 诊断的特异性，还可用于判断淋巴结转移和对乳腺癌治疗效果进行监测。

2. 原位癌　乳腺导管原位癌(DCIS)，是指肿瘤局限于乳腺导管系统，未侵犯基底膜和周围间质阶段的乳腺癌。DCIS 血管生成差异较大，由此形成的强化率和增强后血流动力学变化亦有较多差异。国外报道，70%～83% 的 DCIS 瘤灶可出现强化，但另 17%～30% 无明显强化而使 MRI 无法检出这些病灶。在增强的 MR 图像上，非肿块样的局限强化常常提示是 DCIS，尤其当强化成不连续的段样、导管样、分支样时为典型表现。

第四章　乳腺肿物的临床筛查技术

第一节　针吸细胞学检查术

细针吸取细胞病理学（FNAC）检查（也称为针吸细胞学检查）使得患者能够在基本无创或微创的情况下获得病理检查结果，因而近年来在国内外广泛开展。针吸标本采集技术直接关系到FNAC诊断水平的高低。尽管目前出现了多种标本采集方法，但仍以传统的徒手控制注射器的穿刺方法最常用、最准确。

一、针吸标本采集原理及基本要求

1. 针吸标本采集原理　在穿刺针准确进入病变区域后，通过提插针方式，以针尖斜面部利刃对病变组织进行多次切割，并同时借助针管内的持续负压将切割获得的标本（组织液、细胞、小组织块）吸入针芯、针柄及针管内。

2. 注射器容量的要求　通常主张在针吸标本采集时应具备足够的负压，10～20ml一次性注射器基本符合这样的要求。

3. 提插针次数对获得标本的影响　针吸标本采集时，在足够的负压下快捷有力的提插针，随着提插次数的增多获得的标本量也增加。通常认为提插次数以10～20次为宜。

4. 穿刺针外径的要求　通常认为，外径0.6～0.9mm的普通注射针均视为细针。在实际操作中，使用外径0.8mm的普通注射针穿刺能够获得较多的标本，不仅可用于普通涂片细胞学诊断，还能够留有足够的标本用予现代医学实验技术，并且不会对局部组织造成大的创伤。

二、徒手控制注射器的穿刺方法

1. 器械物品的准备

（1）针头：FNAC诊断的突出特点是细针。选用针头的大小、长短均视针吸部位及肿物性质而定。乳腺肿物和淋巴结等体表组织，一般选用普通肌内注射用的针头即可，临床常用6～8号针头（外径0.7～0.8mm，长2.5cm）。较硬的肿物纤维组织多，细胞不易被吸出，可选用较大外径针头，如9号针头等。淋巴结的FNAC检查也以外径较大针头为宜。恶性肿瘤细胞通常较丰富，细胞易被吸出，同时由于血管丰富而易出血，故选用针头时以外径较小些为宜，通常6～7号针头即可。总之，选择适当的针头对于得到足够的细胞标本非常重要。因此，必须仔细检查患者，确定针吸组织的部位、大小、性质、硬度、深度等，然后决定采用针头的大小。

（2）注射器：使用注射器的目的在于利用抽吸力量，造成一个真空负压。临床通常使用10ml注射器，小者也可用于5ml注射器，大者可用50ml注射器。过大的注射器操作极不灵活，患者也视之恐惧；过小的注射器可因负压不够，吸力太小而导致吸出物太少。

（3）其他物品：干净的载玻片，消毒液，棉签，固定液（1∶1的95%乙醇和乙醚混合液或95%乙醇），消毒手套。

2. 针吸操作

（1）体位：患者通常采用坐位或仰卧位，视病变部位和病情而定。

（2）消毒与麻醉：皮肤需干净，常规碘酒、乙醇消毒。操作者须戴无菌手套或用碘酒、乙醇消毒左手拇指和示指。通常不需要麻醉，因为注射麻醉药与针吸几乎同等疼痛。

（3）针吸过程：术者左手固定肿物（具体肿物存在是FNAC检查的前提），最好用拇指压住肿物，引导针头刺入皮肤。针与皮肤角度视部位而定，体表肿物最好斜行方向。乳腺或锁骨上肿物针吸应避免与皮肤表面垂直，以防止刺入胸腔引起气胸。肿物较小时，吸取其中心部位，肿物较大者，为避免吸出中心坏死物质，可从周边取材。确定针尖部抵达肿物后，开始吸取，拉回针芯，造成负压。在保持负压的状态下，快捷有力地提插穿刺针，用针尖处的利刃将标本（特别是含有较多纤维结缔组织的病变标本）切成微小组织块或颗粒，并改变方向2~4次，以取得不同部位的细胞标本。当抽吸完成时，在针头未拔出肿物之前，务必先将针芯放回或将针筒从针头上取下，消除负压状态，然后拔出针头，这一操作环节甚为重要。因为细针吸取细胞量甚微，通常应在针头内，便于涂片，否则吸出物到达针筒部，很难推出涂片。

（4）出血及应对措施：在穿刺操作时，会出现不同程度的出血，少量的出血有利于采集到的微小组织块或细胞进入针芯、针柄及针管内，进而保证获得充足标本；而大量出血会稀释标本，干扰涂片制备质量。因此操作时应注意：①一边穿刺，一边密切注意针柄部的回血状况，见到有少量回血时，在估计已采集到充足标本后，就应立即拔针结束操作；如果尚未获得充足标本，允许继续快速提插针3~4次后拔针；②有较多出血进入针管时，应尽快拔针结束操作，并立刻将血性吸取物移至载玻片上，轻轻晃动并倾斜载玻片，使血流向载玻片边缘部，用针管和棉签将流动的血吸出，最终使微小组织块或细胞标本滞留在载玻片上。

三、涂片制备及染色

1. 涂片　针吸完成后，使注射器脱离针头。吸取空气，再安到针头上，然后将吸出物推出至载玻片。切不可从肿物出针后，直接回抽针芯吸空气，如此会将吸出物吸至针筒而不能推出，致使针吸失败。吸出物推至玻片后，用针以平行方向或螺旋形推抹涂片，此时动作要轻巧，以免引起细胞破碎。如吸出物非常少，有时肉眼不可见，此时须反复推抹，尽可能不丢失细胞。特别注意每次推出之前吸入空气时，都必须取下针头，防止将吸出物吸进针筒。

2. 固定与染色　固定液以1∶1的95%乙醇和乙醚混合液最佳，95%的乙醇固定亦可。由于染色方法不同，所采用的固定方法也应不同，或湿固定或干固定。前者涂片后绝不能干燥投入固定液中，否则影响染色质量；后者类似于血涂片，使涂片在空气中干燥后再投入固定液中。固定 10～15 分钟后，进行巴氏染色或 HE 染色，均需湿固定；也可以进行瑞氏染色或吉姆萨染色，该类染色需干固定。

四、FNAC 检查在乳腺癌诊治中的意义

FNAC 检查技术早期诊断乳腺癌是利用乳腺癌细胞间黏着力差、易脱落、易被吸出的特点，从乳腺肿物中吸取少量组织细胞进行乳腺癌病理诊断的方法。FNAC 适应证广泛：①适用于临床诊断为乳腺癌或怀疑乳腺癌的患者。用 FNAC 检查确诊后，可省去以往的冷冻切片检查，直接进行手术治疗；②对于临床诊断为乳腺癌，因故不能手术需行放、化疗的患者，FNAC 检查同样可作为确诊依据，依此制订治疗方案；③对于乳腺癌转移的区域淋巴结，FNAC 检查在对其的定性诊断中有着重要价值有助于对淋巴结状况的评估和指导术前化疗。

FNAC 检查诊断乳腺癌准确率高，文献报道为 80%～98%。该检查所得细胞制片过程简便，细胞微结构保持完整，可不同程度显示出组织结构、亚组织结构。本方法出现假阴性的常见原因为瘤体小，纤维间质多，癌细胞巢分散不易抽取足够的细胞。未在适当部位吸取细胞、涂片不良、干燥使癌细胞缩小也可能是 FNAC 检查失败的原因。

五、乳腺 FNAC 的特点

1. 急性炎症　细胞学图像与其他部位的细胞学图像相似，即在腺细胞中混杂大量的中性粒细胞、组织细胞、坏死物、细菌等。临床多有红、肿、热、痛的表现。

2. 慢性炎症　腺细胞多正常，常有轻度增生。细胞成分复杂，以淋巴细胞、泡沫样细胞、吞噬细胞、浆细胞为主，中性粒细胞比急性炎症少。

3. 乳腺结核　涂片中可见到较多类上皮样细胞、结核巨细胞、腺细胞、淋巴细胞、组织细胞等。继发感染者可见较多中性粒细胞、坏死物，细胞背景污秽。

4. 浆细胞性乳腺炎　又称乳腺导管扩张症，皮肤可有橘皮样外观。涂片中细胞成分混杂，以浆细胞为主，同时伴有腺上皮细胞、泡沫细胞、中性粒细胞、淋巴细胞、巨噬细胞、异物巨细胞、成纤维细胞，有时可见到重度核异质细胞，取材不良时易误认为癌细胞。

5. 乳腺良性肿瘤　包括乳腺纤维腺瘤、腺病瘤、乳头状瘤等。FNAC 特点为上皮细胞多成团或散在分布，圆形或椭圆形，细胞大小一致，胞质丰富，常见双极裸核的上皮细胞，背景清晰或有红染。青春期细胞多增生，体积增大，细胞可轻度异型，但胞质丰富，无恶性特征。

6. 乳腺癌　细胞数量多，异型性明显，细胞体积明显增大，核质比增大，细胞大小悬殊；核染色质深染、畸形明显，核仁大而增多，形态不规则，散在或呈腺管样排列，裸核细胞、分裂象多见。

7. 分叶状肿瘤　间质细胞丰富，呈梭形或不规则形，片状或弥漫分布；核肥大深染，大小不等，核仁隐现不清，分裂象多见，细胞形态异型明显，胞质量少。

六、FNAC检查与癌细胞扩散的关系

乳腺癌的早期诊断是提高治愈率的关键，而FNAC检查创伤小，确诊率高，目前已广泛应用于临床。但有人担心针吸检查会造成癌细胞的扩散。国外曾做过研究，让患者进行针吸检查数周后再进行手术，结果表明患者5～15年生存率并不低于手术活检或其他检查的患者，说明FNAC检查不会造成癌细胞扩散。分析原因：①癌细胞扩散是一个复杂的多因素、多基因、多步骤的过程：癌细胞表面黏附分子减少，获得离开原发灶的能力；进入微循环的能力；在微循环中存活的能力；在微循环内皮细胞上停留的能力；癌细胞与血管基底膜的黏着增加；适应新的组织环境存活、增生；细胞外基质的降解。上述任何一个条件不具备都不可能形成转移灶，且细针穿刺对上述诸条件几乎无直接影响；②进入血管内的癌细胞并非都能够迁移到其他组织、器官形成新的病灶。单个癌细胞大多数被NK细胞消灭，只有高侵袭性癌细胞亚克隆才容易形成血行转移；③体内存在上皮钙黏素（E－cadherin）、组织金属蛋白酶抑制物（TIMPs），以及nm23、p53、WAF1/CIP1等癌转移抑制基因，它们的活性正常或增高均能有效抑制癌细胞的扩散；④细针穿刺不可能改变细胞的生物学行为，所以“针吸检查会促进癌细胞入血”的观点没有充分依据；⑤针吸检查所造成的组织创面极小，一般在数毫米之内，血管损伤的可能性很小。即使损伤了血管，靠血液的自身凝血机制作用很快（几分钟甚至几秒）就可形成止血栓堵塞创口；⑥针吸操作对病灶进行的挤压等机械刺激较切除活检要小得多，癌细胞被挤压入循环的可能几乎不存在；⑦针吸的针道一般包括在此后的活检、手术切除范围内，因此没必要担心会出现针道种植的可能，且种植转移并不是每种肿瘤、每个部位发生的机会均等，只是特定类型的肿瘤容易种植在特定部位的脏器上。

第二节　空芯针活检术

一、空芯针穿刺活检方法

1. 穿刺前准备　向患者详细解释CNB的目的及意义，核对患者及相关资料，常规凝血系列检查排除凝血系统异常，乳腺B超检查排除乳腺囊性病变。

2. 操作方法　根据肿物所在部位，患者采取坐位或仰卧位。仔细触诊肿物，首先选好穿刺部位、进针点、深度、角度。根据病变部位、大小及长轴选择穿刺方向，穿刺时针应尽量平行于体表，避免针尖指向人体较深部位。术前常规消毒、铺巾、局麻穿刺点皮肤，无菌刀片切开穿刺点皮肤。穿刺时活检枪针尖首先自穿刺点刺入皮下，此时左手固定肿物，右手持枪，当针尖到达肿物边缘时，右手向前推进针芯，进入肿物内部。针芯进到病变组织后，可轻微活动，看是否带动病变肿物，以证实在病变组织内部。此时固定肿物，弹射。穿刺手法要轻、快、准。每一肿物取材3～5针，且每针应尽量穿取肿物不同部位，获取穿刺活检的组织，以提高阳性率。

3. 术后处理　穿刺后局部包扎，用于加压半小时以上，避免出血及血肿形成。服用

抗生素 3 天，预防感染。为了减少出血，穿刺前要停止服用阿司匹林等影响出凝血时间的药物，必要时穿刺后立即用冰袋冷敷。

二、大体检查和组织处理

1. 标本固定 活检组织应立即放入 4% 的中性甲醛中，标本至少固定 6 小时。病理检查要核对每个病例的活检组织数目、长度和颜色。所有组织都要石蜡包埋。包埋时要保持组织平整，最好是每块 1 条，每个蜡块中组织数 <4 条，尽可能平行排列。不同部位的组织应当分别包埋。至少切 3 ~5 个水平面，最好同时制备足量的白片，以备免疫组织化学检查。所制备的蜡块数和所观察的切片数要记录在病理报告中。

2. 组织学检查 报告应该简洁、明了。对于复杂的病例，可以加入详尽的镜下描述和免疫组织化学结果。对于浸润性乳腺癌则要标明组织学类型、是否伴有原位癌、细胞核和组织学分级以及血管、淋巴管的浸润情况。对于特殊类型乳腺癌，例如髓样癌和小管癌，CNB 标本可能不具有代表性，最终的分类需要依靠肿物的切除活检病理检查。取材时的挤压可能使灶性导管内癌混入间质，造成浸润假象。原位癌病例也要标明类型（导管癌或小叶癌）、细胞核分级、结构类型（如实性、筛状还是微乳头）、有无管腔内坏死和钙化等。如果患者是因发现钙化灶而行 CNB 检查，报告中要注明有无钙化以及钙化类型；如果最初的病理切片中没有钙化，要对蜡块进行 X 线照相检查，确认钙化灶后重新切片。显微镜下 <100μm 的钙化，通常不是乳腺 X 线所见的钙化，因为后者通常会更粗大。需要注意的是草酸钙不能被苏木精着染，在偏振光下表现为双折光结晶，容易发生漏诊。

3. 病理报告分级 英国健康服务普查项目将 CNB 病理报告系统分为 5 级：1 级，正常组织或标本不足。应注明是否存在正常乳腺组织、微小钙化以及标本是否足够；2 级，良性病变。该项应用于纤维腺瘤、纤维囊性改变、硬化性腺病、普通型导管上皮增生、某些乳头状病变及炎性改变；3 级，未确定恶性潜能的病变。适用于硬化性导管病变（包括放射状瘢痕）、某些乳头状病变、非典型导管增生及小叶内瘤变等；4 级，可疑恶性。仅用于提示不能完全诊断为恶性的病变；5 级，恶性。用于明确的恶性病变。应尽可能说明是浸润癌还是原位癌。

三、CNS 的优点

1. 操作简单，创伤小，而且省却了切取活检或冷冻活检的操作。对乳腺内的良性病变，可免除手术活检的痛苦；对乳腺癌患者，可省去术中冷冻切片活检而缩短手术时间。

2. 可为新辅助化疗患者提供病理依据。对不能手术的乳腺癌患者，CNB 不仅可明确诊断，且足够的取材可提供雌孕激素受体状态的定量评价，为放、化疗及内分泌治疗提供病理依据。

3. 可以兼顾组织结构和细胞学特征的评估。病理医师熟悉诊断，不需要专门的细胞病理学培训。

4. CNB 取材较多，穿出的组织与手术切除标本相近，取材不充分的概率降低。

5. 可以判断良性病变是否伴有明显增生或不典型增生，基本可以区分原位癌和浸润癌，提高了诊断的准确度。

6. 并发症少，安全性高。CNB 的并发症主要是出血和感染。CNB 是否会导致肿瘤种植转移一直是医学界关注的问题。虽然 CNB 是否会引起肿瘤种植尚无定论，但是在治疗过程中应采取谨慎的态度。

四、CNS 的临床应用

在西方国家许多大型的医疗中心，无论是对于可触及的还是影像学检测到的乳腺疾病，CNB 均是最常使用的诊断手段。在我国 CNB 已经在各级医院逐步开展，主要应用于乳腺内肿物的定性检查。尤其是肿物大小在 1cm 以上者，穿刺最容易进行。对肿物小于 1cm 或临床无法触及但影像学有异常表现者，徒手穿刺定位有一定困难，可在影像学引导下穿刺。

第三节　定位穿刺活检术

FNAC 检查和 CNB 的临床应用已久，但对临床上不能触及的乳房肿物及较小病灶，两者的成功率较低，因此临床上有时借助钼靶 X 线乳腺机和超声定位，以提高穿刺的准确性。

一、X 线定位穿刺技术

1. 穿刺前准备　向患者详细解释乳房肿物定位穿刺活检术的目的及意义；核对患者及相关资料；常规凝血系列检查排除凝血系统异常；乳腺 B 超检查排除乳腺囊性病变；机器调试；器械准备：穿刺枪、一次性穿刺针、眼罩、消毒定位孔针；穿刺包（无菌托盘，止血钳，镊子，无菌纱布，碘酒、乙醇棉球）；标本瓶及相关药品等。

2. 操作方法　患者端坐操作台前，将欲穿刺乳房置于穿刺台上。压迫至合适位置，投照轴位，并在显示器上与前期平片比较，观察分析目前病灶情况，确定是否能够进一步检查。如符合，则行双 10°投照得到同一病灶 2 个位置的胶片，将胶片置于电子计算机辅助定位仪上，测量 2 个位置数值并输入计算机。计算机测出病灶应取的位置后，指示穿刺架自动调节在受检处，锁定穿刺部位。皮肤局部消毒，安装消毒辅助针孔，确定穿刺点位置。用 2.5ml 注射器行穿刺点局部麻醉，不宜过深，量 0.5 ~ 1ml。安装穿刺枪（注意无菌原则），根据病灶距穿刺台的距离和乳腺大小选用 15 或 22 档位，并调整至预开击位。手术刀局部稍挑开皮肤，穿刺针刺入到位后，持稳枪弹射。穿刺枪暂不取出，双 10°拍片了解穿刺病灶情况。退出穿刺针，助手用无菌纱布局部压迫，取出组织条，在载玻片上涂片后放入甲醛溶液小瓶中保存待用。连续 90° 3 ~ 4 个位置取组织。退针，无菌棉球及纱布压迫，胶布固定。拆除穿刺设备并妥善放置，收拾各种穿刺器械并归位。

3. 术后处理　穿刺后局部包扎，用于加压半小时以上，避免出血及血肿形成；服用抗生素 3 天，预防感染。为了减少出血，穿刺前要停止服用阿司匹林等影响出凝血时间的药物，必要时穿刺后立即用冰袋冷敷。

其他同“空芯针活检术”部分。

二、B 超定位穿刺技术

B 超发现乳腺病灶，选择距病灶最近的皮肤为穿刺点，在高频探头探测引导下，使活检装置活检针尖位于肿物边缘，持稳枪弹射取活体组织病理检查。

其他同“空芯针活检术”部分。

三、钩丝定位技术

1. 器械准备　德国 SIMENS 公司的全数字化乳腺机及美国巴德公司双钩型乳腺定位钩丝。

2. 操作步骤　①对患侧乳腺摄取头尾位(CC)和侧位(ML)钼靶片观察病变，确定穿刺进针方向和深度。通常由侧位进针，位于中央区的病变则采取头尾位进针。根据病变距皮肤的距离确定进针深度；②常规消毒 X 线检查台、有孔压迫板等；③患者取坐位，将可疑病灶置于有孔压迫板中心固定。患者皮肤常规消毒；④术者戴一次性无菌手套，进针，确定好进针深度后拍摄图像，确定针尖正对病灶后，松开压迫板；⑤将乳腺连穿刺针退出投照区，换上常规压迫板，改为与刚才投照位置垂直的方向压迫乳腺、投照，确定穿刺针针尖在病灶中心或边缘；⑥释放钩丝，退出套管针，摄片确认；⑦钩丝露出皮肤部分使用清洁敷料覆盖，并用胶布固定，避免钩丝移动。送外科行乳腺局部病变切除；⑧带钩丝的组织标本再次行钼靶检查，核实病灶是否已被完整地切除，然后行病理学检查。

第四节　前哨淋巴结活检术

一、概述

腋淋巴结的转移情况是乳腺癌正确分期、判断预后以及指导手术后辅助治疗最主要的依据。然而，腋淋巴结清扫对于无腋淋巴结转移的早期乳腺癌无任何治疗价值，只能增加患者手术后的并发症。前哨淋巴结活检术(SLNB)是对乳腺癌临床治疗一种全新的突破，相比较扩大根治型手术而言，前哨淋巴结活检术是比较保守的治疗方法，它的好处在于减少手术创伤，减少复发率，减少临床后遗症。前哨淋巴结是由 Gabanus 在 1976 年首先定义的，实验研究表明前哨淋巴结是肿瘤转移的第一站，然后再向下一站的淋巴结集群转移。从理论上讲，如果前哨淋巴结没有肿瘤转移，区域淋巴结应无肿瘤转移。近 20 余年来，围绕着前哨淋巴结的临床价值进行了大量的实验研究，其目的在于通过前哨淋巴结的活检来预测腋淋巴结有无转移，使无腋淋巴结转移的乳腺癌患者避免行腋淋巴结清扫，以提高生活质量。现今此项技术已基本成熟，在北美洲和欧洲西部诸国应用尤为普遍，甚至已成为乳腺癌治疗的标准手术方式。此外，美国临床肿瘤医师协会(ASCO)指南也推荐早期乳腺癌行前哨淋巴结活检。我国已有部分医院开始应用前哨淋巴结活检技术。

前哨淋巴结活检通常采用示踪剂示踪的方法进行，常用的示踪剂包括蓝色染料和放射性核素，国外常用的蓝色染料为专利蓝、活力蓝、淋巴蓝等，国内多应用1%亚甲蓝作为示踪剂，亚甲蓝分子量小，容易穿过前哨淋巴结到其他淋巴结，剂量一般为2～8ml。应用蓝色染料的优点是可在手术中提供视觉帮助，不需要特殊设备，价格低廉，过敏反应发生率低(通常为0.1%～1.9%)，且较轻微。放射性核素主要是由硫胶体、人血白蛋白微胶粒或大分子葡萄糖苷标记的^{99m}锝(^{99m}Tc)，示踪剂颗粒通常为4～200nm，其优点是手术前可借助ECT的检查探及"热点"，能够更准确更完全地发现、切除前哨淋巴结。前哨淋巴结活检仅需要注射0.2～0.4ml，对患者、家庭、手术人员及病理检查人员均无伤害，无须要放射保护。对于有经验的外科医师，两种方法前哨淋巴结检出率和正确率无统计学差异，多在90%以上。然而，两者结合的检出率和正确率会更高。

二、适应证

前哨淋巴结活检主要适用于原发肿瘤较小(T_1/T_2)，临床腋淋巴结阴性，单发灶的乳腺癌患者。

三、禁忌证

1. 绝对禁忌证　组织学或细胞学已证实腋淋巴结阳性、对示踪剂(蓝染料和硫胶体)过敏和炎性乳腺癌。

2. 相对禁忌证　T_3期肿瘤、患侧乳腺或者腋已接受过手术或放疗、多中心或多灶性肿瘤、妊娠期乳腺癌。

四、术前准备

手术前一日清洗局部皮肤，剃除局部及腋下毛发，并与有关科室联系术中冷冻切片和印片或刮片细胞学检查。

五、麻醉

全身麻醉或高位硬膜外麻醉。

六、体位

仰卧位患侧垫高，患侧上肢外展80°左右。

七、手术步骤

1. 示踪剂注射部位和时间　示踪剂的注射部位包括：肿瘤表面的皮下组织，肿瘤周围的腺体组织和乳晕区的皮下，放射性核素还可注射于真皮内。通常不主张注射于肿瘤实质内，因有引起肿瘤播散之嫌。注射时间：蓝色染料通常需在手术前5～10分钟；放射性核素可于手术前4～20小时。

2. 切口设计　前哨淋巴结活检的切口设计应根据拟行手术方式而定，欲腋下另行切口的保乳手术，可于腋下做一弧形切口，若前哨淋巴结病理检查阳性，延长切口即可行腋淋巴结清除。需同一切口的保乳手术，可先将切口延长至腋下，寻找前哨淋巴结，然后再切乳房组织。全乳切除者，先自切口游离皮瓣至腋下取前哨淋巴结。

3. 放射性核素示踪的活检方法　术中应用γ探测仪探测整个乳房，并重点探测腋窝及内乳淋巴引流区域，放射性计数值明显增高的位置(常称之为"热点")，即为核素浓聚的前哨淋巴结所在的位置，如果借助于ECT，术前即可发现的"热点"，并于体表进行标记，术中选择合适的切口，在γ探测仪的引导下切除放射性核素浓聚的淋巴结。

4. 蓝色染料示踪的活检方法　根据是否切除乳房选择切口，切开皮肤后，在皮下组织内寻找蓝染的淋巴管，循此淋巴管向两端进行分离即可发现蓝染的淋巴结即前哨淋巴结。

5. 所取淋巴结的处理　将所取的淋巴结于淋巴门的位置纵向剖开，进行印片或刮片送细胞学及病理切片检查，也可直接送病理或冷冻切片检查。前哨淋巴结活检阴性者可免除腋淋巴结清除。

八、前哨淋巴结活检的意义

腋窝淋巴结的转移情况是预测女性浸润性乳腺癌预后的最重要因素，同时也有助于决定辅助治疗方案，但其中半数以上的腋窝淋巴结阴性的患者则接受了过度手术。腋窝淋巴结清扫并发上肢淋巴水肿、功能障碍，仍是临床治疗上颇为棘手的问题。因此建立一种比较安全保守的技术了解腋窝淋巴结有无转移是十分有意义的。乳腺癌前哨淋巴结活检创伤小，并发症少，但能否取代常规的腋窝淋巴结清扫，关键要看它的可行性和准确性。国外文献报告，前哨淋巴结活检可为绝大多数乳腺癌患者腋窝淋巴结分期，检出率92% ~98%，准确率95% ~100%，假阴性率0 ~5%。前哨淋巴结不能被识别的原因有以下几点。

1. 术者若对前哨淋巴结解剖位置不熟悉，往往在腋窝浅层组织盲目操作，以致花费许多时间。其实前哨淋巴结多数位于第三肋、腋前线、胸大肌外侧缘腋部软组织的深面。

2. 示踪方法选择　活性染料和核素示踪目前被公认为有效的方法。染料操作简单，无须特殊仪器设备，蓝染淋巴结一目了然，但确定前哨淋巴结的方位，仍带有一定的盲目性；核素法，可经淋巴闪烁平面显像显示腋窝处放射性浓聚点，术中使用γ探测仪能迅速灵敏地指出前哨淋巴结的位置；染料、核素结合定位准确直接，能提高检出率和准确率。亚甲蓝失败率高，不是理想的示踪剂。

3. 肿瘤部位　位于内侧象限的乳腺癌，发生淋巴转移首先是内乳淋巴结而不是腋窝淋巴结。

4. 腋窝广泛转移　肿瘤细胞阻塞淋巴管，影响淋巴摄取能力。原发肿瘤大，腋窝淋巴结转移概率大。对于前哨淋巴结未能检出的病例建议常规做腋窝清扫。我们认为前哨淋巴结活检的指征应掌握在肿块位于乳腺的外侧或乳晕下，临床Ⅰ期，腋窝淋巴结无肿大的病例。

假阴性是指前哨淋巴结无转移而腋窝其他淋巴结发生转移，它将误导治疗方案，可能产生不良后果，原因在于淋巴结中有2% ~3%存在跳跃式转移。随着检测技术的不断提高，假阴性率控制在5%以内，研究才有意义。由于前哨淋巴结是通过病理组织学这一金标准检测，所以无假阳性。前哨淋巴结除常规HE染色外，还进行角蛋白免疫组织化学染色，连续多层切片，使前哨淋巴结转移的检出率从23.3%提高到30.2%。总之，高准确性体现在前哨淋巴结病理检查的高敏感性上。

九、影响前哨淋巴结活检的因素

虽然许多国内外研究证明了前哨淋巴结活检可以准确地预示腋淋巴结转移情况，但是同时也发现了诸多影响因素。

1. 外科医师的经验　可以影响前哨淋巴结活检的成功率和正确率，美国肿瘤外科医师学会(American college of surgeons oncology group，ACOSOG)要求正式行前哨淋巴结活检手术前，外科医师需要20～30例的实际训练，即行前哨淋巴结活检后，再行腋淋巴结切除术，以验证前哨淋巴结是否正确，失败率<15%，方有资格实行前哨淋巴结活检手术。研究表明，经过20～30例的实际训练，前哨淋巴结活检的成功率可达90%，50例以后可达95%，在训练过程中，应采用蓝色染料和放射性胶体示踪技术相结合的方法鉴别淋巴结。

2. 患者的年龄和体重指数　获取前哨淋巴结的成功率与患者的年龄及体重指数有关，有文献报道，年龄>65岁、55～65岁以及<55岁，前哨淋巴结活检的失败率分别为15.2%、8.3%和6.2%($P<0.01$)。老年人淋巴组织也常常脂肪化，淋巴管的功能退化，对示踪剂的转运能力降低，影响示踪剂在淋巴结内浓聚的程度及时间。NSABP B－32的研究结果也表明：患者的年龄可以影响前哨淋巴结活检的成功率，年龄≤49岁明显优于≥50岁者($P<0.0001$)。研究还表明体重指数(body mass index，BMI)对前哨淋巴结活检的成功率也有明显影响，BMI>27、22.5～27以及<22.5，失败率分别为15.9%、8.5%和7.7%($P<0.05$)。

3. 肿瘤部位和大小　原发肿瘤位于乳房内侧者前哨淋巴结的检出率明显降低，可能是由于乳房内侧的淋巴液部分回流至内乳区淋巴结有关。此外，一般认为肿瘤越大对淋巴引流的干扰越明显，前哨淋巴结活检的正确率将随肿瘤体积的增大而降低。

4. 原发肿瘤的活检方式　切除或切取活检较细针抽吸细胞学检查及空心针活检更容易影响前哨淋巴结的检出率。术前活检可引起一些大分子物质渗出，以及局部的炎症反应会阻塞淋巴管，改变淋巴液的引流途径，从而影响到前哨淋巴结检出率。

5. 获取前哨淋巴结的数目　也是影响正确率的重要因素之一，有研究表明，获取单枚和多枚前哨淋巴结相比较具有明显差异，假阴性率分别为14.3%和4.3%($P<0.0004$)。NSABP B－32的研究结果也证实获取前哨淋巴结的数目与正确率显著相关($P<0.0001$)。通常假阴性主要发生于活检数目在2枚淋巴结以下者，取4枚以上淋巴结者正确率最高，因此，有学者主张行前哨淋巴结活检时，应将前哨淋巴结周围可触及的淋巴结一并切除，并按前哨淋巴结进行处理。

十、SLNB替代腋窝淋巴结清除术的问题与展望

SLNB研究的初衷在于避免对pN_0期患者进行无预后意义的腋窝淋巴结清除，即cN_0期患者如SLNB显示SLN阴性，则不再进行腋窝淋巴结的进一步清除或放射治疗。尽管国内外都在进行相关的多中心随机分组前瞻性临床研究(如大样本前瞻性随机临床试验NSABPB32、Z0010、Z0011和CBCSG－001等)，大规模前瞻性NSABP－B－32研究将5611例临床N_0期患者随机分为SLNB＋ALND组或单纯SLNB(若SLN阳性则给予ALND)组，对其中3989例SLN阴性者中位随访95.3个月的结果证实，两组总生存率(OS，HR＝1.07，$P=0.57$)、无病生存率(DFS，HR＝1.19，$P=0.13$)及局部控制率均无统计学差异。而随访的开始6个月到12个月SLN组无论患肢淋巴水肿及麻木感的发生

率均较对照组高。但当随访1～3年后，两者对生活质量的影响的差异则无统计学意义。基于目前对SLNB研究的现状(对乳腺癌预后影响因素的判断，5年的无瘤生存率及总生存率是远远不够的)，大张旗鼓地推广SLNB以替代病理SLN阴性患者腋窝淋巴结清除术，可能为时尚早。"时至今日，不为乳腺癌患者提供SLNB已不符合伦理要求了。需要作出腋窝淋巴结清除术或SLNB的选择时，应首选SLNB"的倡议可能还需要更多、更长远期生存率资料的支持，至少应有SLNB的假阴性率并未影响远期生存率结果的支持。

SLNB的假阴性是该技术应用于临床的主要障碍。美国临床肿瘤学会(ASCO)曾分析了包括10 454例患者的69项SLNB研究，其中完成观察8059例，结果显示SLNB灵敏度为71%～100%，平均假阴性率8.4%(0～29%)。Miltenburg等综合多组SLNB报道，发现其假阴性率为0～29%。以上所及的荟萃分析假阴性率为0～25%，平均假阴性率为9.69%。而造成SLNB假阴性的可能因素有以下几点：

1. 跳跃式转移　20世纪80年代文献报道，乳腺癌跳跃式转移的发生率为5.5%～19.2%。跳跃式转移现象不遵循淋巴"梯度"引流的解剖学规律。跳跃式转移可能是假阴性率发生的相关因素之一。

2. 病理学检查误差　假阴性的发生率与SLN检出的成功率间没有相关性，即随着术者SLNB技术的提高，SLN的检出率可有相应的提高，但假阴性率并无明显下降，只有进行细致的病理学检查，如快速免疫组织化学技术、间隔连续切片配合免疫组化、RT-PCR方法或核酸扩增技术等才可能降低假阴性的发生率，但这些新方法的灵敏度和特异度还有待于进一步观察。

3. 检测到的SLN并非真正的SLN　这可能与术者的操作技术水平有关。由于SLNB只检出1枚或少数几枚SLN，可通过连续切片和/或抗角蛋白免疫组化方法对该少数SLN进行更详细的分析；其结果之一是发现了很多常规切片、HE染色难以发现的隐性转移灶。有关SLN微小转移[包括微转移(MM)和孤立肿瘤细胞簇(ITC)]需要解决的问题很多，包括该微小病灶的活性、预后价值、腋窝其他淋巴结转移的概率、分期和治疗决策改变等。通过免疫组化技术发现的抗角蛋白阳性细胞并非均为ITC。Bleiweiss等报道25例SLN内抗角蛋白阳性上皮细胞的组织学和免疫组化特性与其对应的乳腺原发癌细胞的特征不同，在所有病例中，SLN内上皮细胞的细胞学特征都显示为良性，其中22例为乳腺导管内癌伴发导管内乳头状瘤，SLN内的上皮细胞与乳腺空芯针活检或切开活检的导管内乳头状瘤符合；6例患者导管内癌HER-2强阳性，而SLN内的上皮细胞为阴性，13例乳腺原发肿瘤ER均呈阳性表达，而SLN内角蛋白阳性上皮细胞ER阴性；综合分析，19例患者的活检部位为良性上皮移位。既往的随访研究(24～44个月)结果显示，仅通过免疫组化发现的微小转移病灶对复发和转移无显著影响，其预后价值不明或非常有限(单因素分析乳腺癌10年相关生存率最多降低5%)；其预后作用依赖于微小转移灶的大小，但其阈值尚未明确界定；对该部分患者，原发肿瘤的大小、分级及是否介于辅助治疗等特性对预后的影响更为重要。

由于SLNB的假阴性率多数没有控制在5%以下，如SLN阴性，以SLNB替代腋窝淋巴结清除术，无疑其假阴性率和跳跃式转移是影响患者远期生存率的潜在危险因素。如单纯从SLNB对乳腺癌N分期降低的数字上看，这是不能让人接受的现实。因为对于癌症治疗，提高5%的生存率很难。以化疗为例，CMF方案化疗(20世纪70年代)→含蒽环类方案化疗(20世纪80年代)→含紫杉类方案化疗(20世纪末)→化疗联合曲妥珠单抗治疗(21世纪)，每一次令人兴奋的进步，对生存率的改善却几乎都徘徊在5%。可见对癌症患者治疗，提高5%的生存率是何等艰难。同时，由于外科治疗设备和技术的改善与提高，低位腋窝淋巴结清除术，甚至中低位腋窝淋巴结清除术相关的并发症已非常少见。

当然，从目前的研究趋势看，SLNB假阴性影响生存率的潜在危险可能被乳腺癌综合治疗(辅助放疗、辅助内科治疗等)的应用而部分或完全消除。但医学伦理要求我们需要的依据不是"可能"，而是"必须"，因此采取"边研究边等待"的态度更符合伦理道德。而是否应改变一下只知道"汉化"别人的"规范"或"观点"，盲目随从"他人"的作风反而是值得深思的问题。

SLNB作为近年来乳腺癌外科治疗研究领域中的热点。目前，基于循证医学证据、临床指南和专家共识，SLNB已成为欧美国家和我国部分医院乳腺癌腋窝淋巴结分期的标准或常规治疗模式。随着操作方法和检测技术特别是术中对SLN病理检查技术的更新和提高，SLNB必将拥有广阔的应用前景。

在我国SLNB验证阶段，SLNB可提供准确的腋窝淋巴结分期及较低的假阴性率，为以后的乳腺癌外科治疗提供了重要的循证医学依据。同时发现，SLNB对乳腺癌N分期的降低多数报道在5%左右，且替代腋窝淋巴结清除术尚没有成熟的对远期生存率影响的研究结果支持；因此认为，非研究的情况下，尤其在基层医院，对于cN_0病例，在SLNB发现SLN阴性者，以低位腋窝淋巴结清除术或中低位腋窝淋巴结清除术替代全腋窝淋巴结清除术可能有更大的安全性与折中性。

第五节　乳导管镜检查术

乳头溢液发生率为3%～8%，其中导管内乳头状瘤占35%～48%，乳腺癌占10%～15%。乳头溢液是早期乳腺癌的重要征象，甚至是唯一的临床表现。尽管乳头溢液以往的诊断方法很多，但由于确诊率不高，无法早期诊断和及时治疗。纤维乳导管镜(FDS)检查的发展，使乳头溢液的诊断治疗有了突破性进展。它不仅有助于导管内微小病变的早期诊断，还有利于导管内病变的微创治疗。FDS检查对乳头溢液的诊断与鉴别诊断优于乳管造影、细胞学涂片和超声检查。

一、FDS操作方法

1. FDS检查的适应证　FDS在临床上主要用于诊断不明原因的乳腺导管溢液(特别是血性溢液)、异常分泌物及怀疑乳管内肿瘤者。但对于麻醉药物过敏、局部急性炎症或乳头有感染、乳头严重凹陷、新近有心肌梗死病史者慎用。此外对于严重高血压病、严重冠心病、严重心肺功能不全者、精神病患者及精神过度紧张不合作者，也应尽量避免

FDS 检查。

2. 检查前准备

(1)心理护理：由于 FDS 检查是一种新型的乳腺疾病检查方法，目前宣传不十分普及，并不为广大患者所认知，同时病变部位又十分敏感，所以绝大多数患者在进行检查前都存在羞涩及恐惧心理。因此，在检查前做好解释和心理护理工作是必要的。首先要向患者介绍 FDS 检查的优点和必要性，使患者树立正确对待疾病和检查的态度。

(2)知识宣教：通过超细光导 FDS 检查可以直接观察乳腺导管管腔和管壁的异常变化，测定病变部位的深度，还可同时进行活检取标本以做病理检查，且检查时患者痛苦小、无创伤、使用安全方便、确诊率高，并具有其他检查无法替代的直接效果。这样可以减轻患者及家属的紧张、焦虑及恐惧心理，加深患者对检查过程的认识，以取得患者的配合。

(3)皮肤准备：做此检查者，大部分都有乳头溢液的情况，溢液干后，就容易结痂堵塞乳管，使乳管镜插入困难，所以检查前的皮肤准备是必要的。具体方法是在检查前 1 天先将患侧乳房周围皮肤用肥皂水洗净，如乳头结痂者，可将一湿纱布覆于表面，大约 10 分钟，当痂变软，这时可用棉签蘸水将其去掉。

3. FDS 检查的具体流程　患者选择坐位或平卧位，临床上对于乳房较小者常选择坐位，而乳房大伴有Ⅱ度以上下垂者选择平卧位。常规消毒、铺巾后，先用 4.5 号平头针，准确插入溢液乳孔(注意：此步是关键，动作轻柔，整个过程应无阻力)，同时注入适量 0.5% ~1% 利多卡因，再在局麻下用扩张探针由细到粗逐步扩张溢液的乳管至其能容纳内镜外套管为止。插入内镜外套管，用生理盐水冲洗乳管(冲洗液和收集的溢液均留作细胞学检查)，置镜，调整内镜与分支开口角度，选择异常开口，寻腔进镜。一般经 2 ~3 次分支，达Ⅲ ~Ⅳ级乳管，距乳头 5 ~8cm。检查中如发现镜头污染可用乙醇或糜蛋白酶清洗，检查完毕要用清水冲洗并在工作通道内放置导丝，然后消毒，这样可避免通道的阻塞。检查完毕后，将庆大霉素 4 万 U 和地塞米松 1ml 的混合液适量由乳管内注入。并嘱其安静休息，观察 0.5 小时，排净乳管内的生理盐水或空气，乳头表面涂抹抗生素软膏，覆以无菌纱布，注意乳头有无活动性的出血，生命体征有无改变等。如有异常，应立即做相应处理。检查后 24 小时应禁浴，口服抗生素，根据不同结果，告知患者做相应的治疗。

4. 检查时注意事项

(1)准确选择病变乳管，避免暴力扩张乳管形成假道。

(2)遵照循腔进镜的原则，及时调整进镜方向，保持进镜方向与乳管走行一致，防止穿透或损伤乳管壁。

(3)观察各级乳管，注意管腔有无狭窄、扩张，以及管壁色泽、弹性，有无充血、糜烂、僵硬。观察管腔内病变的大小、颜色及表面特征。

(4)操作时注入水或空气应适量，防止管腔内压力过高致乳管破裂。

(5)进出乳管镜的操作应轻柔缓慢以保护光纤及镜头。

5. 并发症的表现和处理

(1)乳管破裂：乳管破裂与操作粗暴、乳管腔内压力过大导致乳管壁损伤有关。临床表现为破裂导管处出现乳房皮下气肿，有握雪感。乳管镜下乳腺导管腔消失，呈现黄色脂肪组织。此种情况出现时，无须特别处理。

(2)局部感染：表现为乳头部及检查导管相应区域出现组织炎症，可用0.1% ~ 0.2%雷佛努尔局部外敷。

二、乳管内病变镜下特点

通过乳管镜可以看到正常乳管管壁光滑呈乳白色或淡红粉色，毛细血管清晰，弹性好，从Ⅰ级乳管远端开始树枝型的逐级分支。我们一般可见1 ~4 级分支，每级分支可见2 ~4 个分支开口，常见为2 支。

1. 乳腺导管扩张症　乳窦角部周边易出血，管壁粗糙，弹性稍差，局部毛细血管丰富，管腔内有炎性降解产物(白色絮状物)，经冲洗可脱落流出。

2. 乳管内乳头状瘤　生长在管壁上凸向管腔的乳头状隆起。常见的有单发性乳头状瘤、多发性乳头状瘤和乳头状瘤病。乳管镜下见病变常在Ⅱ、Ⅲ级乳管，单个瘤体为多数，而乳管内乳头状瘤病的病变主要发生在小导管和终末导管，是在乳腺增生基础上的导管上皮细胞和间质的一种增生性改变，镜下见病变在Ⅳ级乳管多个开口均有瘤体发生。

3. 乳管内癌　沿管腔内壁纵向伸展的灰白色不规则隆起，瘤体扁平，常较乳头状瘤大，直径多 >2mm，基底部较宽，无蒂，管壁僵硬，弹性差，有时可见质脆的桥氏结构，癌先露部常伴有出血。

根据乳管镜下乳管内病变的特点，大致可分为两类：隆起性病变和非隆起性病变。隆起性病变基本上由乳管内乳头状瘤、乳管内乳头状瘤病和乳管内癌构成；而非隆起性病变主要由乳腺导管扩张症和/或浆细胞性乳腺炎、乳腺不典型增生组成。其中乳管内肿物距乳头3cm以内的占80%，≥3cm的约占20%。乳管内乳头状瘤占隆起性病变的90%左右，乳管内恶性肿瘤约占6%。隆起性病变的分型目前引用较多的是莳田益次郎的分型方法，依据乳管内隆起性病变的数目、分布及管腔阻塞情况分3型：Ⅰa型，结节为单一局限型，均为乳管内乳头状瘤；Ⅰb型，结节为单一阻塞型；Ⅱ型，2个或2个以上隆起性病变；Ⅲ型，浅表型，隆起较平坦，病变沿乳管纵向伸展。非隆起性病变，按照乳管壁的炎症特点、乳管内内容物和病变部位分为4型：Ⅰ型，乳管扩张、毛细血管丰富，管腔内有白色絮状物，并可见纤维网状结构；Ⅱ型，乳管扩张、毛细血管丰富，管腔内有白色絮状物，病变在乳窦角部；Ⅲ型，管壁粗糙，弹性稍差，病变主要在乳窦角部；Ⅳ型，管壁粗糙，弹性差，可见出血点，病变主要在末梢乳管。Ⅰ、Ⅱ型考虑为良性，无须外科手术治疗；Ⅲ型也考虑为良性，但应定期随访、复查；Ⅳ型不排除恶性的可能，必要时可行乳腺区段切除以明确诊断。

第六节　麦默通活检术

一、手术适应证

微创活检适用于高度恶性可疑的乳腺实性或囊实性肿块的诊断性活检，尤其适用于一些部位较深而肿块又较小的患者，因此类肿块触诊效果欠佳，局部浸润麻醉后用传统手术方法较难寻找。本法活检的精确性是97.3%，敏感性94.7%，特异性100%；阴性预测值为94.6%，阳性预测值为100%，且较传统手术外的其他方法活检更易发现微钙化灶。

二、术前准备

1. 患者准备　术前向患者解释该手术的优点，以及可能出现的并发症、注意事项和防范措施等，使患者知情，消除思想顾虑，积极配合手术治疗。患者有出血倾向、月经期、妊娠期、哺乳期等情况时禁忌实施该手术。

2. 仪器、导管及药品准备

(1)仪器、导管准备：该系统由控制面电板、推车、电缆线、软件、活检针、真空机(盒)等组成。首先请专业人士安装控制面电板与推车，连接电源线，下载软件后方可进行正式操作：①真空罐放入推车上端凹槽内，并与塑料管连接；②三条电缆线接头插入推车前部插座；③将穿刺针插入上述电线另一头的穿刺针外套，听到咔嗒声即已安装好；④将安装好的无菌一次性穿刺针与其外套暂时置放于推车左侧小架上；⑤将真空吸引管固定于推车前部，并与真空罐连接；⑥真空吸引管另一端与穿刺针尾部塑料管对接；⑦接通电源，按触摸屏进行自检，然后按指示按钮使穿刺针位于“位置状态”。

术前仔细检查Mammotome乳腺微创旋切活检系统及其配套设备是否齐全，引流管、引流桶等的连接是否正确，有无损坏等。术者应当非常熟悉该系统的基本性能和操作步骤，熟悉控制面板提示的信息，掌握手动控制板和脚踏板的使用，保证手术操作的顺利进行。

(2)药品准备：准备较足量的1%利多卡因溶液，一般需要20ml左右，必要时可滴加1～2滴肾上腺素，以收缩小血管，便于止血。

三、麻醉与体位

局部麻醉下进行。患者采用舒适的手术体位，头部垫海绵圈，并稍偏向健侧，患者肩胛部应根据肿块的部位适当调整海绵垫的高度，使术者的操作顺利。

四、活检方法

1. 常规消毒铺单，再次行高频超声检查，探测，定位乳腺病灶并预设最佳穿刺点和进针路径，尤其是乳房有内置假体的患者应谨慎和仔细地选择刀头穿刺点和进针途径。

2. 一般在较隐蔽的部位选择穿刺点，高度怀疑乳腺癌时，穿刺点与途径应设计在切除部位。

3. 穿刺点局部用1%利多卡因溶液局部浸润麻醉，在超声引导下再以长注射针对穿刺创道和病灶基底部进行局部浸润麻醉，选择合适角度、注意避开血管。

4. 尖刀切开皮肤约3mm，在B超引导下将11G或8G旋切刀轻柔插入到病灶基底部，使该刀头的凹槽正对病灶。

5. 按穿刺针上按钮转换成“取样状态”，并进行连续的真空抽吸和旋切，被切割的组织自动输出，停留在穿刺针柄前部，呈长条状，用镊子取出。在B超的实时监控下不断的调整旋切深度和角度，切割取样可反复进行，直至超声图像上病灶被完全切除。

6. 如果为多发性病灶患者，可再次进行引导、定位和旋切另外一处乳房肿块，直至超声探测明确乳房内无肿块残留后终止手术。每次旋切过程均应在超声引导下进行。

7. 操作完成后，使穿刺针重新位于“位置模式”缓缓拔出。旋切过程中以及拔出旋切刀前采用间断真空抽吸清除局部积血。

8. 术后局部压迫10分钟，皮肤微切口用无菌创可贴黏合，再以绷带加压包扎患侧乳房24小时。

9. 活检手术完毕，切除的组织条块进行冷冻切片病理学检查，根据其报告结果决定手术方式。

第五章　乳腺癌的临床分期和意义

第一节　美国癌症联合委员会（AJCC）乳腺癌 TNM 分期

目前应用较广的乳腺癌分期是美国癌症联合委员会（AJCC）和国际抗癌联盟（UICC）制定了 TNM 分期系统，定期更新。第七版 AJCC 乳腺癌 TNM 分期于 2010 年出版，具体如下：

一、原发肿瘤（T）

T_x　原发病灶无法评估（已被切除）

T_0　无原发病灶证据

T_{is}　原位癌

T_{is}（DCIS）　导管原位癌

T_{is}（LCIS）　小叶原位癌

T_{is}（Paget's）　不伴肿块的乳头 Paget 病，注：伴有肿块的 Paget 病根据肿块大小进行分期

T_1　原发病灶最大直径≤2cm

T_{1mi}　微小浸润性癌，最大径≤0. 1cm

T_{1a}　肿瘤最大径 >0. 1cm，≤0. 5cm

T_{1b}　肿瘤最大径 >0. 5cm，≤1. 0cm

T_{1c}　肿瘤最大径 >1. 0cm，≤2. 0cm

T_2　肿瘤最大径 >2. 0cm，≤5. 0cm

T_3　肿瘤最大径 >5. 0cm

T_4　肿瘤任何大小，但直接侵犯胸壁或皮肤

T_{4a}　肿瘤直接侵犯胸壁（包括肋骨、肋间肌、前锯肌，但不包括胸肌）

T_{4b}　肿瘤表面皮肤水肿（包括橘皮征），乳房皮肤溃疡或卫星结节，限于同侧乳房

T_{4c}　包括 T_{4a} 及 T_{4b}

T_{4d}　炎性乳腺癌

二、区域淋巴结（N）

N_x　区域淋巴结无法评估（例如已被切除）

N_0　区域淋巴结无转移

N_1　同侧腋淋巴结转移，可活动

N_2　同侧转移性腋淋巴结相互融合，或与其他组织固定；或临床无证据显示腋淋巴结转移的情况下，存在临床明显的内乳淋巴结转移

N_{2a}　同侧转移性腋淋巴结相互融合，或与其他组织固定

N_{2b}　临床无证据显示腋淋巴结转移的情况下，存在临床明显的内乳淋巴结转移

N_3　同侧锁骨下淋巴结转移；或有临床证据显示腋淋巴结转移的情况下，存在临床明显的内乳淋巴结转移；或同侧锁骨上淋巴结转移，伴或不伴腋淋巴结或内乳淋巴结转移

N_{3a}　同侧锁骨下淋巴结转移

N_{3b}　同侧内乳淋巴结及腋淋巴结转移

N_{3c}　同侧锁骨上淋巴结转移

三、病理学分期(pN)a

pN_x　区域淋巴结无法分析(例如：已切除或未进行病理检查)

pN_0　组织学检查区域淋巴结无转移

pN_0(i－)　组织学检查区域淋巴结无转移，IHC 阴性

pN_0(i＋)　区域淋巴结恶性肿瘤灶≤0.2mm(HE 或 IHC 检测，包括 ITC)

pN_0(mol－)　组织学检查区域淋巴结无转移，分子检测(RT－PCR)阴性

pN_0(mol＋)　组织学或 IHC 检查区域淋巴结无转移，但分子检测(RT－PCR)阳性

pN_1　微转移；或同侧 1～3 个腋淋巴结转移；或内乳淋巴结前哨淋巴结活检转移，而临床阴性

pN_{1mi}　微转移，0.2mm＜最大径≤2.0mm，和/或＞200 个肿瘤细胞

pN_{1a}　同侧 1～3 个腋淋巴结转移，至少 1 个肿瘤灶＞2.0mm

pN_{1b}　内乳淋巴结前哨淋巴结活检微或转移，而临床阴性

pN_{1c}　同侧 1～3 个腋淋巴结转移，同时内乳淋巴结前哨淋巴结活检微或转移，而临床阴性

pN_2　4～9 个腋淋巴结转移，或临床有明显的内乳淋巴结转移而腋淋巴结无转移

pN_{2a}　4～9 个腋淋巴结转移，至少 1 个肿瘤灶＞2.0mm

pN_{2b}　临床有明显的内乳淋巴结转移而腋淋巴结无转移

pN_3　≥10 个腋淋巴结转移，或锁骨下淋巴结转移，或≥1 个腋淋巴结转移伴临床有明显的同侧内乳淋巴结转移；或≥3 个腋淋巴结转移伴有临床阴性而前哨淋巴结活检内乳淋巴结转移；或同侧锁骨上淋巴结转移

pN_{3a}　≥10 个腋淋巴结转移(至少 1 个肿瘤灶＞2.0mm)，或锁骨下淋巴结转移

pN_{3b}　≥1 个腋淋巴结转移伴临床有明显的同侧内乳淋巴结转移；或≥3 个腋淋巴结转移伴有临床阴性而前哨淋巴结活检内乳淋巴结转移

pN_{3c}　同侧锁骨上淋巴结转移远处转移

四、远处转移(M)

M_0　临床及影像学检查未见远处转移

$cM_0(i+)$ 临床及影像学检查未见远处转移证据及征象，而组织学或分子技术检测到骨髓、血液或其他器官中≤0.2mm 的转移灶

M_1 临床及影像学检查有远处转移，或组织学发现 >0.2mm 的转移灶

五、临床分期

乳腺癌的临床分期见表 5－1。

表 5－1 乳腺癌的临床分期

0期	T_{is}	N_0	M_0
ⅠA 期	T_1	N_0	M_0
ⅠB 期	T_0	N_{1mi}	M_0
	T_1	N_{1mi}	M_0
ⅡA 期	T_0	N_1	M_0
	T_1	N_1	M_0
	T_2	N_0	M_0
ⅡB 期	T_2	N_1	M_0
	T_3	N_0	M_0
ⅢA 期	T_0	N_2	M_0
	$T_{1\sim2}$	N_2	M_0
	T_3	$N_{1\sim2}$	M_0
ⅢB 期	T_4	$N_{0\sim2}$	M_0
ⅢC 期	任何 T	N_3	M_0
Ⅳ期	任何 T	任何 N	M_1

注：M_0包括 $cM(i+)$；T_1包括 T_{1mi}

第二节 乳腺癌分期的临床意义

乳腺癌的分期经过多次修改，已逐渐完善、全面和客观，对指导临床治疗和判断预后起到了指导性作用。我国的乳腺癌临床分期也采用国际 TNM 分类分期法，目前以 2010 年 AJCC 乳腺癌 TNM 分期为准。该分期简明易记，反映了乳腺癌自然病程在统计学上的差异，可以指导临床工作，客观评价疗效，便于交流，促进了肿瘤研究的深入开展。

一、临床分期与治疗的关系

乳腺癌的手术治疗，采取什么术式和临床分期直接相关，临床分期反映病情的早晚。临床Ⅰ期患者可以采用保留乳房的乳腺癌切除术；不适合保乳术者，则可行改良根治术。Ⅱ期患者术前应用新辅助化疗后，部分仍可实施保乳术，Ⅱ期偏晚的可行改良根治术。Ⅲ期患者一般选择根治术或改良根治术，某些患者应行新辅助化疗。Ⅳ期患者以

综合治疗为主，根据具体情况可行乳腺癌姑息性切除术。

二、临床分期与预后的关系

未经治疗的乳腺癌患者平均生存期为3～4年，故根据患者的临床分期，大致可以推测患者的预后。对于经过手术治疗或其他综合治疗的患者，其预后或5年生存率也主要决定于治疗前的病变程度；肿瘤期别为最重要的预后因素，不同期别的患者5年生存率相差很大，期别越早，预后越好，反之则越差。

原发肿瘤大小和发生淋巴结转移有关，一般认为肿瘤大小仍然是一个独立的预后因素。特别是病理检查无腋窝淋巴结转移时，原发肿瘤大小就成为最重要的预后因素。

第三节　从解剖分期向分子分期的发展的意义

长久以来，临床工作者认识到乳腺癌存在异质性，单一的解剖分期虽然可以在一定程度上预测患者复发的风险，为治疗决策提供依据，但是不能充分体现乳腺癌不同的生物学行为。近来，乳腺癌预后指标研究的重点集中于免疫组化和分子指标，并已认识到激素受体、Her－2和组织学分级能够反映乳腺癌的各种生物学特性，受体表达和Her－2状态可同时作为预后和疗效预测指标，用于指导乳腺癌的治疗。

随着人类基因组计划的完成，高通量技术的应用和计算机技术在生物学研究领域的快速发展，都为乳腺癌的研究增添了强有力的翅膀。人们已经有能力对肿瘤进行全基因组或基因表达谱分析，并试图回答以下问题：乳腺癌有没有亚型？这位患者的乳腺癌是否可以归为某一种亚型？某一种亚型的乳腺癌是否具有更高的复发危险？Perou等应用cDNA微阵列方法，在一组乳腺癌患者中观察临床表现与基因表达谱之间的联系，确认了在不同肿瘤间存在显著差别，而在同一肿瘤不同样本间无明显差别的乳腺癌基因表达亚型；同时，这些不同基因型的乳腺癌患者的临床转归、治疗结果均存在显著差异。

乳腺癌依据其雌激素受体（ER）/黄体酮受体（PR）和Her－2状态，可分为以下三种类型：ER阳性乳腺癌（luminal cancer）、Her－2阳性乳腺癌和雌、孕激素受体/Her－2均为阴性的乳腺癌（basal－like cancer）。上述乳腺癌的亚型均具备其独特的生物学行为。

激素受体阳性乳腺癌或luminal cancer：雌激素受体测定已成为乳腺癌生物学特性评价时必须测定的指标。ER不仅对预后有作用，还具有更为重要的预测作用，即ER阴性者很少从内分泌治疗中获益。以往认为ER表达的患者往往肿瘤增生活性较低，临床预后较好。然而，许多证据表明ER阳性乳腺癌在分子水平、生物学特性和临床上均存在异质性。基因表达谱的分析发现，ER阳性乳腺癌可进一步分成A、B、C三个luminal亚型，它们具有不同的临床特点，并受到下列因素的影响：黄体酮受体（PR）依赖于ER的表达。在晚期患者中，ER和PR同时表达时，内分泌治疗更好；但是在辅助治疗中，情况较为复杂，例如在ATAC（Arimidex，Tamoxifen，Alone and in Combination）试验中，阿那曲唑与他莫昔芬比较，ER阳性、PR阴性患者的复发相对危险度为0.48，而ER、PR均阳性的患者为0.82，可能PR水平同Her-2/表皮生长因子受体(EGFR)水平呈负相关，胰岛素样生长因子、表皮生长因子(EGF)可能下调PR的表达。生长因子受体中研究最为广泛的是1型生长因子受体，包括Her-2(c-erbB2/neu)和EGFR(c-erbB1/HER1)，两者与ER水平呈负相关，约70%的乳腺癌患者为ER阳性、Her-2阴性，10%为ER阳性、Her-2阳性，10%为ER阴性、Her-2阴性，10%为ER阴性、Her-2阳性。在ER阳性、Her-2阳性患者中，ER的含量较低，因此，与ER阳性、Her-2阴性患者的临床特点可能不同。ER、Her-2均阳性的患者往往对他莫昔芬治疗有效率较低，而在新辅助内分泌治疗中，这组患者对芳香化酶抑制剂的有效率较高。分子谱分析是基于近年来发展起来的一种高效的mRNA表达谱分析方法，能够依据几千个基因表达的差异将各个肿瘤进行分类，几项研究均将乳腺癌分为ER表达和ER缺失类；ER表达乳腺癌又可分为A、B、C三个亚型，A型ER表达水平最高，临床预后最佳，B、C型的ER水平为低到中。另外，HOXB13/IL17BR两个基因的比例，或16个基因的表达水平均有助于在ER阳性患者中筛选出预后较好、对他莫昔芬敏感的亚组。简单地将ER阳性乳腺癌视为一类疾病已经不合时宜，接下来需要研究的问题是用什么方法识别其中的各个亚型，在内分泌治疗开始前、进行中对患者的肿瘤组织进行分子水平的分型，将会使这个问题不断明晰，从而指导临床治疗。

Her-2阳性乳腺癌：Her-2与其他受体启动、调节着复杂的信号通路，Her-2表达信号的最终效应包括细胞增生、存活、蛋白溶解、新生血管相关分子的调动，细胞骨架、迁移的改变，对激素、细胞毒治疗的反应等。围绕着Her-2的复杂信号通路、正负效应的反馈环、针对Her-2的靶向治疗均说明，Her-2阳性乳腺癌的进一步分类有着重要的临床意义。对Her-2阳性乳腺癌进行分类有两种策略：一种是系统分析Her-2信号通路中的各个成分；另一种是对基因组、基因表达和蛋白质表达水平进行多参数、高通量的分析，以识别与预后相关的单个基因、蛋白质或表达谱；两种策略还可用于研究曲妥珠单抗、激酶抑制剂、化疗、内分泌治疗的疗效预测因子。一些研究已经发现，Her-2阳性乳腺癌中存在明显的异质性，某些亚型可能适于接受个体化的Her-2靶向治疗，另一些亚型可能有助于识别耐药因子，提示临床上应用更为有效的联合治疗方案。

基底细胞样乳腺癌(basal-like breast cancer)：这一预后较差的乳腺癌亚型之所以得名，是因为其表现与正常乳腺基底上皮细胞成分类似，这种相似性表现在：ER和相关基因的表达缺失，细胞角蛋白5/6和17的表达；Her-2的低表达，增生相关基因的高表达；与其他亚型相比，基因不稳定性更明显。多个独立的临床分析发现，基底细胞样乳腺癌的预后较差，基底细胞样乳腺癌Her-2、ER及ER相关基因均低表达，80%的ER阴性、Her-2低表达的乳腺癌属于基底细胞样，临床上通过免疫组化测定ER、PR、Her-2阴性，而HER1或细胞角蛋白5/6阳性即可较精确地识别基底细胞样乳腺癌。临床病例资料的分析显示，基底细胞样乳腺癌约占20%，多发生于黑色人种和绝经前患者，多有p53、BRCA1的突变，有丝分裂指数高，异倍体、分化差的患者比例较高，基底细胞样乳腺癌的治疗具有挑战性，它们对靶向治疗如内分泌治疗和赫赛汀均无效；但是，在新辅助化疗的研究中，这一类型的乳腺癌对化疗较敏感，总有效率、病理完全缓解率均高于

luminal 型乳腺癌和 HER2 阳性乳腺癌。虽然该亚型乳腺癌对化疗较敏感，但与之矛盾的是这些患者的预后仍然较差，往往经历早期的疾病复发，而且在没有获得完全缓解的基底细胞样乳腺癌和 Her－2 阳性乳腺癌患者中更为明显。一旦复发以后，这类患者常常缺少进一步的治疗选择。因此，一项对于 CALGB 8541、CALGB 9344、CALGB 9741 的回顾分析提示，ER 阴性的乳腺癌患者往往得益于化疗的改进，如应用高剂量或提高剂量密度的化疗方案，而 ER 阴性的患者一般见于基底细胞样乳腺癌或 Her－2 阳性乳腺癌。对基底细胞样乳腺癌的研究以往主要运用免疫组化的方法，基因表达谱分析有助于发现这类乳腺癌中的亚型。目前研究显示，基底细胞样乳腺癌的生长和增生依赖于 EGFR，EGFR 阳性乳腺癌占该类型乳腺癌患者的 50% 以上；抑制 EGFR 的药物可能有助于这类乳腺癌的治疗，相关的临床研究正在进行之中。

第六章　乳腺癌的诊断与鉴别诊断

第一节　乳腺癌的诊断与分期

一、诊断

1. 临床诊断

（1）病史：年龄30岁以下的妇女，月经初潮于12岁以前，53以后绝经，未婚或婚后未育；30岁以后生育，生育后未哺乳，家族中有乳腺癌患者，应视为高危人群。

（2）症状：①乳房肿块为乳腺癌的首要症状，大多为单发。肿块质硬，边缘不整，少数如橡皮样硬，早期能推动，较晚则活动受限甚至固定；②疼痛：不足1/3的患者有钝痛或刺痛感；③乳头糜烂，有痂皮要考虑湿疹样癌；全乳房红肿，巨块似炎症，发展迅速，应注意是否为炎性乳癌。

（3）体征：①乳头回缩、固定或向病灶侧偏斜；②皮肤出现凹陷，称“酒窝征”，晚期有“橘皮样”改变；③腋下淋巴结肿大。

（4）配合X线、CT、MRI、PET及实验室检查，提示有乳腺癌可能者均应直到明确诊断，不可轻易排除乳腺癌。

2. 病理诊断　诊断乳腺癌，病理诊断是关键的步骤。体检、乳腺钼靶X线摄片、B超等检查方法，存在一定的假阳性和假阴性结果，故最终仍要依靠病理学诊断来作出最后诊断。病理诊断的另一作用是明确病灶的病理类型和特征，从而为进一步选择合适的治疗方案提供依据。术前获得病理诊断最常用方法包括细胞学诊断和活组织检查两种。

（1）细胞学检查包括：细针吸取细胞学检查，乳头溢液涂片细胞学检查，乳头或肿瘤刮片细胞学检查及乳腺肿瘤切除标本印片细胞学检查。

（2）活组织检查：用于乳腺诊断的活组织检查方法有切除活检、切取活检、穿刺活检、溃疡病灶的咬取活检、乳管内镜咬取活检等。

3. 辅助检查　有效的诊断手段是早期发现的基础，其中乳腺X线摄影和超声诊断是最重要的两项技术，两种方法各有所长，可以互相补充，提高诊断正确率。

乳腺X线摄影除作为临床检查手段，还被广泛用于乳腺癌的筛查，由此检出了更多早期癌。在欧美一些发达国家，所治疗的乳腺癌中，有15%～18%是经此发现的T_0癌和导管内癌。近年来，摄片设备不断改进，钼/铑双靶机自动摄片技术可根据乳房结构自动调节 X 线剂量，具有较强穿透力，克服了旧式乳腺 X 线摄影机 X 线穿透力不足，成像欠清晰的难题。同时降低了患者接受的 X 线剂量，影像可存储于光盘，可在影像工作站对图像行计算机处理，提高图像质量。图片和报道可及时打印，无须暗室药水洗印。另外，配合该设备还设计有立体定位系统，可对微小病灶或钙化部位行计算机定位穿刺活检，定位精确度可达 0.1 ~0.2mm，为病理诊断取得足够标本。

CT 和磁共振技术各有特点，但设备费用较昂贵，对有适应证者可选择应用。CT 乳腺摄影的成像原理与乳腺 X 线摄影原理类似，但 CT 的射线强度高，对软组织穿透力较强，所以对软组织的密度分辨力较高，可较清晰显示乳房不同软组织的结构，对致密型乳腺的检查效果优于 X 线。同时，CT 检查范围广，可一并显示胸壁、乳腺尾叶、腋淋巴结、内乳淋巴结等部位。CT 检查乳腺癌灶不仅可观察解剖形态学改变，还可通过增强扫描技术检查病灶内外的血供情况，为诊断提供更多信息。但 CT 检查也有不足之处，例如平扫检查对囊实性病灶的鉴别不如超声准确，对显示病灶的微小钙化不如乳腺 X 线摄影。另外，患者接受的射线量比乳腺 X 线摄影大，检查费用较高，因此，目前 CT 检查一般是作为 X 线摄影和超声检查的补充手段，对部分患者选择应用。

MRI 检查有其特有的成像优势，对软组织分辨力高，显像范围广，无放射线损伤，已成为乳腺 X 线检查的重要补充方法。乳腺 MRI 检查对发现乳腺病变具有较高的敏感性，特别是对观察致密型乳腺内的肿瘤、乳腺癌术后局部复发以及乳房成形术后乳腺组织内有无癌瘤等；对乳腺高位、深位病灶的显示较好；三维成像使病灶定位更准确、显示更直观；对多中心、多灶性病变的检出、对胸壁侵犯的观察以及对腋窝、胸骨后、纵隔淋巴结转移的显示较为敏感，所以可为乳腺癌的准确分期和制订治疗方案提供可靠的依据；可靠鉴别乳腺囊性和实性肿物；行动态增强扫描，可了解病变血流灌注情况，有助于良恶性病变的鉴别；适用于 CT 增强检查有对比剂过敏者；双侧乳腺同时成像；无辐射性。乳腺 MRI 检查的局限性在于:对微小钙化显示不敏感,特别是当钙化数目较少,仅 3 ~5 枚时,而此种微小钙化常是诊断乳腺癌的重要依据；MRI 检查比较费时，费用较高；良恶性病变的 MRI 表现存在一定的重叠，因此，该项技术一般作为 X 线和超声检查的补充检查，不作为常规检查手段。

超声诊断是临床医学中的一项新兴但发展迅速的技术，是影像诊断学中的重要组成部分。近年来随着数字化彩色超声诊断仪的应用和不断改进，提高了对乳腺肿瘤诊断的准确性，应用 10MHz 以上的高频探头，可以显示组织的微细结构和微小病灶，对致密型乳腺的检查优于 X 线摄影，彩色多普勒还可显示病灶内外的血运情况，还可检查腋窝淋巴结状态等，从而可提高对早期癌的诊断率。超声检查简便，无损伤和刺激，确诊率高，患者可舒适地接受检查。天津医科大学附属肿瘤医院每年就诊的乳腺患者 6000 余例，95% 以上行超声检查，其中肿瘤患者占 30% ~35%，诊断准确率在 75% 以上。对触诊和 X 线难以定位的小病灶，超声可进行体表投影定位，或在超声引导下进行活检。超声定位引导穿刺可以清楚地显示病变地位置、大小，大大提高了取材准确性。另外，超声检查还适合作为人群筛查的手段。基于上述诸多技术优势，该检查目前已成为临床重要的检诊手段。超声诊断的不足是对小于 0.5cm 微小肿块的性质难以作出确切诊断，尤其是在腺体内的微小肿块容易被误诊为增生结节或被漏掉；对乳腺内炎性肿块和炎性乳腺癌的鉴别尚有一定困难；对极微小的细小或点状钙化显示不清；超声检查结果易受检查者的经验，操作手法，熟练程度和探头频率等因素的影响，故应用该技术时应加以注意。乳腺导管镜是和呼吸道、消化道内镜原理相似的新技术，主要用于有乳头溢液的乳房疾病，可在直视下对乳腺导管内的微小病灶进行诊断。较细的纤维乳管境的外直径可达0. 35mm，能插入6cm深左右，而且可以直接对病灶进行活检和治疗。该项技术可使导管扩张、炎症等疾病避免了手术切除导管的开刀之苦。如果需行手术，也可帮助术者在体表对病灶定位更准确。有重要意义的是，对导管内的早期癌可及早发现。

二、分期

乳腺癌的病理分期见表6－1。

表6－1　病理分期

0期	T_{is}	N_0	M_0
ⅠA期	T_1	N_0	M_0
ⅠB期	T_0	N_{1mi}	M_0
	T_1	N_{1mi}	M_0
ⅡA期	T_0	N_1	M_0
	T_1	N_1	M_0
	T_2	N_0	M_0
ⅡB期	T_2	N_1	M_0
	T_3	N_0	M_0
ⅢA期	T_0	N_2	M_0
	$T_{1\sim2}$	N_2	M_0
	T_3	$N_{1\sim2}$	M_0
ⅢB期	$T_4N_{0\sim2}$	M_0	
ⅢC期	任何T	N_3	M_0
Ⅳ期	任何T	任何N	M_1

注：M_0包括cM(i＋)；T_1包括T_{1mi}

第二节　乳腺癌的鉴别诊断

原发性乳腺癌在临床上一般需与下列疾病相鉴别：

一、乳腺纤维腺瘤

乳腺纤维腺瘤多见于青年妇女(20～30岁)，肿块多位于乳腺外上象限，圆形或扁圆形，一般在3cm以内。单发或多发，质坚韧，表面光滑或结节状，分界清楚，无粘连，触之有滑动感。肿块无痛，生长缓慢，但在妊娠时增大较快。

二、乳腺增生病

乳腺增生病是由于内分泌功能性紊乱引起，其本质既非炎症，又非肿瘤，而是正常结构的错乱。一般有典型体征和症状，容易区别。而硬化性腺病常在乳腺内有界限不清的硬结，体积较小，临床上常难以与乳腺癌相区别，应通过多种物理检查来鉴别。

三、乳腺结核

乳腺结核在乳腺内可形成局限性肿块，常同时伴有腋下淋巴结肿大，少数伴有乳头溢液而临床的炎症征象不明显时，易误诊为乳腺癌。病史中，乳腺局部可有过炎症表现，乳腺内肿块有时大有时小。穿刺肿块可抽出淡黄色、浑浊干酪样液体，细胞学检查为大量炎性细胞。上述特点，均使得与乳腺癌的鉴别比较容易。

四、乳腺囊肿

乳腺囊肿可分为积乳或积血。积乳多见于哺乳期或妊娠期妇女，根据病史和体征不难鉴别。积血多见于外伤，因积血堵塞乳管，未被吸收而形成肿块。

五、浆细胞性乳腺炎

浆细胞性乳腺炎常由于各种原因引起乳腺导管堵塞，导致乳管内脂性物质溢出，进入管周组织而造成无菌性炎症。急性期突然乳痛、红肿、乳头内陷，腋淋巴结可肿大，易被误诊为炎性乳腺癌。当病变局限、急性炎症消退，乳内有肿块且可与皮肤粘连，也易误诊为乳腺癌。

六、乳腺恶性淋巴瘤

原发性乳腺恶性淋巴瘤少见，占乳腺恶性肿瘤的0.04%～0.52%，好发年龄为50～60岁，女性多见，常为单发。病史平均在6个月左右。临床表现常为迅速增大的肿块，有时可占据整个乳房，肿块呈巨块或结节状、分叶状，边界清楚，质坚，有弹性，与皮肤及乳房等无粘连。肿块巨大时表面皮肤菲薄，血管扩张，并引起破溃。无乳头内陷及乳头溢液。肿块巨大时，肿物上方皮肤呈青紫色为其特征性表现，常有腋下淋巴结肿大。临床诊断较困难，X线片常与其他恶性肿瘤不易区分，须经病理切片才能明确。

七、乳腺脂肪坏死

多发生在中年、老年肥胖的妇女中，尤其在腺体萎缩代之以脂肪组织丰富的乳房内。约有半数病例有乳房外伤史，病变位于乳房的皮下，形成紧靠皮肤的硬结，可使皮肤粘连固定，局部皮肤下陷，类似于乳腺癌的“酒窝征”。病变靠近乳头者可出现乳头偏移和乳头回缩。其肿块直径很少超过5cm，在乳腺X线片上显示小环状阴影。B型超声显示局部为不规则低回声区。彩色多普勒检查，无血流信号检出，因此不难与乳腺癌区别。

第七章　乳腺癌的化学治疗

第一节　乳腺癌化疗方案简介

一、CMF 方案

CMF 方案是最早用于术后辅助治疗的联合化疗方案。CMF 方案国内外的剂量与用法有多种，现介绍几种仅供参考。

1. ZEBRA，2000

CTX 600mg/m^2　静脉　第 1、8 天

MTX　40mg/m^2　静脉　第 1、8 天

5－Fu 500mg/m^2　静脉　第 1、8 天

每 28 天为一个疗程。

2. Zambetti，1992

CTX 600mg/m^2　静脉　第 1 天

MTX　40mg/m^2　静脉　第 1 天

5－Fu 600mg/m^2　静脉　第 1 天

每 3 周为一个疗程。

3. 国内用法

CTX 400mg/m^2　静脉　第 1、8 天

MTX　40mg/m^2　静脉　第 1、8 天

5－Fu 400mg/m^2　静脉　第 1、8 天

每 4 周为一个疗程。

2005 年 Bonadonna 等对 CMF 辅助化疗 30 年的随诊结果进行了总结：相对复发风险降低 34%，死亡下降 22%；12 周期的结果并不比 6 周期优越；另外能影响结果的因素是腋下淋巴结的数目，淋巴结阳性超过 3 个的患者复发风险和死亡率均较高。

二、含蒽环类药物方案

以蒽环类药物为主的化疗常用方案有 AC（阿霉素＋环磷酰胺）、CAF（环磷酰胺＋阿霉素＋氟尿嘧啶）以及 CEF（环磷酰胺＋表阿霉素＋氟尿嘧啶）等。

1. CA 方案

CTX　600mg/m^2　静脉　第 1 天

ADM 60mg/m^2　静脉　第 1 天

每 3 周为一个疗程。

2. CAF 方案

CTX　500mg/m^2　静脉　第 1 天

ADM 50mg/m^2　静脉　第 1 天

5 – Fu 500mg/m^2　静脉　第 1 天

每 3 周为一个疗程。

3. CEF 方案

CTX 600mg/m^2　静脉　第 1 天

EPI 70mg/m^2　静脉　第 1 天

5 – Fu 500mg/m^2　静脉　第 1 天

每 3 周为一个疗程。

NSABP B – 15(National Surgical Adjuvant Breast and Bowel Project B – 15)试验发现 4 周期 AC 方案的疗效与 6 周期 CMF 方案的疗效相等，AC 方案与 CMF 方案的无瘤生存率分别为 62% 及 63%，总生存率分别为 83% 及 82%。

EBCTCG 对 16 组试验(14000 例)的分析表明，与 CMF 方案比较，使用蒽环类方案能使复发和死亡危险分别降低 11% 与 16%，5 年和 10 年死亡率分别降低 3.5% (80.2% vs 76.7%) 与 4.6% (68% vs 63.4%)。

NCICCTG – MA5(National Cancer Institute of Canada Clinical Trials Group)试验对 710 例腋淋巴结阳性乳腺癌患者术后化疗随机分为 CEF 和 CMF 两组，随访 10 年结果，CEF 组和 CMF 组 10 年 RFS 分别为 52% 和 45% (P = 0.007)，10 年 OS 分别为 62% 和 58% (P = 0.085)。

三、含紫杉类药物方案

近年来，紫杉醇和多西紫杉醇广泛应用于乳腺癌的术后治疗研究。国际多中心研究 CALGB9344(Cancer and Leukemia Group B 9344)试验对淋巴结阳性患者先以 AC 方案化疗 4 周期，然后分两组，一组加 4 个周期紫杉醇，另一组则不用紫杉醇。随访 69 个月，2003 年发表了最终结果，在 AC 方案的基础上，加用紫杉醇能使复发率和死亡率分别降低 17% 与 18%。

NSABP B – 28 试验对 3060 例淋巴结阳性患者随机分为 4 周期 AC 或 4 周期 AC 加 4 周期紫杉醇，如受体阳性者再加用 TAM 5 年。中位随访 34 个月，预期 3 年生存率分别为 92% 与 90%，两组 DFS 均为 81%。2003 年在 ASCO 会议上报道了中位随访 64 个月的结果，加用紫杉醇组无复发危险性下降 17% (P = 0.008)；死亡危险性下降 6% (P = 0.46)。BCIRG 001(Breast Cancer International Research Group 001)比较了 TAC(75mg/m^2、50mg/m^2、500mg/m^2)与 FAC(500mg/m^2、50mg/m^2、500mg/m^2)方案治疗 1491 例淋巴结阳性乳腺癌的疗效。其中 745 例随机分入 TAC 组，746 例分入 FAC 组，对受体阳性患者化疗后口服 TAM 5 年。2003 年报道了中位随访 55 个月的结果，总的事件数为 399 个。其中，

TAC 和 FAC 组事件数分别为 172 与 227 个，TAC 组与 FAC 组 DFS 分别为 75% 与 68%（$P=0.001$）；而 OS 分别为 87% 与 81%（$P=0.008$）。这些结果表明，与 FAC 方案相比，含有多西紫杉醇的 TAC 方案能显著提高 DFS 和 OS，这一方案有可能成为淋巴结阳性的早期乳腺癌的最有效的辅助化疗方案之一。2004 年圣安东尼奥会议报道了一个法国研究组应用 6 周期 FEC（EPI 100mg/m^2）或 3 周期 FEC 加 3 周期多西紫杉醇 100mg/m^2，加用多西紫杉醇组疗效高于 FEC 组，5 年 DFS 分别为 78.3% 与 73.2%（$P=0.012$）；而 OS 分别为 90.7% 与 86.7%（$P=0.014$）。

目前一般认为，对 ER 阴性等高危患者，可以考虑在辅助治疗中使用含紫杉醇的联合化疗方案。

第二节　化疗在乳腺癌辅助治疗中的地位

一、概述

乳腺癌的治疗目前多采用手术、放疗、化疗和内分泌治疗在内的综合治疗，综合治疗是提高治愈率的有效措施之一。术后辅助化疗的目的是消灭一些亚临床的微小转移灶，从而降低局部复发和远处转移，以提高生存率。

Fisher 在 20 世纪 60 年代开始用噻替哌，手术时用 0.4mg/kg，术后第 1、2 天各 0.2mg/kg，认为对绝经前有 4 个以上淋巴结转移的病例可提高生存期。Fisher 在随机应用噻替哌的基础上应用左旋苯丙氨酸氮芥（L－PAM），患者术后随机接受 L－PAM 每天 0.15mg/kg，共 5 天，每 6 周重复给药，连续治疗两年。经 10 年随访，治疗组的无复发率较对照组高 8%（$P=0.06$），生存率高 5%（$P=0.05$）；有 1～3 个淋巴结转移的绝经前患者有显著差别，绝经后者无差别。同期北欧国家也开展了术后辅助化疗，对 1026 例患者随机分成两组，治疗组 507 例，对照组 519 例，治疗组每天给环磷酰胺 30mg/kg，自手术日起连用 6 天。术后 10 年治疗组生存率较对照组高 10%。Bonadonna 应用 CMF 术后联合化疗，剂量为 CTX 每天 100mg/m^2，第 1～14 天，MTX 40mg/m^2，第 1、8 天，5－Fu 400mg/m^2，第 1、8 天应用，每 28 天重复一次，共用 12 个疗程。经 8 年随访，用药组较对照组效果好。

20 世纪 80 年代以后由于蒽环类药物的临床应用取得了较好的疗效，因此更多地以蒽环类为主的化疗方案应用于乳腺癌术后辅助化疗，如 CAF、CEF 等。20 世纪 90 年代以来，以紫杉类为主的化疗方案也逐步应用于术后辅助治疗，如紫杉醇、多西紫杉醇。21 世纪以来，抗 Her－2 的单克隆抗体 herceptin（赫赛汀）也逐步用于临床作为乳腺癌辅助治疗。

二、男性乳腺癌的辅助性化疗

乳腺癌发生于男性并不多见，发病率占乳腺癌病例的 1%，占男性恶性肿瘤的 0.1%，发病年龄较女性患者平均高出 10 岁。

男性乳腺癌的症状主要是乳晕下无痛性肿块，常早期有皮肤或胸肌粘连，腋淋巴结转移率较高。男性乳腺癌的病理表现与女性乳腺癌相似，绝大多数是浸润性导管癌。此外，男性乳腺癌的雌激素受体阳性率较女性病例为高，有些报道可高达 80% 以上。

男性乳腺癌的治疗原则与女性乳腺癌相同。但是，由于男性乳腺癌早期常有胸肌侵犯，外科治疗应以根治术或扩大根治术为主。男性乳腺癌的术后辅助化疗方案和剂量都参照女性患者。男性乳腺癌的预后较女性乳腺癌为差，但按照分期比较，则与女性乳腺癌相似，Guinee 等报道了 335 例男性乳腺癌，发现淋巴结阴性的患者 10 年生存率为 84%，淋巴结 1～3 个阳性的患者 10 年生存率为 44%，淋巴结阳性≥4 个的患者 10 年生存率为 14%。由于男性乳腺癌患者中 ER、PR 阳性率较高，所以，内分泌治疗在男性乳腺癌辅助治疗中也起到非常重要的作用。

三、赫赛汀在乳腺癌辅助化疗中的地位

赫赛汀（herceptin，曲妥珠单抗，Trastuzumab）是一种抗 Her－2 蛋白的单克隆抗体，因而适用于肿瘤细胞有 Her－2 过度表达的乳腺癌患者。有 20%～30% 的乳腺癌中由于 Her－2 基因的扩增而引起 Her－2 受体的过度表达，在 Her－2 有过度表达的肿瘤细胞表面的 Her－2 蛋白水平较周围正常上皮细胞高出数十倍以上，其过度表达有促使肿瘤发生、发展的潜在作用，因而以 Her－2 受体作为治疗靶点，应用单克隆抗体等研制了抗 Her－2 受体的新药赫赛汀。目前对赫赛汀在辅助治疗上有多组前瞻性、随机分组的研究。

两组患者均先接受阿霉素 $60mg/m^2$、环磷酰胺 $600mg/m^2$ 静脉注射，每 3 周 1 次，共 4 个疗程，然后，一组单用紫杉醇 $175mg/m^2$ 静脉注射，每 3 周 1 次，共 4 个疗程；另一组给予紫杉醇（$175mg/m^2$ 静注，q3w×4）联合赫赛汀（首剂 4mg/kg 静脉，以后每周 2mg/kg，连用 1 年，其中开始 12 周与紫杉醇联用），预计入组 3700 例患者。

患者先接受阿霉素 $60mg/m^2$、环磷酰胺 $600mg/m^2$ 静脉注射，每 3 周 1 次，共 4 个疗程，然后随机分成 3 组，第一组单用紫杉醇 $80mg/m^2$ 静脉注射，每周 1 次，共 12 次；第二组先接受紫杉醇 $80mg/m^2$ 静脉注射，每周 1 次，共 12 次，然后赫赛汀治疗 52 周（赫赛汀首剂 4mg/kg 静脉，以后每周 2mg/kg）；第三组先给予紫杉醇联合赫赛汀治疗 12 周，然后单用赫赛汀治疗 40 周。

2005 年 ASCO 会议报道了 NSABP－31 和 Intergroup N9831 两组试验资料分析的初步结果为，预期 4 年无病生存率（DFS）：化疗加赫赛汀组为 85%，单纯化疗组为 67%（HR＝0.48，$P=0.03$），总生存率（OS）的提高有显著的统计学差异（HR＝0.67，$P=0.015$）。

乳腺癌患者有 Her－2 过度表达的提示预后较差，且对 CMF 方案耐药，因此，对 Her－2 过度表达的患者应考虑使用含蒽环类及紫杉类药物的联合化疗方案。

四、展望

在乳腺癌的治疗中，内科治疗已经成为最重要的治疗手段之一，辅助化疗和内分泌治疗的应用大大地提高了乳腺癌的治疗效果，化疗已经从最大耐受治疗过渡到最小有效治疗，从强调大剂量化疗到强调剂量强度、剂量密度以及针对特异性受体或基因的靶向治疗。随着对乳腺癌研究的不断深入，新药的不断问世，以及综合治疗手段的应用，将会使更多的患者受益，从而提高早期乳腺癌患者的治愈率。

第三节 乳腺癌新辅助化疗

自20世纪70年代以来，“新辅助化疗”(neoadjuvant chemotherapy)成为乳腺癌研究中的一个热点。1982年FREI提出新辅助化疗的概念(又称术前化疗)的概念，一般来说是指，乳腺癌患者一经确诊即在手术或者放疗前先给予2~4个周期的化疗，然后再行手术治疗或放疗。新辅助化疗最初用于局部晚期乳腺癌(LABC)。LABC是指TNM分期中的Ⅲ期(ⅢA、ⅢB)病例，此类患者局部病变多为T_3、T_4，或区域淋巴结转移较重，手术切除困难或不可切除。由于化疗对乳腺癌有较好的疗效，20世纪70年代后期产生了对其先用化疗使肿瘤缩小，使之易于手术切除；不可切除者经化疗后也变为可切除，术后再配合放疗及术后辅助化疗，其疗效优于单纯手术或放疗。后来，人们进一步将这一疗法扩展用于一些肿瘤较大，如直径在5cm以上的，或有腋淋巴结转移的可手术的乳腺癌，或伴有胸壁、皮肤侵犯，局部破溃等情况，局部条件差，不适宜手术的，称之为新辅助化疗，并往往使之降期从而能够手术。

新辅助化疗的相关理论基础主要是：①乳腺癌所伴随的亚临床微小转移灶是其术后复发转移的根源，早期应用全身治疗可以减灭微小转移灶；②降低肿瘤负荷和活力，缩小肿瘤体积，减少术中可能造成的复发和转移的机会；③早期应用化疗可减少肿瘤耐药细胞株的产生；④新辅助化疗后，患者临床和病理的反应可以使医师了解肿瘤对化疗的敏感性，判断药物的疗效，为术后选择更好的化疗方案提供依据；⑤新辅助化疗可以缩小原发肿瘤，尤其对于Ⅲ期患者可以降低肿瘤分期，增加手术切除以及保乳手术的机会。

一、新辅助化疗的概念

新辅助化疗(neoadjuvant systemic chemotherapy，NST)指对非转移性肿瘤在应用局部治疗前进行的全身性的、系统性的细胞毒性药物治疗。

乳腺癌术前化疗(preoperative chemotherapy)开展于20世纪70年代，Haagensen和Stout最早提出了新辅助化疗(neoadjuvant chemotherapy)这一概念，当初是作为不可手术局部进展期乳腺癌的诱导化疗(induced chemotherapy)或起始化疗(initial chemotherapy，primary chemotherapy)。1943年，历史上首个乳腺癌非手术治疗标准出炉：①广泛乳房皮肤水肿；②皮肤卫星结节；③炎性乳腺癌；④锁骨上、内乳淋巴结受累；⑤腋淋巴结受累引起的上肢水肿；⑥出现两个或两个以上“五大晚期征象”者(五大晚期征象包括：1/3以内乳房皮肤水肿、皮肤溃疡、肿瘤累及胸壁、腋淋巴结≥2.5cm、腋淋巴结累及腋窝皮肤或组织并固定)。1982年，Frei提出新辅助化疗的概念，2001年NSABP B18大型随机研究显示：与未获得病理完全缓解(pCR)的患者相比，达pCR患者DFS和OS均有显著改善。该项研究结果显示：①对于临床Ⅰ期和Ⅱ期乳腺癌患者，新辅助化疗与辅助化疗同样有效；②新辅助化疗能增加保乳手术的机会；③新辅助化疗能显著改善达pCR患者的 DFS 和 OS；④肿瘤对新辅助化疗的反应可作为预测患者预后的指标。之后，NSABP B27 试验再次证实，经新辅助化疗获得 pCR 的患者有生存获益。新辅助化疗方案的选择应以获得更高 pCR 为目标的观点由此而产生。新辅助化疗已经成为乳腺癌多学科综合治疗的主要部分。2004 年 9 月在德国更新了 2003 年出版的新辅助化疗全球专家讨论共识，确定了仍沿用 neoadjuvant systemic chemotherapy（NST）一词，且新辅助化疗着重讨论的是可手术乳腺癌。

二、新辅助化疗的理论依据与意义

1. 新辅助化疗的理论依据　主要来源于两个生物学假说：①Fisher 等研究表明，切除鼠原发肿瘤会导致转移的肿瘤细胞增生加快。在切除鼠 C3H 乳腺癌原发病灶后，有标记的远处转移灶在 7 ~ 10 天内均有增大，在 7 天后也有肿瘤倍增时间的缩短和肿瘤增大。这种现象提示肿瘤原发病灶切除后，转移病灶中大量的 G_0 期肿瘤细胞进入增生期，转移灶可很快出现快速增长。在手术前后特别是术前给予环磷酰胺能够阻止转移灶的生长和延长鼠生存时间；②Bhalla 等研究认为，原发肿瘤切除后，转移灶肿瘤细胞的倍增时间缩短，肿瘤迅速增长，同时耐药细胞数大增。

这两种理论是相互统一的，后者认为肿瘤转移病灶增大的同时还包含有耐药细胞数的增多，耐药细胞数的增加不仅源于其自身固有的增生性，还源于非耐药细胞株的不断突变。在术前开始全身的药物治疗，可以防止微小转移病灶的肿瘤细胞出现加速增生，并达到尽早控制原发灶的目的，同时减少肿瘤细胞在增生过程中耐药细胞的产生。以上实验结果为术前化疗提供了生物学的理论基础。

2. 新辅助化疗的意义

（1）降低临床分期，利于肿瘤切除及增加保乳手术机会：新辅助化疗确实能够使乳腺癌患者临床分期降低，临床总体疗效达到 60% ~90%，只有 5% 患者在治疗期间可能进展，这使乳腺癌患者的保乳机会明显增加。此外，新辅助化疗还能使 3% ~30% 的患者达到 pCR，化疗联合赫赛汀方案对 HER－2 过表达患者 pCR 达到 50% 左右，而且临床研究也一致证实病理完全缓解患者的生存期明显提高。NSABP B18 研究中新辅助化疗和术后辅助化疗组的 DFS 和 OS 无明显差异，新辅助化疗组保乳率为 68%，而直接手术组的保乳率为 60%；后续随访 9 年发现新辅助化疗组中 pCR 患者的 DFS 和 OS 分别为 85% 和 75%，而手术后有肿瘤残留的患者 DFS 和 OS 分别为 73% 和 58%。NSABP B27 研究显示，新辅助化疗获得 pCR 的患者，其 DFS（HR 为 0.45，$P<0.01$）和 OS（HR 为 0.33，$P<0.001$）明显延长。经过新辅助化疗获得 pCR 的患者最终获得生存优势，因此新辅助化疗方案的选择应以获得更高的 pCR 为目标。pCR 的定义为手术切除标本中原发灶和腋下淋巴结（ALN）同时均无浸润性癌残留。

（2）了解肿瘤对化疗药物的敏感性和化疗方案的合理性：新辅助化疗可直接观察化疗前后肿瘤的大小、病理学及生物学指标的变化，直观地了解化疗药物及方案对具体肿瘤是否有效，是最为可靠的体内药敏试验。通过新辅助化疗模型发现某些不敏感的化疗药物，可及时调整、更换有效化疗药物，为制定高效化疗方案提供可信依据，最大可能地提高化疗效果。

（3）杀灭或减少微转移灶，提高病理缓解率：在动物模型研究中发现，切除小鼠的肿瘤原发灶后，其远处转移病灶的肿瘤细胞增生指数增高。尽早应用化疗药物治疗，可以防止微小转移灶出现增长加速的现象，同时有利于减少肿瘤细胞产生耐药的概率。NSABP B18、NSABP B27 试验亦证实新辅助化疗可以提高 pCR，进而转化为生存的获益。

(4)防止远处转移：新辅助化疗提供了尽可能早的全身性、系统性的治疗，由于术前血管完整，药物可到达肿瘤的内部，避免由于术后肿瘤血管床的改变而降低肿瘤组织中的药物浓度，从而提高化疗的效果；且新辅助化疗可抑制术中肿瘤细胞的转移活性及术后微转移灶肿瘤细胞的快速生长，有利于减少肿瘤播散、消灭微小转移灶。

三、新辅助化疗的适应证与禁忌证

1. 适应证

(1)临床Ⅱ、Ⅲ期有保乳意愿的患者 2011 年美国国立癌症网络乳腺癌临床实践指南(中国版)中提出，对于临床ⅡA、ⅡB 和ⅢA(仅 $T_3N_1M_0$)期的患者，如果排除了肿瘤大小，其他条件符合保乳手术的其他标准，且患者有保乳意愿，应给予新辅助化疗。

(2)局部晚期浸润性乳腺癌(非炎性乳腺癌)：局部晚期乳腺癌(locally advanced breast cancer，LABC)指肿瘤直径大于 5cm(T_3)，或侵犯胸壁、皮肤(T_4)包括橘皮征、皮肤溃疡水肿、卫星灶，和/或区域的腋淋巴结互相融合(N_2)或同侧锁骨上淋巴结转移(N_3)的乳腺癌。临床分期中不可手术的局部晚期乳腺癌主要是指Ⅲa 期($T_{0\sim2}N_2$ 或 T_3N_2)的乳腺癌、Ⅲb 期 T_4NX、Ⅲc 期 T_xN_3 的乳腺癌。

(3)炎性乳腺癌(inflammatory breast cancer，IBC)：是临床诊断，指乳腺 1/3 以上面积皮肤充血水肿(橘皮征)，且充血区有明显可触及的边界，皮肤温度升高，类似炎症(NCCN 标准)。《AJCC 癌症分期手册》第 7 版根据淋巴结受累情况和是否有远处转移将 IBC 分期定义为ⅢB、ⅢC 期或Ⅳ期。IBC 的原发病灶被定义为 T_{4d}，即使乳腺没有明显的包块。IBC 通常不可手术，预后较差。

(4)隐匿性乳腺癌行新辅助化疗的可行性：隐匿性乳腺癌定义为腋窝淋巴结转移为首发症状，而乳房未能检出原发灶的乳腺癌，在排除其他部位原发肿瘤后，尽管临床体检和现有的影像学检查均不能发现乳房肿块，甚至术后病理也未查及乳腺内的原发病灶，但还是可以诊断这是一类特殊类型的乳腺癌。对不可手术的隐匿性乳腺癌行新辅助化疗是可行的。

2. 禁忌证

(1)未经组织病理学确诊的乳腺癌：推荐进行组织病理学诊断，并获得 ER、PR、HER-2/neu 及 Ki-67 等免疫组化指标，不推荐将细胞学作为病理诊断标准。

(2)妊娠早期女性：妊娠中期女性患者应慎重选择化疗。

(3)年老体弱且伴有严重心、肺等器质性病变，预期无法耐受化疗者。

四、新辅助化疗前准备

1. 病灶基线体检　精确测量乳腺原发灶和腋窝淋巴结的最长径(多个肿块时取其最长径之和)。

2. 基线影像学评估　乳房超声、乳腺 X 线下肿瘤的最长径(建议采用 MRI 评估)。

3. 血常规、肝肾功能、心电图、胸片、肝脏超声检查　局部晚期乳腺癌或炎性乳腺癌患者还需加做全身骨扫描、胸部CT。既往有心脏病史的患者建议行必要的心功能检查(如心超测LVEF)。

4. 治疗前必须对乳腺原发灶行空芯针活检，诊断为浸润性癌，或原位癌(可能存在组织学低估)同时伴有细针穿刺证实的同侧腋窝淋巴结转移，明确组织学诊断及免疫组化检查(隐匿性乳腺癌除外)。

5. 肿大的区域淋巴结是否为乳腺癌转移，必须穿刺得到病理证实。如果阳性，不必做前哨淋巴结活检；如果阴性，可在新辅助化疗前行前哨淋巴结活检。

6. 育龄妇女应妊娠试验阴性并嘱避孕。

7. 告知化疗的不良反应，签署化疗知情同意书。

8. 需要在原发灶内放置标志物，或对肿瘤表面皮肤进行标记，为化疗后续手术范围提供原发灶依据。

9. 推荐在新辅助化疗前对淋巴结阴性的患者进行腋窝前哨淋巴结活检，可以为后续的手术和全身治疗提供更多的信息。对新辅助化疗后前哨淋巴结活检的安全性和价值目前仍存在争议——可能会降低部分患者的腋窝淋巴结清扫率。

五、新辅助化疗的疗效评价

pCR为新辅助化疗疗效的评价标准，特别对HER-2乳腺癌的新辅助化疗的疗效评价，我们习惯将pCR作为追求目标，那么是否pCR的提高最终能转化为疾病生存的提高呢？回顾既往的临床试验，就会发现不同的临床试验中，pCR的定义及与患者预后的关系有所不同。

2012年SABCS公布了由新辅助乳腺癌协作研究(CTNeoBC)开展的一项荟萃分析的结果，对统一pCR的界定提供了依据，该分析纳入包含至少200例患者的12项国际新辅助化疗随机对照研究，共纳入11 955例患者。该研究首先肯定了pCR与预后的相关性：与未获得pCR的患者相比，pCR的患者无事件生存期(EFS)(HR = 0.48；$P<0.001$)及总生存期(OS)(HR = 0.36；$P<0.001$)均获得显著延长。更为重要的是，通过比较3种不同定义下的pCR(乳腺和腋窝淋巴结无浸润性肿瘤、无原位癌；乳腺和腋窝淋巴结无浸润性肿瘤，可有原位癌；乳腺无浸润性肿瘤，可有原位癌，无论是否淋巴结侵犯)与预后的相关性，发现新辅助化疗后乳腺及腋窝均无浸润性肿瘤(伴有或不伴有原位癌)的患者预后最好。2012年5月，FDA发布病理学完全缓解(pCR)指南草案，将其定义为在乳腺和淋巴结中缺乏浸润性癌症，并作为支持一种用于高风险、早期乳腺癌新辅助治疗药物加速批准的一个主要终点。

CTNeoBC荟萃分析对不同分子分型患者的pCR率进行比较：①HER-2阳性患者在新辅助治疗中联合曲妥珠单抗可大幅提高pCR率，特别对于其中HR(雌/孕激素受体)阴性的患者，pCR率可达50%；②三阴性患者的pCR率为34%；③HR阳性/HER-2阴性患者则最低。而在不同亚组的对比中，pCR与预后的相关性存在差异，例如：虽然Luminal A型患者的pCR率在4个分型中是最低的，但长期疗效最佳。

2012年的SABCS会议上的另一项有关年轻乳腺癌患者新辅助化疗的研究则同时关注了年龄和分子分型对新辅助化疗的影响。该研究发现与中年(36～50岁)和老年(≥51岁)乳腺癌患者相比，≤35岁的年轻乳腺癌患者三阴性亚型的比例更高，也更易获得

pCR（青年至老年组的pCR率分别为23.6%，17.5%，13.5%，$P<0.0001$）。进一步分析不同亚型乳腺癌患者中，年龄以及近期疗效（pCR）和远期疗效（DFS）的相关性发现，年轻女性中HR阳性/HER-2阴性（Luminal A型）患者获得pCR者预后更好。因此建议非常年轻的HR阳性/HER-2阴性患者应考虑接受（新）辅助化疗。

Eleftherios Mamounas博士在2014年乳腺癌讨论会（BCS 2014）报道了关于CTNeoBC荟萃分析的进一步研究，该项回顾性分析显示：将肿瘤的亚型、手术的类型和病理缓解三种独立因素联合考虑，可以使新辅助化疗后的乳腺癌患者治疗前的肿瘤分期对局部复发（locoregional recurrence，LRR）的预测作用的影响最小化。此项研究纳入患者的年龄的中位数为49岁，61%的患者肿瘤分期为T_2期，47%的患者未累及淋巴结，对5252位患者的5年累计分析发现，LRR率为8.8%，HER-2阳性、HR阴性的乳腺癌亚型患者（n=709）的LRR率最高（14.8%）。另外，三阴性乳腺癌患者（HR-/HER-2阴性）的LRR率为12.2%。行乳腺肿瘤切除术的患者，LRR率为7.8%，而行乳房切除术的患者LRR率为10.4%。对于乳房肿瘤切除术的患者而言，复发的最有预测作用的因子是HR阴性、HER-2阳性亚型，其风险比为7.90（$P<0.0001$）。在乳房切除术组，病理完全缓解状态是最具预测作用的因子，其风险比为3.88（$P<0.0001$）。

2014年ASCO大会上的乳腺癌口头报告中，有一项AVATAXHER Ⅱ期试验（EUDRACT 2009-013410-26）评估了T+多西他赛（D）新辅助治疗中添加贝伐单抗（B）是否能改善实现病理学完全缓解可能性较低的肿瘤［根据一个T+D疗程后FDG肿瘤摄取的相对变化（ΔSUV］预测）的病理学完全缓解率。纳入18岁以上，$T_{2/3}$分期，$N_{0/1}$ HER-2^+ BC患者，接受两个T（8mg/kg，之后6mg/kg）+D（100mg/m^2）疗程治疗（三周一个疗程）。1和2疗程间PET值≥70% ΔSUV的患者再接受4个疗程以上的T+D治疗，1个疗程的T治疗，之后进行手术（标准组）。那些ΔSUV<70%的患者按2∶1的比例随机分配接受4疗程的T+D+B（15mg/kg；a组）或T+D（b组）治疗，之后都接受一个疗程的T治疗和手术治疗。主要终点指标是手术时的pCR率。对有关pCR率的ΔSUV阳性（PPV）和阴性预测值（NPV）以及安全性也进行了研究。研究结果显示：26个试验点招募了152例患者（10例终止预治疗；ITT=142）。标准组37/69（53.6%）的患者达到pCR，a组和b组分别为21/48（43.8%）及6/25（24.0%）。激素受体-ve/+ve患者的pCR率分别为：69.0%/42.5%（标准组），57.9%/34.5%（a组）和40.0%/13.3%（b组）。共有133例患者接受保守手术治疗。标准组保守手术患者占手术患者的84.8%，a组占67.4%，b组占62.5%。未进行B治疗的患者中，一个疗程后的ΔSUV可预测pCR，PPV为52.9%，NPV为75%。FDG-PET预测能达到缓解的患者组、贝伐单抗组和不含贝伐单抗组中3级或4级不良反应发生率相似，最常见的是中性粒细胞减少（6%、11%、12%），发热伴中性粒细胞减少（1%、6%、4%），和肌肉痛（6%、0、4%）。严重不良反应的发生率分别为6%，21%和4%。试验过程中未出现死亡病例。研究者总结，HER-2阳性乳腺癌患者中，早期应用PET评估可以协助发现对多西他赛+曲妥单抗方案新辅助治疗不敏感的患者。在这些患者中，增加贝伐单抗可以提高达到病理完全缓解的患者的比例。PET的新作用和贝伐单抗的疗效需要在大样本的Ⅲ期试验中加以验证。

现有的证据尚不支持仅依赖于pCR作为的DFS和OS的替代终点，选择新辅助化疗方案应以已知的化疗疗效及分子分型进行个体化选择。对于恶性程度高的乳腺癌，如三阴性、HER－2阳性型、Ki－67指数高的乳腺癌，pCR具有预测预后的意义，这类患者的新辅助化疗应追求pCR，若患者无希望获得pCR，应尽早手术，避免无谓的方案调整或疗程延长；其次，对于恶性程度较低的乳腺癌，如Luminal A、Luminal B（HER－2阳性）乳腺癌，新辅助化疗时应根据疗效及时调整治疗方案，不宜追求pCR。另外，对于HER－2阳性的乳腺癌，已有充分证据证实新辅助化疗应与靶向药物联合，以期获得更高的pCR率。未来应以不同的分子亚型设计相应的临床试验，以期更加确切的选择合理的新辅助治疗方案。

第八章　乳腺癌放射治疗

第一节　乳腺癌放射治疗进展概况

多学科综合治疗已成为近年来乳腺癌治疗的主流。放射治疗是综合治疗的重要组成部分，对提高乳腺癌局部 - 区域控制率和总体存活率有重要作用。在各期乳腺癌的综合治疗中，正确、合理地应用放射治疗已有明确的共识和规范。但是，也有一些争议有待进一步的临床研究来解决。

一、早期乳腺癌改良根治术及全身治疗后，淋巴结转移 1 ~ 3 枚患者的术后放射治疗

目前多数学者认为乳腺癌术后普遍接受辅助性化疗或内分泌治疗的前提下，术后放射治疗(PMRT)主要适用于局部和区域复发(LRR)高危(25% ~40%)的患者，即 T_3 期或≥4 枚腋窝淋巴结阳性患者或 1 ~3 枚淋巴结阳性但腋窝淋巴结检测不彻底者；而 1 ~3 枚淋巴结阳性、腋窝淋巴结检测彻底者是否也应行术后放射治疗尚须进一步评价。

对 1 ~3 枚腋窝淋巴结转移的 T_1、T_2 期乳腺癌患者，不做放射治疗的局部区域复发率为 6% ~13%。对这部分患者加做 PMRT 存活率获益是有限的。但有 3 项随机分组研究得出的结果与此不同。文献研究发现对于 1 ~3 枚腋窝淋巴结转移患者，PMRT 可降低 LRR 发生率(从 27% 降为 4%)，并可提高 15 年总体存活率(从 48% 提高到 57%)。British Columbia 研究发现，PMRT 对 1 ~3 枚腋窝淋巴结转移患者未放射治疗组和放射治疗组的 20 年总体存活率分别为 50% 和 57%(RR =0. 76)。根据这 3 项随机研究的结果认为对 $T_{1\sim2}$期，1 ~3 枚腋窝淋巴结转移的乳腺癌患者在根治术及辅助性化疗后应作 PMRT。但是这 3 项随机研究都存在一个共同的疑点，即未作 PMRT 患者的 LRR 发生率明显高于文献中其他大中心报告的结果。British Columbia 研究组(n = 183)报道 10、15 年 LRR 发生率分别为 16% 和 33%。Danish 82b 研究(n = 1061)的复发率为 30%，Danish 82c 研究(n =794)的复发率为 31%。这 3 组患者复发率高的原因可能与患者腋窝淋巴结清扫不彻底有关，PMRT 弥补了由此引起的对存活率的影响。Smith 等根据美国 SEER 资料对 1988—1995 年 2648 例 $T_{1\sim2}$期、1 ~3 枚腋窝淋巴结转移的乳腺癌患者行 PMRT 的疗效分析(中位随访期 8. 1 年)，结果显示：对 1 ~3 枚腋窝淋巴结转移组不行 PMRT 的 5 年和 10 年总体存活率分别为 78% 和 57%，行 PMRT 者分别为 78% 和 59%(P =0. 9)；不行 PMRT 者肿瘤特异存活率分别为 84% 和 71%，行 PMRT 者分别为 83% 和 73%(P =0. 9)；结论为对 $T_{1\sim2}$期、1 ~3 枚腋窝淋巴结转移的乳腺癌患者行 PMRT 对存活率无影响。鉴于

目前对该类患者是否行辅助放射治疗存在的争议，Truong 等认为非常有必要开展进一步临床试验，以明确 PMRT 是否能提高该类患者的总体存活率。

目前的对策是寻找预测 LRR 的预后指标。Cheng 等报道 2002—2007 年 1545 例乳腺癌的多因素回归分析结果，认为雌激素受体(ER)、淋巴血管浸润(LVI)、年龄和腋淋巴结转移数为 4 个影响 LRR 的主要因素。对于 1 ~3 枚腋窝淋巴结转移者，如无其他预后不良因素，可不行术后放射治疗。

以分子生物学检测判定 LRR 高危患者。Kvndi 等报道了 DBCG 82b 及 82c 研究中 PMRT 疗效与 Rec 及 HER -2 状态的关系，未行放射治疗患者 15 年 LRR 发生率 Rec 阳性、HER -2 阴性组为32%，Rec 阳性、HER -2 阳性组为48%，Rec 阴性、HER -2 阴性(三阴组)为 32%，Rec 阴性、HER -2 阳性组为 33%。放射治疗组中 Rec 阳性、HER -2 阳性或阴性组为 3%，三阴组为 15%，Rec 阳性或阴性、HER -2 阳性组为 21%。提示三阴组患者和 Rec 阴性、HER -2 阳性患者行 PMRT 时受益较少。王淑莲等报道乳腺癌 ER 和孕激素受体(PR)及 HER -2 对改良根治术后腋窝淋巴结阳性乳腺癌放射治疗疗效的影响。有学者回顾性分析了中国医学科学院肿瘤医院 2000—2004 年 437 例患者在乳腺癌根治术及化疗后放射治疗的疗效。全组患者分为 4 个亚组：Rec 阴性、HER -2 阴性组，Rec 阴性、HER -2 阳性组，Rec 阳性、HER -2 阳性组，Rec 阳性、HER -2 阴性组。中位随访期 48(5 ~92)个月。结论为不同分子亚型乳腺癌的根治术后高危乳腺癌患者均能从术后放射治疗中获益。

上述研究结果均提示，乳腺癌患者在根治术及化疗后作 PMRT 时，不同分子亚型患者均能受益，只是在程度上有差异。综上所述，目前认为根治术及化疗后 $T_{1\sim2}$期，1 ~3 枚腋窝淋巴结转移者需结合其他危险因素，如年轻、LVI 阳性、淋巴结转移 3 枚、三阴性、原发病灶直径 4cm，或有皮肤、乳头侵犯时也属高危患者须行 PMRT。

二、乳房重建术后放射治疗

2009 年美国有 192 370 例女性乳腺癌，其中约有 1/3 患者须行全乳腺切除术。我国仍有约 80% 的乳腺癌患者行全乳腺切除术。全乳腺切除术的负面影响为使患者有畸形和伤残的感觉，易有焦虑和压抑感。近年来随着乳腺外科和整形外科技术的发展，全乳腺切除术或保留皮肤的全乳腺切除术和乳房重建术的应用日益广泛，成为乳腺癌治疗的一个新趋势。文献报道全乳腺切除术后乳房重建术并不影响肿瘤治疗的疗效。Stockham 等报道 Cleveland Clinic 2000—2007 年对 652 例淋巴结转移阳性、非炎性乳腺癌行改良根治术、假体(TEI)或自体乳房重建术(IAR)的疗效，结果显示三组比较疗效差异均无统计学意义。有学者报道复旦大学附属肿瘤医院乳腺科 1999 年 10 月至 2007 年 5 月对 129 例乳腺癌行保留皮肤全乳腺切除术联合即刻自体组织乳房重建术，中位随访期 11(2 ~73)个月，局部复发率为 3.9%，远处复发率为 5.4%，重建乳房可接受度为 86%，认为该治疗方法可安全地用于不适合保留乳房的早期乳腺癌患者。

全乳腺切除术和乳房重建术实质上与根治术的性质是相同的，不少患者须行术后放射治疗，但术后放射治疗对乳房重建术的美容效果及并发症发生率产生明显的不良影响。Senkus - Konefka 等认为用假体行乳房重建的患者，未行放射治疗组美容效果可接受度和并发症发生率分别为 84% (411/489) 和 13% (138/1034)，放射治疗组分别为 43%

(110/255)和50%(165/328)。用自体组织行乳房重建组未行放射治疗的美容效果可接受度未见报道，并发症发生率为18%(293/1599)，放射治疗组美容效果可接受度和并发症发生率分别为68%(221/324)和31%(181/591)。由此可见，放射治疗明显影响重建乳房的美容效果，同时还增加了并发症的发生率。目前乳房重建的方式分为假体植入和自体组织乳房重建两大类，按重建的时间分为即刻乳房重建和延期乳房重建两大类。行自体组织乳房重建时，放射治疗可在重建前或重建后进行。放射治疗不良反应在假体重建组比自体重建组更严重。

如何在保证疗效的前提下，减轻术后放射治疗的不利影响是对放射治疗科医师提出的挑战。Wright 等报道全乳腺切除术即刻植入扩张器后乳房重建，化疗及放射治疗治疗Ⅱ~Ⅲ期乳腺癌的初步结果，术后 8 个月行放射治疗，中位随访期 64(11~122)个月，局部区域控制率为100%，5 年无远处转移存活率为90%，5 年总体存活率为96%，美容效果属佳和良者占 80%，中度包膜皱缩率为 61%。

目前全乳腺切除术或保留皮肤全乳腺切除和即刻乳房重建已成为乳腺癌治疗的新趋势。放射治疗医师对此应予以重视，并对此相关的放射治疗问题进行深入研究，以期取得更好的疗效。

三、保乳术后放射治疗

保乳术后部分乳腺照射的生物学基础是临床上发现保乳术后未放射治疗的患者，乳腺肿瘤复发绝大多数在瘤床附近。远离瘤床的肿瘤复发率在 10% 左右，与放射治疗无关。人们考虑远离瘤床的乳腺癌不是肿瘤复发，而是第二原发癌。早期乳腺癌保乳术后同侧乳腺失败是原肿瘤复发、还是第二原发肿瘤，可以通过克隆分析来准确判断。Mc Grath 报道对 57 例同侧乳腺失败的患者，用 PCR 方法检测 LOH 突变类型。结果发现60% 的病例在克隆上与原肿瘤有关，为肿瘤复发；40% 的病例在克隆上与原肿瘤不同，为第二原发肿瘤。对这部分患者，保乳术后放射治疗是无效的。乳腺癌保乳术后行部分乳腺照射，照射范围为全乳腺到 1 个象限，疗程为 1~7 周。部分乳腺短疗程照射的优点为方便患者，减少对肺、心脏及大血管的照射剂量，可以保护正常组织如心、肺、胸壁及对侧和部分同侧乳腺，提高美容效果。目前有很多的Ⅱ期临床研究，患者选择均为早期、原发肿瘤小、腋窝淋巴结转移数少、同侧乳腺与肿瘤相比要足够大。结果均显示同侧乳腺的肿瘤复发率很低，美容效果非常好。

保乳术后部分乳腺照射有 4 种主要方法：①瘤床区组织间插植后装治疗；②体外三维适形放射治疗；③Mammo Site 后装治疗；④术中放射治疗。术中放射治疗在保乳手术时做一次照射，可用电子束治疗(Mohetron)，也可用低能 X 线照射(Intraheam)。

Vaidya 等主持了 TARGIT-A 研究，该研究涉及 9 个国家 28 个中心，共纳入病例3451 例，中位随访 2.4 年，术中放射治疗采用 50Kv X 线，瘤床表面单次剂量为 20Gy。对有高危因素的患者，术中放射治疗后再行外照射补量。术中放射治疗组和全乳外照射组 5 年局部复发率分别为 3.3% 和 1.3% ($P=0.042$)，差异无统计学意义。术中放射治疗组毒副反应比全乳照射组低。从 TARGIT-A 的试验结果看，保乳治疗后用术中放射治疗的技术做部分乳腺照射有其独特的优势，受到学界的好评，但其随访时间还短，远期效果还有待观察。

第二节　乳腺非浸润性癌的放射治疗

一、乳腺小叶原位癌

乳腺小叶原位癌(Lobular Carcinoma in situ)起源于乳腺上皮细胞的非浸润性乳腺癌。1941 年 Foote 和 Stewart 首先采用了“小叶原位癌”这一名称。1978 年 Haagensen 提出将小叶原位癌与小叶不典型增生合称为“小叶瘤”。LCIS 并不十分常见，但是近年来随着大规模乳腺癌普查的进行，本病的检出率也在不断地提高。鉴于本病具有多中心性，双侧性的发病倾向，且可演变成浸润性乳腺癌，而止在引起人们的关注。

LCIS 在 40 ~ 50 岁的妇女中最为常见(绝经后妇女的 LCIS 低于 10%)。LCIS 好发于左乳，多在乳房上象限内。激素在 LCIS 的流行病学中占有特殊重要的地位，年轻及绝经前妇女患 LCIS 一般均与激素作用有某种关系。

本症特有的显微镜下所见为其诊断标准。小叶的正常解剖结构发生一种“突发和破裂型细胞学改变”——一种独特的细胞散乱增生。这种细胞含有淡薄的嗜酸胞质，偶见空泡，边缘不清，有大而圆且极相同的核。小叶上皮细胞排列紊乱。

LCIS 的治疗主要取决于是否合并有导管原位癌(DCIS)或浸润性病变。如果合并有其他成分，则应该根据病理中占主要地位的成分来处理乳腺肿瘤，而可以忽略 LCIS 的存在。Moran 报道有无 LCIS 成分的患者 10 年总生存率、无远处转移率、无同侧乳腺复发率等均无统计学差异。Sasson 等观察了 65 例合并 LCIS 成分和 1274 例无 LCIS 成分的患者，前者中 15 例出现同侧乳腺肿瘤复发(IBTR)，而后者中有 5% 出现 IBTR。同时，学者发现年龄 <50 岁，肿瘤 <2cm，伴发浸润性导管癌，腋淋巴结阳性，以及缺乏系统治疗等为发生 IBTR 的高危因素。应采取内分泌治疗或者更为积极的治疗方式。

如果 LCIS 为单一病理成分，则治疗方式的选择在逐渐的变化。当 LCIS 初次为人们所认识时，她的特性并不为人所熟悉，因此常采用乳房切除术来进行治疗。随着人们对本病的自然病史的逐渐认识，肿瘤切除术也成为常用的治疗方式。NSABP 在 12 年中随访了 182 例接受了乳腺肿瘤切除术的患者，发现 IBTR 为 14.4%，而对侧乳腺复发率(CBTR)为 7.8%。在同侧乳腺复发的肿瘤中，9 例为浸润性癌，17 例为非浸润性癌。虽然对侧乳腺肿瘤复发的概率要明显小于同侧乳腺，但是其浸润性癌的比率与同侧相类似。目前尚没有关于采用放射治疗疗法来治疗 LCIS 的报道。

二、乳腺 Paget's 病

乳腺 Paget's 病(Paget's disease of the breast)，主要表现为乳头 - 乳晕区的癌呈湿疹样改变，故又称湿疹样癌，占原发性乳腺癌的 1% ~3%，并有 67% ~100% 的病例同时伴有实质内乳腺癌。本病女性多发生于绝经后，50 ~ 60 岁为发病高峰期，在男性中也有报道。

Paget's 病的病理特征是 Paget's 细胞的存在。其表现为圆形或椭圆形，胞质丰富，细胞核大而圆，细胞体积相对较大的恶性肿瘤细胞，细胞界限清晰、无角化现象，胞质及胞核染色较淡，核分裂象易见，核仁清晰。

Paget's 的临床表现为皮肤瘙痒、脱屑、糜烂、乳头溢液、结痂伴红肿灼痛，在乳晕下可扪及肿块，甚至乳头内陷、腋窝淋巴结可肿大或转移，往往和导管癌或其他浸润癌伴发。

目前临床上对于 Paget's 病的最佳治疗方案仍未有定论。对于合并肿块的乳腺 Paget's 病患者，由于伴发浸润性癌灶、多中心病灶及淋巴结转移的概率较大，且预后差，故常采用改良根治术治疗。而对于没有合并肿块，乳腺钼靶摄片结果阴性的乳腺 Paget's 病患者，有人主张可以实行保乳手术联合术后放疗的治疗方式，但是由于病例数较少而并没有成为标准治疗方案。单纯保乳手术治疗 Paget's 病是失败的，局部复发率为 25% ~40%，而 Polgar 等报道了 33 名 Paget's 病患者单纯采用锥形切除的随访结果，中位随访时间为 6 年，有 11 例(33.3%)患者出现局部复发，5 年局部复发率为 28.4%。

单纯放疗治疗 Paget's 病的方法也得到了成功的报道。19 例无肿块的患者中 16 例得到了局部控制，中位随访时间为 63 个月。然而，这种方法并没有得到广泛的采纳，其原因是病变范围的不确定性导致了靶区确定和剂量给予的困难。

局部手术切除联合术后放疗是目前最为成功的治疗手段。Marshall 等报道 36 例未触及肿块和 X 线未见致密影的乳腺 Paget's 病患者，均行局部切除术联合术后全乳放疗(中位剂量 50Gy)和瘤床补量，术后 5、10 年总生存率分别为 91% 和 83%。Kawase 等对 104 例乳腺 Paget's 病患者中的 92 例(88.5%)行全乳房切除术，12 例(11.5%)行保乳手术，然后行单变量分析，在整体生存率、疾病相关生存率和无复发生存率等三方面，不同手术类型之间比较并无统计学差异。因此保乳手术联合术后全乳放疗也成为乳腺 Paget's 病的另一种治疗选择。尽管 Paget's 病的临床、病理和治疗方式等影响因素很多，但是统计学上有意义的预后影响因素仍难以确定。

三、导管原位癌(ductal carcinoma in situ of the breast, DCIS)

导管原位癌是乳腺导管小叶系统内恶性上皮细胞的一种增生，并且在显微镜下看不到通过基底膜浸润到周围基质的迹象。20 世纪 80 年代以前，导管原位癌的检出率很低，只占乳腺组织活检的 1.4% 和全部乳腺恶性肿瘤的 5%。随着乳腺 X 线摄影技术的普及以及人们对于其病理学性质认识的不断深化，导管原位癌的发病率显著上升，从 1983 年报道的 4800 例上升到 2003 年的 50000 例，短短 20 年内增长了 10 倍。

乳腺 X 线摄影在导管原位癌的早期检测中起到了重要的作用，它为疾病的早期干预提供了可能。导管原位癌的典型影像学特征为微小钙化灶，89% ~98% 的病例都存在这一特征。72% ~76% 的病例表现为单纯的微小钙化灶，另有 12% 的病例表现是微小钙化灶合并其他异常表现。目前关于超声、数字乳腺 X 线摄影、核磁等在导管原位癌的诊断中谁占有更突出的地位还没有定论，而乳腺 X 线摄影是一种可信而高效的诊断方法，对外科治疗手段的选择具有指导意义。

导管原位癌在传统上按照形态学分为 5 个经典的亚型，即粉刺型、实体型、筛状型、乳头型和微乳头型。1997 年举行的国际会议建议导管原位癌的分型系统应反映和预测局部复发的可能、乳房切除术的风险以及浸润性癌转归的可能性和明确的乳腺癌死亡率。

同时建议导管原位癌的病理学描述应包括以下几项特征：核分级、粉刺样坏死、钙化灶和结构亚型，还推荐几种附加的特征应出现在病理学报告中，包括手术切缘状态和病灶范围等。

在导管原位癌的治疗上，乳房切除术是最初应用的治疗手段，其对导管原位癌的控制率接近100%，而肿瘤的特殊死亡率小于4%。然而乳腺的X线摄影技术的应用改变了人们认为导管原位癌是进展性、浸润性病变的观点，转而认为它是一种早期的局限性病变，因此目前多采用保乳治疗的方式。只有当病变为多中心或弥漫性，患者无法接受放射治疗，局部肿瘤切除术后美容效果达不到要求以及保乳治疗后复发的情况下，才考虑采用乳房切除的手段。

标准的保乳治疗疗程由原发病灶手术切除（手术切缘阴性）联合全乳放射治疗组成。回顾性分析保乳治疗结果显示5年生存率接近100%，局部控制率85%～95%，而多个前瞻性随机对照试验完整的评价了术后放疗在DCIS保乳治疗中的地位。在NSABP B－17试验中，全部84名DCIS患者在接受了乳腺肿瘤切除术后随机分为术后放疗组和对照组。在总共12年的随访期间，对照组的乳腺肿瘤复发率是31.7%，而放疗组为15.7%，$P<0.000\,005$。大多数的肿瘤复发是在肿瘤切除部位附近，中位的复发时间是36个月。

1996年，EORTC完成了他的临床随机对照实验10 853，这个试验评价了术后放疗在DCIS治疗中的地位。共有500名患者进入了单纯肿瘤切除组，502名患者进入肿瘤切除加放疗组，所有患者的手术标本均经病理证实为切缘无肿瘤。放射治疗技术为全乳切线野照射50Gy/25次，不建议进行局部补量，其中只有5%的患者接受了瘤床的补量。在所有入组的患者中，21%的肿瘤可触及，72%的肿瘤不可触及，另有7%的患者仅表现为乳头溢液。在4.25年的随访中，单纯手术切除组有16%的患者出现局部复发，而肿瘤切除加放疗组的复发率是9%，同时放疗组的局部复发时间较无放疗组明显延长（$P=0.005$）。该试验在对肿瘤复发的危险因素进行评价时发现，即使加入了放射治疗，在某些亚组的局部复发率仍维持在15%～20%，例如高度的核分级、粉刺样坏死、临床可触及病灶、复杂的或不明确的手术切缘状态以及患者年龄<40岁等。

进行肿瘤复发危险因素评价的目的是为了确定哪些患者适合进行保乳治疗，哪些患者适合进行乳房切除，同时筛选哪些患者可以考虑仅接受肿瘤切除术，而无须进行放疗。多个中心的随机对照试验研究已经将肿瘤大小、粉刺样坏死、核分级、发病年龄小和手术切缘状态确定为与复发相关的危险因素。大量的研究结果显示，对于小于40、45或50岁的年轻女性患者的局部复发率明显提高，因此在决定是否采用保乳治疗时应考虑年龄的因素。这种局部复发的高风险是否可以采用提高局部瘤床的剂量或者扩大手术切除的范围来抵消目前尚未肯定，然而，在所有的病例中放射治疗均降低了复发的风险，只有当通过乳房X线摄影表现确定病变为弥漫性以及无法获得阴性的手术切缘时，乳房切除术才是合适的治疗手段。

当患者不存在上述这些高危因素时，人们考虑是否可以尝试一些更加保守的治疗方式，例如单纯的肿瘤广泛切除或肿瘤切除加部分乳腺加速放疗（APBI）。虽然回顾性分析认为这些治疗方式是有效的，但是仍然缺少正规临床试验的证实。目前RTOG和NSABP正在进行相关的Ⅲ期临床对照试验，其结果可为临床提供有力的证据。

总之，DCIS是一种非侵袭性的肿瘤，保乳治疗可以被认为是一种标准的治疗方式，而部分乳腺的治疗(例如广泛切除和局部切除加部分乳腺照射)也是有其价值的。当患者准备采用标准的保乳治疗时，应通过临床检查和乳腺摄影的表现来证实其的确是单中心病变，这一点非常重要。一个成功的肿瘤切除术，应获得一个阴性的手术切缘以及可接受的美容效果。术后的放射治疗应对整个乳腺进行切线野照射，总剂量是46～50Gy，单次剂量1.8～2.0Gy。如果对瘤床进行电子线照射补量，那么照射野应覆盖瘤床以外2cm，总剂量应达到60～66Gy。

第三节　局部早期乳腺癌($T_{1\sim2}$)的放射治疗

放射治疗是治疗乳腺癌的主要组成部分，是局部治疗手段之一。10余年来，早期乳腺癌以局部切除为主的综合治疗日益增多，疗效与根治术无明显差异，保乳治疗已成为Ⅰ、Ⅱ期乳腺癌的主要治疗方法。放射治疗是乳腺癌保乳综合治疗中一个不可缺少的组成部分。乳腺癌放射治疗的新趋向为“精、小、快”。“精”是指精确确定放射治疗在综合治疗中的作用；“小”是指放射治疗的范围缩小，保乳术后放疗时部分乳腺照射受到重视；“快”是指低分割放疗的应用。保乳手术后行放疗不仅可以降低局部复发和全身转移率，而且可以降低死亡率，因此，术后放射治疗很关键。

一、乳腺癌保乳术后全乳照射

全乳放射治疗作为保留乳房治疗技术的一部分，技术上包括术后全乳大野照射45～50Gy/4.5～5周。保留乳房治疗的最佳放疗方法是常规分割放疗(2Gy/d，5次/周)。延长放疗时间的方法，使乳腺复发率增加(26%～28%)。乳照射总量完成后是否有必要进行瘤床缩野追加放疗尚有争议，是否给予，应由外科医生与放疗科医生共同讨论决定。考虑的因素有：原发肿瘤的大小、乳腺肿瘤的手术范围、是否有组织学局部复发的高危因素等。术后放疗一般应尽早开始。对于术后放疗能明显减少局部复发，不需要全身化疗的低危患者，最迟不超过术后8周，否则会影响局部控制率和远期生存率。研究发现放疗延迟即出现死亡增加的趋势，超过20周时，5年生存率明显降低。但也有学者认为适当延迟术后放疗开始的时间并不会发生肿瘤细胞的加速增生，Vujovic等在568例淋巴结阴性、无辅助化疗的保乳术的患者中发现放疗延迟至16周，5年和10年局部复发率及死亡率并没增加。对腋淋巴结阳性或高危患者需行辅助化疗者，可先给短程化疗后再放疗，放疗结束后再继续完成预定化疗周期。

1. 剂量分割方式　乳腺癌患者最常用的术后放疗剂量为50Gy，每周5次，每次2Gy。而每次>2Gy的大分割放疗可以缩短放疗疗程，使患者尽快完成放疗的同时，节省医疗资源。加拿大McMaster大学Whelan的前瞻性随机研究显示，接受加速大剂量分割全乳照射或常规放疗的乳腺癌患者，常规全乳照射方案为5周内25次照射，总剂量50Gy。既往部分研究显示，3周内15～16次给予40～44Gy的方案，局部复发率和放疗不良反应发生率更低。Whelan 等从加拿大 10 家肿瘤中心入组 1224 例浸润性乳腺癌患者，比较了 22 天、16 次给予 42.5Gy 的加速大剂量分割全乳照射方案与常规方案的效果。5 年结果显示，两组局部复发率均为3%，美观性预后也相似。本次 Whelan 报道了随访 12 年的研究结果：加速大剂量分割全乳照射组与常规放疗组患者的 10 年复发率(6.2% vs 6.7%)和美观性预后(美观性为良或佳的患者比例，69.8% vs 71.3%)均相似。两组均未发生 4 级皮肤溃疡或软组织坏死。研究者指出，与单纯保乳手术相比，术后全乳照射可显著降低乳腺癌死亡风险，但 30% 的保乳手术患者并未接受放疗，不方便和费用高是重要原因。将更加便利、费用更低的短程放疗方案作为一种治疗选择，将使更多保乳手术患者愿意接受乳腺放疗。

最近研究发现行全乳大分割放疗(HF－WBI)对于大多数早期乳腺癌患者有效。目前多项研究表明，行保乳术后全乳放疗降低了肿瘤复发风险并改善了患者生存。大多数研究采用每天 1 次放疗，总疗程为 7 周的全乳常规分割放疗(CF－WBI)模式。尽管常规分割方式有效，但这种治疗方式有许多缺点，包括长时间治疗带来生活不便、高额医疗费用、对身体健康的直接损害等。大分割是全乳放疗中的一种方式，通过增加每次放疗的剂量从而减少总放疗次数，因此患者能在 4 周或更少的时间内完成放疗。一些研究表明，与常规放疗相比，对于特定患者行大分割治疗后，在局部控制及生存方面无显著差异。指南指出了接受 HF－WBI 和 CF－WBI 疗效相当的早期乳腺癌患者适应标准包括：年龄≥50 岁；$T_{1\sim2}N_0$ 分期；没有接受化疗；接受相对均匀一致的放疗剂量；放疗设野能避开心脏。

Whelan 等发表的乳腺癌保乳术后大分割照射后长期随访结果显示，无论从局部肿瘤复发率或是乳房美容效果看，大剂量低分割全乳照射(HF－WBI)与常规剂量分割全乳照射(CF－WBI)均是等效的。该研究为大样本随机分组研究，共入组 1234 例 $T_{1\sim2}N_0M_0$ 保乳患者，随机分为 CT－WBI 组(50Gy/25f/35d)和 HF－WBI 组(42.5Gy/16f/22d)。结果随访 10 年，两组的局部复发率分别为 6.7% 和 6.2%，乳房美容效果优良率分别为 71.3% 和 69.8%。

一项大规模，长达 10 年之久的随机对照研究，TARGIT－A，一种短期、简便治疗乳腺癌的新方法，研究显示术中给予一次大剂量照射不劣于长周期的术后常规分割照射疗效。在针对乳腺癌的术中放疗的 TARGIT(targeted intraoperative radiotherapy)研究中，放射治疗照射靶区仅为手术瘤床。研究发现该疗法在预防乳腺癌复发上与照射整个乳腺是等效的，纳入标准：年龄≥45 岁，早期浸润性乳腺癌，适合保乳治疗的患者。

2. 瘤床加量　大多数乳房保留治疗的放射治疗原则包括对肿瘤床追加部分剂量以提高局部控制率。EORTC 随机分组研究了 5130 例乳腺癌患者，全乳放疗后，加照瘤床复发率为 4.3%，不照瘤床复发率为 7.3%，两者间有显著性差异。但 EORTC 22 881 研究表明，瘤床加量组和对照组之间局部复发率的差别随年龄的增加而减少，提示瘤床补量的意义主要在于年轻和切缘阳性或接近阳性的患者。

传统瘤床局部加量放疗通常采用电子线外照射或低剂量率的组织间插置放疗。目前多采用简单易行的电子线照射。

二、乳腺癌保乳术后部分乳腺照射

保乳术后放疗患者，44% ~85%的局部复发发生在原发肿瘤瘤床及其邻近，因此近年来有些学者提出保乳手术后不需要做全乳腺照射，而对原发病灶所在的象限照射，即术后仅行加速部分乳腺照射（accelerated partial breast irradiation，APBI）。

Hannoun - Lev 等分析近几年有关 APBI 的报道，结果显示 APBI 治疗后乳腺内局部复发率为0 ~4.4%。此外，APBI 缩短了疗程（约5天），降低了治疗费，并有快捷方便等优势。目前 APBI 作为 WBI 的替代模式已经成为乳腺癌放疗研究的热点之一。

APBI 的类型包括组织间插置放疗（interstitial brachytherapy，IBT）、气囊导管腔内近距离放疗（balloon intracavity brachytherapy，BIBT）、三维适形放疗（3 - dimensional conformal radiation therapy，3DCRT）或调强放疗（intensity modulated radiation therapy，IMRT）。它们的共同点是在较短的时间内给予部分乳腺较高的照射剂量。

1. 组织间插置放疗　目前 IBT 用于 APBI 仍处于探索研究阶段，尽管多数文献报道 IBT 对局部肿瘤的控制满意，但其毒副反应与并发症及美容效果是必须关注的。有报道 IBT 治疗后1 ~2级不良反应的发生率为22%，需要手术治疗的3级并发症发生率为8%，主要为脂肪坏死。其他对美容效果影响比较明显的并发症为乳房纤维化和毛细血管扩张等。

组织间核素近距离放射治疗（brachytherapy）是指将封闭型放射源置入到肿瘤组织治疗肿瘤的一种方法。近年来 ^{125}I 或 ^{103}Pd 也逐步应用于乳腺癌等恶性肿瘤的治疗。适应证：未经过治疗的原发癌；局部或区域性肿瘤的延伸扩散病灶，特别是累及重要组织，难以手术切除者；病灶较孤立的复发性或转移性肿瘤；外放疗后病灶局部残留。

2. 气囊导管腔内近距离放疗　BIBT 是通过 Mammo Site 放疗系统完成的。Mammo Site 放疗系统由一球形气囊和双腔导管组成，并通过一小孔于后装机相连，可将 ^{192}Ir 源置入中心腔管。BIBT 实施的时间多为术中同步，肿瘤切除后，即把气囊置入腔体。剂量分割方式为每次3.2 ~3.5Gy，2次/天，间隔6小时，共治疗5天，总剂量32 ~35Gy。靶区为气囊球体表面外1cm。首次报道了其用 MSB 实施 APPI 治疗的12例患者的初步结果并对 MSB 的剂量学特点进行了分析。目前确定靶区的观点比较统一，即气囊球体边缘外扩1cm 作为计划靶区（PTV）外边缘，其容积减去气囊容积即为 PTV。剂量计算的处方剂量点选在 PTV 的外边缘上，如果考虑到气囊对术腔边缘乳腺组织的挤压效应，MSB 处方剂量所包括的乳腺组织与 IBT 处方剂量所包括的乳腺组织的范围相当，即术腔外1.6cm。

3. 3DCRT 和 IMRT　全乳照射时，由于乳腺上下部外形的变化，导致乳腺不同部位的靶区剂量不均匀。3DCRT 实施 APBI，可很好改善乳腺内靶区剂量分布的均匀性，而减少肺和心脏照射体积和剂量。Vicini 等报道了31例采用3DCRT 的研究结果，94%的患者用银夹标出了术腔的轮廓，9例 CTV 外扩1cm，22例为术腔外扩1.5cm，PTV 为 CTV 外扩1cm：剂量分割，6例34Gy，25例38.5Gy，分10次完成，2次/天，间隔6小时，连续5天。中位随访10个月，其中4人超过2年，6人超过1.5年，5人超过1年，在随访的最初4 ~8周内，19例出现1级毒性反应，3例2级。美容效果满意度为100%。

尽管 IMRT 显示出诸多优势，但各病例观察时间尚短，疗效有待确定。在3DCRT 和

IMRT 实施 APPI 的过程中，靶区的确定是相当重要的环节，也是目前最不确定的因素之一。作为 BCT 的第一步，外科医师对靶区确定的影响是不可忽视的。肿瘤周围正常乳腺组织切除的范围、术腔的处理方式及银夹的放置都是实施 APPI 中 CTV 确定的参考因素。

乳腺癌保乳术后采用 APBI 治疗有一定的优点，使疗程缩短，减少了不良反应，解决了放疗与化疗在时间上的矛盾，并在一定程度上减少了治疗费用等，但是尚缺少长期的实验结果，尤其是缺少Ⅲ期临床试验的数据，所以目前并不能认为它等同于全乳放疗。故 APBI 的地位仍然有待于进一步确认。

放射治疗在早期乳腺癌的治疗中占有重要地位，随着放射治疗新技术的应用，进一步提高放疗的治疗增益比，改善靶区剂量分布的均匀性，使正常组织的受量进一步减少，在提高局部控制率和长期生存率的基础上，更加重视生存质量及美容效果。

第四节　局部晚期乳腺癌（$T_{3\sim4}$）术后辅助放射治疗

NCCN 对局部晚期乳腺癌（LRABC）的定义是指 AJCC 分期中Ⅲ期乳腺癌患者即乳腺和区域淋巴引流区有严重病变，但尚无远地脏器转移的一组病变。包括ⅢA（$T_0N_2M_0$，$T_1N_2M_0$，$T_2N_2M_0$，$T_3N_1M_0$，$T_3N_2M_0$），ⅢB（$T_4N_{0\sim2}M_0$），ⅢC（任何 TN_3M_0）。

局部晚期乳腺癌疾病特点：①局部侵犯严重，很多不能立即手术。局部复发率高，放疗一般为常规；②全身性转移危险极大生存率低，全身性治疗极为关键，都可以建议新辅助化疗；③病情相差悬殊研究结果间差别大。治疗方法千差万别，难以统一。

一、放射治疗原则和适应证

术后放射治疗原则：在术后化疗后放疗可提高局部复发风险在 25% ~30% 的乳腺癌患者的总生存率。多个研究证实 T_3、T_4 及腋窝淋巴结阳性≥4 个患者具有此风险水平；T_1N_0、T_2N_0 患者由于术后复发风险低，不会从放疗中获益；而Ⅱ期乳癌患者术后 1 ~3 个淋巴结阳性是否也从术后放疗获益，目前无确切的答案，尚需更多的随机试验结果来证实。目前多数学者认为乳腺癌术前术后普遍接受辅助性化疗或内分泌治疗的前提下，术后放疗主要适用于局部和区域淋巴结复发高危患者，即 T_3、T_4 或腋窝淋巴结阳性≥4 个患者，或 1 ~3 个淋巴结阳性但腋窝淋巴结检测不彻底者；而 1 ~3 个淋巴结阳性、腋窝淋巴结检测彻底者是否也应行术后放疗，尚需进一步评价。

按上述原则局部晚期乳腺癌治疗前都属于放疗适应证。其中 T_3N_1 期病变尚可手术，而其余Ⅲ期病变则是不能手术的病变。所以局部晚期乳腺癌除 T_3N_1 外术前均应行首选为含蒽环类（多柔比星、表柔比星）或紫杉类（紫杉醇或多西他赛）的化疗后才可手术。化疗后 CR 率约 20%，其中 1/3 为病理 CR（pCR），PR 亦 50% ~60%，会造成部分患者术后病理报道不满足放疗指征。

Huang EH 等 2004 年发表在 JCO 的一篇有关化疗前Ⅲ ~Ⅳ期化疗后达 pCR 的文章

显示：术后放疗的5年局部复发率为3%远远低于术后不放疗的33%，提示即便化疗后达PCR仍需术后放疗。在Ⅱ期乳腺癌Garg A也有类似的报道。

因此在NSABP B－18试验结论得出之前，我们只能根据以上两个仅有的结果建议所有T_3、T_4及Ⅲ期乳腺癌无论是否化疗后达PCR均应行术后放疗。术后放疗可以显著降低局部区域复发率，而且和降期程度相比，LRABC的初始分期更好地预测了局部复发(LRR)率。

二、放射治疗技术

1. 照射靶区　由于放疗在LRABC中起着十分关键的作用，所以照射野的设计十分重要。Ⅲ期乳腺癌靶区应包括乳腺/胸壁及淋巴引流区(内乳、锁骨上、腋窝)。

乳癌术后放疗时对靶区的确定意见不统一，分歧很大，不同放疗中心所采用的照射野和照射技术也各不相同。

(1)腋窝：早期乳腺癌根治术或改良根治术后，腋窝区控制满意，复发率0～4%，仅占所有局部和区域复发的5%。术后照射腋窝对降低局部和区域复发收益不大，也不增加生存率，还会导致同侧上肢水肿等并发症明显增多，严重影响患者的生活质量，故不建议对腋窝做术后放射治疗。

(2)内乳区：术后是否应行内乳区照射争议仍很大。Fowble等对7组4126名患者的总结表明，内乳淋巴结临床复发率为0～7%，多数试验组并未见到临床复发。Romestaing等的随机分组研究结果显示，加或不加内乳野照射的两组的局部复发率(4%:3%)与远地转移率(17%:20%)均无差异。目前欧洲(EORTC Protocol 22 922－10 925)和加拿大正在进行有关内乳淋巴结放射治疗的随机试验，其结果将对是否应行内乳区放射治疗提供进一步的指导。

(3)锁骨上及腋顶区：术后锁骨上及腋顶区放射治疗目前被大多数人接受。腋窝或内乳淋巴结阳性患者，有17%～43%的锁骨上淋巴结受侵，其复发率为10%～26%，仅次于胸壁。锁骨上区照射后可使其复发率降至1.5%。所以，对腋窝淋巴结阳性，特别是≥4个阳性患者术后应该行腋顶及锁骨上区照射。

(4)胸壁：目前对胸壁照射的观点较为一致：有必要对所有术后放射治疗的乳腺癌患者进行胸壁照射。胸壁复发在局部和区域复发中所占比例最大。

早在1989年Fletcher提出的乳房切除术后放疗靶区确定指引，病变位于外象限、直径<5cm、无腋淋巴结转移者不需术后放疗；病变位于中央区或内象限、直径<2cm、组织学检查无腋淋巴结转移者仅术后照射内乳区；腋淋巴结转移，但转移率<20%，或病变位于中央区及内象限，直径>2cm，照射内乳区、锁骨上区及腋顶区；腋淋巴结转移>20%者，无论原发肿瘤大小及病变位置如何均照射胸壁、内乳区、锁骨上及腋顶；如果腋窝清扫不完全或腋淋巴结>2.5cm或结外受侵，则照射腋窝；肿瘤>5cm及肿瘤侵及皮肤或肿瘤侵及血管及淋巴管也是照射腋窝的相对指征。

美国临床肿瘤学会(ASCO)提出的乳房切除术后放疗指引：局部区域放疗应当包括胸壁、锁骨上及腋顶淋巴结区，如果已行LevelⅠ＋LevelⅡ清扫，全腋窝照射不作为常规建议；就目前内乳淋巴结转移与复发相关的资料，尚无充分的证据可把内乳区的放疗作为规定适应证。年龄、组织学分级、淋巴管累及、激素受体状态、检出淋巴结数目、腋淋巴结包膜外侵犯、切缘状态等因素可能会影响局部区域控制率，但这些因素是否能够成为乳房切除术后局部区域照射的附加条件目前并不清楚。

比较这三种术后局部区域放疗靶区指引可以看出：Fletcher 注重了腋淋巴结转移比例，而其他指引中则以腋淋巴结转移数目作为标准；Fletcher 指引中没有提出胸壁照射与原发肿瘤大小的关系，而其他指引均提出肿瘤≥5cm 作为胸壁照射的指征；Fletcher 指引中内容区照射的指征较宽泛，NCCN 指引给出了内乳区建议照射的指征，而 ASCO 指引则未给出内乳区照射的指征；ASCO 指引中更提出将胸壁、锁骨上区和锁骨下区作为一个局部区域整体的统一靶区。

综上所述，由于绝大多数患者术前行新辅助化疗，所以对 LRABC 术后放疗建议：放疗仍是控制局部和区域淋巴结复发的最有效手段，除 T_3N_1 未行新辅助化疗者放疗靶区应当包括胸壁（保乳术后为全乳，且要局部加强照射）、锁骨上及腋顶淋巴结区。除腋窝淋巴结清扫不彻底外，根治术或改良根治术后不再行腋窝照射。N_3、内乳区病理性转移者、内乳区病转移概率较大者可考虑术后内乳区照射，或可不予内乳区照射，或改进照射技术对内乳区放疗。

T_3N_1 未行新辅助化疗者与上述不同的是当腋窝淋巴结 1～3 个阳性时锁骨上及腋顶淋巴结区建议照射，腋窝淋巴结阴性时锁骨上及腋顶淋巴结区可考虑照射。

2. 照射野及方法

（1）淋巴结解剖位置（表 8－1）。

表 8－1　淋巴结解剖位置

淋巴结区		解剖位置
腋窝 LN	外界	沿着腋静脉的外侧：从背阔肌肌腱到胸肩峰静脉的止点（胸小肌的内侧缘）
	胸侧	在胸部血管外侧附近：沿着胸大小肌的外侧缘
	肩胛下侧	在肩胛下血管和其胸背支附近：沿着肩胛下肌肉的外侧缘
	深面	与胸小肌后的腋血管相关：腋窝的中心
	顶端	腋静脉的前上端：接近胸肩峰静脉的末端到腋顶，位于胸小肌内侧缘的后内侧和锁骨下肌的内下侧；锁骨下干的终止处：沿着锁骨下静脉到与下腔静脉交汇处
锁骨上 LN	内侧	颈静脉链下组：位于颈鞘，特别是位于颈内静脉下段的后外侧，胸锁乳突肌的深面及肩胛舌骨肌肌腱中段（相当于环状软骨的下缘）的下方。颈横淋巴结链的内侧组：沿着颈横血管（颈外静脉的分支和甲状颈干）的内侧，前斜角肌的浅面，胸锁乳突肌的深面
	外侧	颈横淋巴结链的外侧组：沿着颈横血管的外侧，胸锁乳突肌的外侧，中斜角肌和肩胛提肌的浅面，肩胛舌骨肌下段的浅面
锁骨下 LN		沿着位于三角肌胸大肌三角（Mohrenheim's 沟，锁骨下窝）分布：位于胸大肌、三角肌、锁骨、喙突内侧缘之间
内乳 LN		内乳静脉内外侧间的小淋巴结（1～5mm），在胸内筋膜或胸横肌上，壁层胸膜腹侧，引流至支气管纵隔干，后进入颈总－锁骨下交汇处
胸肌内 LN		沿着胸肩峰血管的胸支分布，位于在胸大小肌间

(2)乳腺癌术后常规放疗常用照射野：①胸壁：胸壁野；②乳腺：乳腺切线野；③淋巴引流区：锁骨上下野，腋下野，内乳野。

(3)适形调强放疗：随着近年来放疗技术的快速发展，适形调强技术被多家放疗中心越来越多地应用于乳腺的放疗，其优点在于：胸壁或乳腺内剂量分布更均匀，增加放疗疗效；肺、心脏及大血管剂量更少，为内乳区放疗的支持者增加砝码；胸壁或乳腺及正常组织的后期放疗反应更轻，减少远期放疗并发症；全乳照射和病灶区加量照射同期进行，缩短疗程。

应用两侧切线野加楔形板技术进行全乳腺照射时，远期并发症发生率并不高。但是，由于乳腺上下部外形的变化，使常规照射靶区的剂量分布很不均匀，差异可高达20%。调强适形放疗为进一步改善乳腺的剂量分布提供了可靠的方法。有报道，应用调强适形放疗技术照射全乳腺与常规技术相比，左侧乳腺癌冠状动脉区域照射范围减少了25%，对侧乳腺癌的照射剂量减少了42%，同侧肺照射剂量>46Gy的体积减小了31%，靶区内的剂量分布更加均匀，尤其是乳腺上下部的剂量均匀性得到了明显的改善。与常规切线照射技术相比，适形切线野照射可以使晚期心脏毒性的NTCP平均降低30%，调强适形放疗可以降低50%。调强适形放疗在乳腺癌放疗中的应用值得进一步的研究。

三、预后

Ⅲ期乳腺癌患者的治疗结果在过去20年有了显著提高。综合治疗是Ⅲ期乳腺癌患者的最佳选择。包括化疗、手术及放疗等系统化治疗的联合应用可显著提高LRABC患者的治疗结果。

早期研究显示，LRABC患者行单独手术治疗、单独放射治疗或手术加放疗其5年生存率只达到25%～45%，很少的患者生存超过10年(2、3、4)。局部晚期乳腺癌单独手术治疗效果差。五年局部控制率不到50%，五年生存率仅1%，五年无瘤生存率仅为3%。单独放射治疗后5年局部和区域复发率在16%～81%，放射治疗和手术的综合可提高局部控制率，5年局部和区域复发率为9%～45%，但对生存率的影响不明显，LRABC患者治疗失败的原因主要在于远地转移。因此，合理的综合治疗方案应该包括全身性化疗在内。近期数据表明结合了化疗、手术及放疗、内分泌的综合治疗其ⅢA期5年生存率达到80%，ⅢB期也达到45%。67%的ⅡB或ⅢA患者以及33% ⅢB/C患者生存期超过10年。系统化治疗后的预期局部复发率小于15%。

可见局部晚期乳腺癌应该采用包括化疗、放疗和手术及分泌内治疗在内的综合治疗。这几种治疗手段的最佳综合形式尚在研究中，但大多数学者主张采用诱导化疗或术前化疗。诱导化疗的优点有：①超过80%的病例出现原发灶和转移淋巴结的缩小，可以为一部分T_3、T_4患者做手术甚至是保乳手术提供了机会；②医师可以可以评估原发肿瘤对所用化疗方案的疗效，为选择有效的化疗方案及避免不必要的化疗损伤提供可靠的依据；③允许新的系统化临床试验得以实施，进而带来更多探索性的报道。如发现化疗后PCR与好的长期预后高度关联，一些研究单位就以提高PCR为研究终点改变紫杉醇传统月方案为周方案。

而初始新辅助化疗后疗效较差的LRABC亚组患者的治疗仍旧是一个挑战。化疗后肿瘤残存较大或术后淋巴结超过4个阳性的患者预后较差，无病生存率仅25%，局部复发率高达25%。对于这组患者还需寻求新的治疗方法。

新辅助化疗共识：新辅助化疗生存率不逊于辅助化疗；可提高保留乳房手术机会；化疗反应好(尤其PCR)者，预后佳。倾向于应用新辅助化疗。今后研究方向：提高化疗反应率，尤其是pCR率；根据化疗反应性及时调整治疗方法。

四、治疗并发症及其预防处理

LRABC的放疗并发症是由照射体积，照射剂量以及化疗共同作用造成的。常见并发症有严重的纤维化，主要发生在乳腺区，其次为腋窝，由此而引起肩关节活动障碍。软组织及骨坏死，肋骨骨折。其他的并发症还有：肺损伤、上肢淋巴水肿、臂丛神经损伤等。

来自M. D. Anderson肿瘤中心的数据：20%的患者出现严重皮下纤维化，5%～10%患者出现肋骨骨折和肺炎，软组织及皮肤的坏死和溃疡的比例更低。纤维化即便放疗后5～10年后仍可发生，且发生率随剂量增加而增加。3星期分割方案的晚反应发生率比5星期分割方案的高。

另一个中心的结果显示：565患者中1.4%出现臂丛神经损伤，她们在此前大多接受了辅助化疗。

Hojris等分析了DBCG 82B和82C试验中接受术后放疗患者的缺血性心脏病的发病率和死亡率。死于乳腺癌未放疗者人数占52.5%比死于乳腺癌接受放疗者的44.2%要多。两组缺血性心脏病的死亡率相似(13% vs 12%)。放疗组比较非放疗组缺血性心脏病的发病率的相对风险值为0.86，死亡相对风险值为0.84。结论是治疗后随时间推移，放疗组比较非放疗组缺血性心脏病的发病率的风险并未增加。

Kuhnt观察了194例乳腺切除术后放疗的各种急性放疗反应，中位随访期4.2年。出现轻、中、重度红斑的比例分别为51%、27%和22%，食管炎、无症状肺炎以及有症状肺炎的比例分别为20%、7%和13%。22%患者有慢性反应，主要是上肢淋巴水肿。重度红斑或红斑合并食管炎、肺炎者虽然淋巴细胞下降发生率比轻度红斑者多，但5年内局部复发率0对比轻度红斑组的7%具有接近统计学差异($P=0.055$)。

并发症的预防：①合理选择射线，X线、电子线或混合线；②合理设计照射野，注意照射野之间的连接，避免出现重叠造成热点；③摆位固定要准确，重复性好；④剂量分布均匀考虑适形调强放疗；⑤掌握适应证，摒弃不必要的内乳及腋窝野；⑥服用抗纤维化中药或外用药。

第五节　未手术的局部晚期乳腺癌的放射治疗

对于未行手术的患者或行姑息手术的患者应加放疗，剂量均为50～60Gy，再对局部残留病灶行缩野放疗，依据残留病灶的情况追加10～25Gy。淋巴引流区剂量为45～50Gy，残余转移淋巴结追加剂量10～15Gy。对于皮肤有受侵的病例，为提高表皮剂量可适当加填充物。

一、局部区域复发乳腺癌放疗

胸壁是常见的复发部位，其次为锁骨上淋巴结。腋窝和内乳淋巴结复发少见。乳腺癌改良根治术后局部区域复发再治疗患者的5年生存率为20%～50%。应给予根治为目的的综合治疗，放疗是除手术外的一个主要局部治疗手段。照射范围：对以往未接受术后辅助性放疗的复发患者，要用大范围照射，包括全胸壁和未手术清扫过的锁骨上、下区域淋巴结。如胸壁复发时，应照射全胸壁，并对锁骨上、下淋巴结做预防性照射。区域淋巴结复发时，除照射受累的淋巴结区域外，还应做全胸壁预防照射；如为腋窝和内乳淋巴结复发，除预防照射全胸壁外，还需要预防照射锁骨上、下淋巴结。对以往接受过术后辅助性放疗的复发患者，为减少放疗不良反应，照射时应采用局部小野。照射剂量：大野预防照射剂量为50Gy。病灶区需要缩野追加剂量。追加剂量大小与放疗前复发灶大小有关，手术完整切除或<3cm者，60～66Gy；病灶更大者，剂量应在66～70Gy。

二、转移性乳腺癌放疗

对晚期转移性乳腺癌，可采用姑息性放疗。姑息性放疗一是减轻症状，如疼痛或乳房溃烂流水；二是控制肿瘤，以预防肿瘤生长压迫引起的并发症，如脊髓压迫引起的瘫痪或承重骨骨皮质破坏引起的骨折等。选择姑息性放疗时，应考虑患者在姑息性治疗后生存期的长短。如治疗后生存期很短，就不一定要采用放射治疗，可用其他更为简便的方法来治疗；不能因治疗而产生不良反应，加重患者的痛苦；治疗期限应尽可能缩短，减少因往返医院给患者带来的不便。照射剂量和剂量分割方式应根据照射范围、周围正常组织的耐受性和患者的病情而定。一般来讲，如果患者有相对长期生存的可能时，应通过较小的分次剂量给予较高的总剂量；对于病变进展较快的患者，多采用较大的分次剂量，争取在较短时间内完成放疗，总剂量达到姑息减症目的即可，尽量避免高剂量照射引起的不良反应。

累及乳腺、胸壁或臂丛神经的软组织病变，放疗可以止痛、缩小肿瘤、促进肿瘤创面愈合。对于化疗无效而又无法手术的患者，放疗可能有很好的姑息效果。

骨转移对放疗反应好。放疗可以缓解疼痛，预防骨转移引起的骨相关事件。单纯骨转移的乳腺癌患者有长期生存的可能，在选择放疗剂量分割方式和照射野设计时，要考虑到尽量减少放疗的晚期不良反应和以后再次放疗的可能。肿瘤转移引起的脊髓压迫，如果是脊椎骨折引起的机械性压迫，应首选手术而不是放疗。如果是肿瘤压迫脊髓，应尽早给予大剂量激素处理，同时尽早开始手术或放疗，以避免出现不可逆的神经损伤。放疗剂量为30～45Gy，每次3Gy，每天1次。

脑转移时，肿瘤发展快，手术切除转移灶是缓解症状的最快最有效的方式。转移灶单发或少发患者，也可以选用三维立体定向放疗（γ－刀或X－刀）。全脑照射对控制小的多发转移灶和亚临床病灶可能有效。但全脑照射要考虑到放疗对正常脑组织可能引起的晚期损伤，单次照射剂量不宜过大，以2～2.5Gy为宜，总量30～40Gy后，可以视情况缩野或用立体定向放疗技术对个别残存病灶补量照射。

乳腺癌眼内转移率9%～37%，多为葡萄膜转移，脉络膜是最常见转移部位。脉络膜转移癌中，乳腺来源的占39% ~49%。双侧脉络膜转移发生率较高，同期或先后发生的可占50%。脉络膜转移放疗有效率在60% ~90%，症状完全消失者占25%，放疗可以改善视力、预防继发性青光眼和疼痛。脉络膜转移预后差，中位生存期为10 ~32个月。放疗可采用体外照射或放射敷贴近距离治疗，体外照射总剂量可予30 ~40Gy/3 ~4周。放疗前需要检查是否同时有脑转移，如有脑转移，应同时做脉络膜转移灶和全脑的放疗。因为单纯脉络膜转移照射时无法完全避开额叶，如果初程放疗计划未包括全脑，在后续的全脑照射时，会增加额叶损伤。

肺、肝转移在多程化疗后有小灶残存或化疗无效但症状明显，可用三维立体定向照射技术照射(γ - 刀或X - 刀)以控制肿瘤或缓解症状。

第六节　乳腺导管内癌的放射治疗

以往临床确诊的乳腺癌病例中，导管内癌(ductal carcinoma in situ，DCIS)所占比例很少，但近年来，随着乳腺X线照相技术的广泛应用及乳腺癌普查工作的广泛开展，临床发现DCIS的比例快速增加。随着DCIS所占比例的增加，其治疗模式也发生了明显的变化。很长时间以来，全乳房切除被认为是DCIS的标准治疗模式，而且不给予术后放疗，这一治疗模式主要基于DCIS的下列特点：①多灶性和多中心性。乳腺多灶性病变占DCIS的35%左右，但这一比例与肿瘤大小及是否伴有微小浸润密切相关，而且受病理标本检验技术的影响；②DCIS单纯肿瘤切除活检术的肿瘤残存率较高，可达57% ~66%，因而，外科医生在活检时对切线是否有残留的评价是不可靠的；③DCIS极少有双侧乳腺同时发病，文献报道仅为3.4%；④DCIS极少发生腋窝淋巴结转移，文献报道转移率 <1%，而且发生转移者都是伴有微小浸润者；⑤如果不给予治疗，DCIS发展为浸润癌的概率高。由于DCIS具有多中心起源倾向，单纯肿瘤切除术后局部复发率高达26% ~75%。因此，以往认为DCIS治疗的最佳方案为全乳切除。

随着保留乳房治疗作为早期浸润性乳腺癌常规治疗选择被广泛认可，局部肿瘤切除加放射治疗的治疗模式也被引用于了DCIS的治疗。虽然没有随机分组对比研究的结果，但多数回顾性分析显示，局部肿瘤切除加放射治疗DCIS与全乳房切除治疗的局部肿瘤控制率及患者长期生存率基本相同。DCIS保留乳房治疗后的局部肿瘤复发率为7% ~19%，这一结果是可以接受的。因此，DCIS的治疗现多倾向于选择局部肿瘤切除加放射治疗，全乳房切除治疗已逐步被放弃。放射治疗可以明显降低DCIS保留乳房治疗患者的局部肿瘤复发率。

总结随机和非随机研究的结果，我们认为，对多数选择保留乳房治疗的DCIS患者，局部肿瘤切除术后放射治疗是必要的。以此为基础，结合医学模式的转变，局部肿瘤切除结合术后放疗的保留乳腺治疗模式应该代替全乳房切除术成为DCIS的主导治疗模式，而且应该探讨不需要放疗的特定患者所具备的临床生物学特性，以进一步完善这一模式。

第七节　乳腺癌保留乳房术后的放射治疗

一般认为，术后放疗是乳腺早期浸润癌保留乳房治疗的重要组成部分，70% ~80%的保留乳房治疗的乳腺癌患者接受术后放疗。接受术后放疗的理由为：①降低局部肿瘤复发率；②提高患者生存率；③降低将来再次手术的可能；④预防乳房切除；⑤医生建议放疗；⑥放疗的并发症可以接受。临床随机分组研究已经证明，术后放疗降低了局部肿瘤复发率，从而使相当一部分人不必因局部肿瘤复发而失去乳房，而且保留乳房手术加术后放疗与乳房切除治疗患者的生存率相同。

浸润癌放射治疗的靶区选择必须严格掌握，即在尽可能降低局部肿瘤复发率的同时，避免或减少放射损伤和晚期放射并发症的发生。保留乳房术后放疗照射靶区确定的基本原则为：①病变位于乳房外象限的 T_1、T_2 期患者，若腋淋巴结阴性或仅 L_1 转移而且转移淋巴结数 <4 枚，术后可以仅行全乳腺照射，而无须行内乳和锁骨上下区的照射；②病变位于内象限的Ⅰ、Ⅱ期患者，若无腋淋巴结转移，可以仅行全乳腺照射，无须行锁骨上下区和内乳区的照射；③有 L_2 和 L_3 淋巴结转移者，无论原发肿瘤位于何象限，保留乳房术后均应行全乳腺及锁骨上下区的照射，如果病变位于内象限，而且腋窝淋巴结转移≥4 个，则内乳区也应该列于照射靶区内，对腋淋巴结转移 1 ~3 个者，内乳区是否包括在照射靶区内则应该依据具体情况而定；④对临床评估腋淋巴结阴性、哨位淋巴结活检阴性而未行腋淋巴结清扫的患者，术后可以不行腋窝照射，若临床检查未见内乳淋巴结转移，锁骨上下区也可以不予照射。

一、乳腺的放射治疗

（一）照射野

乳腺的放射治疗包括全乳腺照射和瘤床的补充照射，全乳腺照射使用的是乳腺切线野，瘤床补充照射使用瘤床追加野。

1. 乳腺切线野的范围　照射野的设计必须包括整个乳腺及乳腺组织下方和外侧的部分胸壁组织。如果需要设立锁骨上野，则切线野的上界在第一或第二肋间（Louis 角）与锁骨上野的下界相接；如果不需照射锁骨上下区淋巴结，不设立锁骨上野，则切线野的上界必须上移至锁骨头的上缘，以包括整个乳腺。如果内乳链不需照射而不需设内乳野时，则内切线野的下界位于胸中线或过中线 1cm；如果将内乳链照射包括在切线野内，则切线野的内界需过中线 3 ~4cm；如果单独设内乳野照射，则切线野的内界在旁开中线 5 ~6cm 与内乳野的外界相接。外切线野的下界必须在可触及的乳腺组织下 2cm，通常在腋中线。下界在乳腺下方皱褶下 2cm。

2. 切线野的定位方法　切线野的照射方式有等中心照射和源皮距照射两种方式，两者在定位技术上略有区别，但基本的定位方式有 CT 定位和模拟机定位两种方式。

3. 野内被照肺组织的校正　乳腺切线野内通常有部分肺组织被包括在内，常规设野时为 2 ~ 3cm。切线野内被照肺组织的多少是判断切线野设计是否合理的重要参考指标，也是影响患者治疗后生存质量的重要因素。因此，设计乳腺切线野时应当尽量减少受照肺组织。减少受照肺组织的途径主要包括以下几个方面：

(1)半束等中心照射：所谓半束照射，即利用独立准直器或半束挡块将射线束的一半完全挡住，用另一半射线束照射，入射线束的中轴面垂直通过照射野的一边。乳腺切线野的底边可以采用半束照射技术。半束照射时，照射野的一侧为来自射线中心轴面的垂直线束，其无偏射线，散射线也极少，形成一整齐的线面，半束照射野以外的正常组织可以不受任何照射，利用半束照射的这一特点可以减少对称野照射时射束底边的偏射线和散射线对受照肺组织容积效应的增加。

(2)适形放疗和调强放疗：现代医用直线加速器上所配置的多拉片准直器，也称多叶光栅(multileaf collimator, MCL)，为适形放疗(3 - dimentional conformal radiotherapy, 3DCRT)的实施奠定了基础。实施 MCL 适形放疗可以通过调整野内各个叶片的位置，使照射野底边的形状与胸廓形状适配，从而达到最大限度地保护肺组织和心脏。调强放疗(intensity - modulated radiotherapy, IMRT)可以进一步减少肺组织的受照剂量和容积。

(3)倾斜垫板技术：照射时在治疗床上放一倾斜垫板可以抬高患者的上胸部，减少切线野内受照肺组织的容积。应当注意的是，模拟机或 CT 定位时也垫一相同的垫板。目前临床上多使用商品化的乳腺托架，其倾斜角度可调，而且有利于患者体位的固定。如果不设锁骨上野，也可以通过调整准直器角度以减少肺组织的照射。

总之，在制定乳腺切线野放疗计划时必须充分估计受照肺组织的容积，根据患者的具体情况，使用合适能量的射线和设野，以最大限度地减少肺组织的受照容积和受照剂量。肺组织的受照容积和剂量可以通过 CT 定位结合 TPS 计划确定。利用 3DTPS 的剂量体积直方图(dose volume histogram, DVH)可以准确获得肺组织受照容积，及不同剂量水平的照射容积。

4. 瘤床追加野　乳腺癌保留乳腺手术加术后放疗者的乳腺切除标本组织学研究证实，65% ~ 85% 的局部乳腺复发是在原发肿瘤所在象限部位。同时，如果全乳照射的剂量 >60Gy，则将严重影响美容效果。因此全乳放疗 45 ~ 50Gy 后，宜常规对瘤床进行缩野追加放疗。虽然在切除后活检组织学证实切缘癌阴性的病例，缩野追加放疗的作用尚有争议，但各种资料提示适当高剂量的放疗，对降低局部复发率还是必需的。同时，由于小野追加放疗对美容效果的影响较小，因此，可以考虑免行瘤床追加放疗的指征仅限于：①患者年龄 >40 岁；②T_1 期肿瘤；③无 EIC 或无单核细胞浸润；④组织学检查证实为切线癌阴性；⑤无肿瘤坏死且肿瘤细胞分化在Ⅰ、Ⅱ级者。

(1)电子线追加放疗技术：电子线追加放疗必须首先确定原发灶的位置。照射野应超过肿瘤边缘 2 ~ 3cm。照射时，患者上肢外展，手放在头上方，使乳房轮廓呈扁平状，然后身体旋转或机架旋转，使局部切除瘢痕与床面平行，电子射线束与靶区表面垂直。准确地确定靶区对追加放疗技术是相当重要的，这需要由外科医生的协助，即术中应对瘤床范围行银夹标记。通常应对表皮、深部、内侧、外侧、头部、尾部 6 个部位进行标记，另外，B 超、CT 扫描可以精确地确定胸壁的厚度，对确定瘤床的范围可能有益。

(2)组织间插植放疗技术：组织间插植追加放疗应在外科医生协助下进行，在手术活检时即决定最佳治疗靶区，通常在肿瘤广泛切除或再切除或腋淋巴结清除时放置治疗管，一般放置两个平面(表面和深部)，以充分覆盖肿瘤床。如果全乳切线照射后进行插植，应根据术中放置的银夹帮助确定放射野。下列情况组织间插植追加放疗为宜：①乳房较大，肿瘤位置较深(皮下 4cm 以上)；②采用电子线追加放疗所需剂量较大，肺组织受量较大者；③组织学证实切缘癌阳性而未行再切除或伴有其他预后较差的病理学特征者。上述情况采用组织间插植追加放疗可以使深部组织达到较高的剂量而减少肺组织及皮肤的受量。

(3)瘤床追加野的确定方法：乳腺保留乳房术后放疗中，瘤床追加野的确定准确与否，与局部肿瘤的控制及治疗后美容效果密切相关。目前临床上使用的瘤床追加野的确定方法有 7 种，但作为准确并被广泛接受的是术中银夹标记结合术后模拟机定位或 CT 定位。

CT 扫描确定法：乳房象限切除后的术腔 CT 值低，CT 扫描可以确定术腔的范围。具体方法为患者放疗体位仰卧 CT 检查床上，调整窗宽和窗位，以 4mm 层厚进行不间断扫描。确定术腔后，向各个方向外放 1.5cm 作为瘤床追加野的大小。这种方法是确定瘤床追加野较为常用的方法，但实际应用中发现这一方法也存在着局限性。因此，建议采取下列措施：①CT 定位争取在术后 3 周内进行；②CT 扫描时，断层线尽量与切口垂直；③4mm 层厚进行不间断扫描；④使窗位和窗宽相互匹配，以达到最佳分辨度；⑤尽量进行增强扫描。

依据银夹定位法：如果外科医生手术过程中在术腔的各个边界均放置银夹，术后在模拟定位机下或经 CT 扫描即可依据银夹的位置确定术腔范围及瘤床追加野的大小和部位。如果银夹放置准确，用这种方法确定瘤床追加野是最为准确可靠的。但也应该考虑到这种方法的弊端：与银夹交界面的组织照射过程中可能会受到较高剂量的照射，银夹对治疗后的美容效果也会有一定影响等。因此，对银夹放置的部位及数量应进行科学评价。

(二)放射源和放射剂量

切线野放射源可采用 ^{60}Co γ 线或 4～6MV 的 X 线，如果采用 6MV 以上 X 线照射，可能使乳腺皮肤表面剂量不足，对于乳房较大的病例，采用 6～10MV X 线比较有利。Chin 等采用乳腺模型对各种能量的射线照射的剂量分布进行研究证明，用 6MV 或 8MV 光子照射，乳腺周边的高剂量区较小，同时皮肤表面的剂量减少，对内外切线野间距 > 22cm 者，使用 6MV 或更低能量的 X 线，能够导致剂量分布的明显不均匀性，这会导致明显不良的美容效果。对这类患者应当首先选择 10～18MV 的较高能量的 X 线照射总量的 50%，同时依据 TPS 计划选择合适的楔形板，用 6～8MV 的 X 线照射其余 50% 的剂量。对乳房大而悬垂的患者，常规体位易于造成剂量分布的不均匀性，可以采用固定器使患者保持侧卧照射或用热塑性膜板将乳房支撑和固定。对侧卧固定照射的患者，单侧使用 15°楔形板照射会使剂量分布更为合理。但无特殊情况时，不主张对悬垂大乳房实行保留乳房治疗，因其放疗后易出现乳房纤维化，美容效果欠佳。

瘤床追加野电子线能量的选择应依据肿瘤距皮肤表面的深度而定，一般选择 9 ~ 15MeV 的电子线。具体到每一个患者应依据手术记录肿瘤的深度及 CT 扫描显示的术中所放银夹的位置和胸壁的厚度选择。原则上使 90% 的等剂量曲线局限于胸筋膜以上，以避免肺的过量照射。瘤床追加野的照射剂量为 8 ~ 15Gy，具体剂量选择应依据全乳切线野的照射剂量及切线野照射结束时乳腺皮肤的反应程度。目前，瘤床追加野照射的另一种方法，是在调强放疗过程中，将全乳和瘤床作为整体靶区设计，即 SIB(simultaneous integrated boost)技术。

乳腺癌保留乳房治疗的全乳照射剂量宜给予 DT 45 ~ 50Gy/5 ~ 6 周，每次 1.8 ~ 2.0Gy，每周 5 次。全乳照射时必须使用楔形板或补偿滤过器以使整个乳腺组织达到均匀的剂量分布，但不必常规使用填充物。因为 T_1、T_2 期局部肿瘤完全切除后，皮肤复发的危险性很小，使用填充物反而使皮肤受量过高而影响美容效果。如果单纯使用内乳野，应注意内乳野和切线野衔接处皮肤的剂量。在选择楔形板时应考虑其对健侧乳房受照剂量的影响，尽量减少内侧野楔形板的角度或使用动态楔形板。

二、区域淋巴结放疗

乳腺癌保留乳房术后区域淋巴结的放疗应该遵循下列原则(T_1、T_2 期)：①外象限肿瘤无腋淋巴结转移者，区域淋巴结不予照射；②外象限肿瘤有腋淋巴结转移者，照射内乳和锁骨上区；③内象限肿瘤无腋淋巴结转移者，仅照射内乳区；④内象限肿瘤有腋淋巴结转移者，照射内乳区和锁骨上区。在坚持上述原则的同时，区域淋巴结照射的取舍必须依据原发肿瘤的部位、大小、病理类型及腋淋巴结的情况采取个性化的原则，同时应该听取外科医生的建议和患者的意愿。放疗医生应该了解个性化患者区域淋巴结放疗的目的，对无区域淋巴结转移、镜下区域淋巴结转移、临床淋巴结转移采取不同的策略。对临床检查阴性，仅组织学证实为区域淋巴结转移，给予 45Gy/4 ~5 周即可使 95% 以上的淋巴结内肿瘤增生得到控制。但对临床可以触及的转移淋巴结，则必须给予 65 ~ 70Gy/7 ~7.5 周方能有效地控制病灶。

1. 内乳区放疗

(1)照射野：如果为垂直照射，内乳野的内界为胸中线；如果为斜角照射，内乳野的内界应该过中线 1 ~2cm。内乳野的上界分两种情况，如果需设锁骨上野，则内乳野的上界与锁骨上野的下界相接，不需要照射锁骨上区时，内乳野的上界平锁骨头的上方。内乳野的外界为胸中线旁开 5cm，但必须保证不落在瘤床上，必要时对照射野的大小进行调整。有关内乳野的下界的设定存在争论，传统的方法认为，对所有需要照射内乳野的患者均应该将其下界设定在第 5 肋间，即剑突水平，但有的学者主张内乳野的下界在第 4 肋骨水平，即仅仅照射第 1 ~3 肋，特别是病变位于左侧的患者。其理由为，内乳淋巴结的复发多数在第 1 ~3 肋，而且左侧内乳的照射明显增加了心脏的放射性损伤。内乳野与锁骨上野及全乳切线野的衔接也是设野过程中必须重视的问题，可以通过不设内乳野而全乳切线野向健侧移位 3cm 或内乳野机架角转角使射束形成一定的角度与切线野相接。内乳野与锁骨上的衔接可以使用半束照射的方式或内乳野与锁骨上野合并为单一的倒“L”野。

(2)辐射源和照射剂量：虽然多数内乳淋巴结的深度 <3cm，但也有部分淋巴结的深度在3cm以上，甚至有的在4cm以上，因此，内乳淋巴结应该选择混合辐射源照射，为保护肺、心脏、纵隔和脊髓，并使剂量分布更加合理，通常主张先给予 ^{60}Co或4～6MV X线照射10～12Gy，即总照射剂量的1/5～1/4。其余部分用12～13MeV电子线照射，1.8Gy/次，5次/周，总剂量48～50Gy。内乳－锁骨上联合野照射时，锁骨上野应该加填充物，并适当增加X线的比例。

2. 锁骨上/腋顶区放疗

(1)照射野：锁骨上野的照射范围包括腋顶区和锁骨上区。锁骨上野的内界为过胸中线1cm，向上延伸，沿胸锁乳突肌内缘走行，到环甲沟水平为上界。下界为第1或2肋间。外界为腋前反折水平的垂直线(相当于锁骨外1/4与内3/4的交界处的垂直线)。对同时需行全腋窝照射的患者，外界向外延伸超过腋前皮肤反折垂直向上，下界应位于第2肋骨水平。锁骨上野照射时应挡铅保护肱骨头，为保护脊髓，照射时可以向外成角15°。

(2)辐射源和照射剂量：锁骨上野的剂量计算深度为3cm，其辐射源的选择类似于内乳野，但可以适当提高 ^{60}Co或4～6MV X线照射剂量比例。4～6MV X线照射时应添加适当厚度的填充物。预防照射的照射剂量为48～50Gy，1.8～2Gy/次，5次/周。

3. 腋窝放疗

(1)照射野：当腋淋巴结转移为结外病变或未行腋淋巴结清扫或清扫腋淋巴结数 <4个，而且病理证实转移率 >20%或腋窝淋巴结的转移数 >4个，则具备了进行腋窝照射的相对指征。腋窝照射时，锁骨上野的下界应下移至第2肋骨水平，外界应外移至皮肤反折线的外侧。当锁骨上野 ^{60}Co或4～6MV X线照射剂量完成前，仅设立腋窝后野。在模拟机下定位，其内界包括肺组织1.5～2cm，下界位于肱骨中上1/3交界处，平锁骨上野的下界，外界超腋后皮肤反折线，上界在锁骨上间隙，平喙突水平。腋窝照射剂量的计算以锁骨中点向下2cm处按腋窝中平面计算。当锁骨上野处 ^{60}Co或4～6MV X线照射剂量完成后，即应该加照腋窝前野，患者仍然采取俯卧位，野的边界同腋窝后野，可以通过机架角和准直器角旋转的方式以保证腋窝前野和腋窝后野的完全重复性。设立腋窝野时应该注意保护肱骨头。腋窝野照射采用MLC技术更为合理，可以更好地保护肺组织和肱骨头。

(2)照射剂量：腋窝野的照射剂量以锁骨中点向下约2cm处腋窝中平面计算，照射剂量为46～50Gy，每次1.8～2Gy，5次/周，对淋巴结转移为结外病变或未行腹淋巴结清扫或已经证实有肿瘤残留者，可缩野追加照射10～15Gy。

三、乳腺癌保留乳房术后放疗剂量

1. 全乳照射剂量　一般原则为45～50Gy。大乳房或射野的边长 >22cm为45Gy；已行化疗或准备行化疗者为45Gy。

2. 乳腺瘤床的追加放疗

(1)一般原则：原发灶的总剂量为60～65Gy。插植放疗为15～20Gy/HDR或LDR；电子线放疗10～16Gy，每次2.0Gy(90%剂量深度)；X线放疗为10～16Gy，每次2.0Gy。

(2)组织学切缘癌阳性：原发灶的总剂量为65～70Gy。插植放疗为18～25Gy；电子线为15～20Gy。

3. 内乳区放疗　电子线照射32～34Gy＋光子照射16Gy。

4. 腋区放疗　如果需要放疗则给予48～50Gy(腋中平面)；如果有结外侵犯则腋区下需追加至55Gy；对较大残存肿块则总剂量追加至65Gy。

5. 锁骨上区放疗　电子线照射＋光子照射总剂量48～50Gy。

四、保留乳房术后放射治疗的时机

在T_1、T_2及部分T_3的保留乳房治疗中，手术、放疗和化疗的最佳顺序目前仍然不清楚，而且存在着较大的争议。保留乳房术后放疗和化疗的顺序要依据肿瘤转移的危险因素而定，转移危险性高者术后先化疗，转移危险性低者术后先放疗，特别是对那些局部复发危险性明显大于远处转移危险性的患者，术后先行放疗对降低局部肿瘤的复发率是非常必要的。对身体条件允许的患者，同时放化疗是较为可取的方法，但部分患者要适当降低药物剂量。

综合目前的文献报道，乳腺癌保留乳房术后放化疗的顺序尚无定论，应当依据每个人的具体情况采取个性化处理的原则。个性化处理的依据包括病期、切缘情况、腋窝淋巴结转移情况、癌基因表达及年龄等各种因素的综合。有学者对放化疗的顺序选择提出如下原则：①提倡对放化疗顺序进行随机分组前瞻性研究；②对非前瞻性研究的患者，放化疗顺序选择应依据腋淋巴结转移情况等采取个性化对待的原则。对预期局部复发为主要预后不利因素者宜先给予放疗，这些因素包括：切缘近端阳性(≤1mm)或切缘阳性或切缘不详；术后组织学检查无腋窝淋巴结转移或SLNB结果SLN阴性；具备局部复发其他高危因素者。对预期远处转移为主要预后不利因素者宜先给予化疗，这些因素包括：局部肿瘤切除彻底，切缘阴性；腋窝淋巴结多个转移(≥4个)或有结外侵犯者；临床怀疑已发生远处转移者；高度恶性的肿瘤；③化疗→放疗→化疗序贯进行的治疗模式可以作为尝试性选择，而且也是目前临床医生普遍接受的治疗选择，即术后先化疗2个周期再行放疗，放疗后再化疗4个周期，或放疗前后各化疗2～3个周期；④放化疗同步进行：对一般情况好而且局部复发和远处转移都是其预后不利因素的患者，放化疗同步进行应该是较为理想的选择。其优点是：化疗药物可以发挥放射增敏作用；缩短总的治疗时间；兼顾局部复发和远处转移两方面因素。但应当注意的是，同步放化疗能增加急性和晚期放射反应，而且对美容效果有潜在的影响；⑤放疗开始时间应尽量争取在术后3个月内完成，不应晚于术后6个月。

五、老年女性保留乳房术后放疗

随着老龄化社会的到来，老年女性乳腺癌患者(西方70岁以上，中国65岁以上)的治疗越来越受到重视。随着对老年女性乳腺癌生物学特性认识的深入，目前普遍倾向于对老年女性乳腺癌施行保守治疗或低侵袭性治疗。老年女性保留乳房术后放疗遵循下列原则：①对一部分经多因素分析认为是低复发危险性者可以放弃术后放疗；②特别应该注意心脏和肺的受照射容积的剂量；③对有较严重的慢性肺病和心脏疾患的患者应该选择适形和调强放疗，最大限度地减少心脏和肺的受照射容积和剂量；④可以适当减少全乳照射剂量，而适当增加瘤床追加野的照射剂量；⑤可以选择 PBI。

六、保留乳房术后放疗的模式选择

乳腺癌保留乳房术后放射治疗的靶区选择包括瘤床、全乳、内乳、锁骨上和腋窝。随着研究的深入以及正在进行的随机分组研究结果的公布，目前不确定的因素会逐步减少。此处所指放疗模式的选择主要是全乳照射和瘤床照射的选择。虽然目前大多数人仍然认为，放射治疗应该作为乳腺癌保留乳房术后治疗的常规选择，但可能有一部分患者不需要放射治疗，因此探讨究竟哪一部分患者不需要放射治疗是目前正在努力的一个方向，不过，目前的研究结果不支持我们对某些保留乳房治疗的患者放弃放射治疗。

乳腺癌保留乳房术后放射治疗靶区选择的另一个争议点是瘤床追加野照射的取舍，即哪些患者可以放弃瘤床追加野照射，遗憾的是目前有关这个问题的答案还相当不明确。通过文献回顾分析可以发现，多数随机分组研究结果支持全乳照射后给予瘤床追加野照射，也就是说，瘤床追加野照射可以进一步降低局部治疗的复发率。

PBI 替代全乳 WEI 也是目前研究的热点。PBI 的理论依据主要是乳腺癌保留乳房让术后乳房内复发的模式，即无论放疗如否，绝大多数复发都发生在瘤床所在的象限内。PBI 实现的方式包括插植放疗、IMRT、术中放疗等，但目前 PBI 仅限于临床研究。

第八节　可手术乳腺癌综合治疗中的放射治疗

放射治疗作为可手术乳腺癌综合治疗的一部分，有其特殊地位，包括：①有目的地使手术范围缩小，如根治术加内乳淋巴引流区的放疗替代扩大根治术；②手术范围不足的补充，如全乳切除加低、中位腋淋巴结清除术后，组织学证实中位淋巴结已有转移患者的腋区放疗；③根治性乳房切除术后有局部区域复发高危因素的预防，如改良根治术后，组织学证实有胸肌间淋巴结转移病例的胸壁照射；④医源性播散的预防（术前放疗）等；⑤内分泌治疗的手段，如预防性放射去势。从治疗策略上，分为术前放疗及术后放疗等，术中放疗的价值存在争议。

一、术前放疗

对于Ⅱ、Ⅲ期乳腺癌的术前放疗，主要应用于肿瘤体积较大以及可能存在的局部皮肤和胸肌受累者。临床研究报道显示，术前放疗可使 5 年无瘤生存率提高 10% 左右，而使局部复发率降低 10% 左右，这可能是由于术前放疗使肿瘤体积缩小，并使癌细胞的活力降低，并可杀灭小的腋淋巴结转移灶，从而使 TNM 分期提前。从理论上讲，术前应用放疗优于术后应用，这是由于肿瘤血运丰富，易于发挥放疗效果，即使对肿瘤细胞不造成杀伤效果，也可抑制其代谢活性，从而避免或减少医源性播散的发生，符合肿瘤外科的无瘤原则。术前应用放疗的限制因素为缺乏组织学诊断，有一定的盲目性。术前放疗仅限应用于临床表现典型，并且与细针穿刺细胞学诊断相吻合者。术前放疗的弊端在于：①可能增加术后皮瓣坏死的发生率，可使皮瓣延迟愈合 1 ~2 周，可使总体治疗计划延期完成；②可影响术后的正确分期及组织学诊断；③可能影响乳腺癌的甾体激素受体测定；④可能影响哨位淋巴结对腋淋巴结转移概率的判断。而且放射治疗与外科治疗一样，同属局部治疗，不能解决治疗前可能已存在的隐匿性远处转移灶。因此，由于化疗药物的广泛应用，近年来术前放疗已有被术前化疗取代的趋势。

二、全乳切除术后放疗

对于Ⅰ、Ⅱ和ⅢA 期乳腺癌采用全乳腺切除术加胸壁和区域淋巴结放疗的生存率与根治性乳房切除术相似。根据肿瘤的分期和放疗剂量的不同，可使局部的复发率控制在 5% ~10%。乳腺癌全乳切除术后，全胸壁放疗可用两种方法：一是采用 ^{60}Co 和高能 X 线进行切线照射；二是采用相应能量的电子线(9 ~12MeV)垂直照射或弧形照射，照射方式的选择必须依据肿瘤的部位、术后胸壁条件和胸部形状以及所要照射的靶区。切线野照射技术和保留乳房的放疗切线照射技术相似。在乳房切除术后全胸壁放疗中，应注意使皮肤和真皮达到足够的放疗剂量。这个问题可以用 1/3 的疗程加用填充物和 1/3 的疗程加用瘢痕区填充物来解决。全胸壁照射 50Gy/5 周，可以控制 95% 的亚临床灶。如果采用切线野照射，则上界与锁骨上野的下界相接，内界与内乳野外界相接，外界大约在腋中线，下界在相对应的对侧乳腺反折下 1.5cm 以上。如果不单独使用内乳野而内乳淋巴链又必须照射，则切线野内界必须过中线 3cm。也可以采用电子线代替切线野照射，最简单的方法是用并列的射野照射，疗程中可以部分加填充物以减少肺的受量，增加皮肤表面的剂量。但这样可能存在胸壁外侧剂量不足的问题。也可以采用较复杂的电子线弧形照射技术，但弧形照射技术对皮肤表面剂量的估价较困难。

三、根治性切除术后放疗

1. 放射治疗指征　依据以往治疗过的可手术乳腺癌根治或改良根治术后局部/区域复发的概率及模式，Fletcher 总结了具有明显局部/区域复发危险性的乳腺癌人群，并提出了根治或改良根治术后放射治疗的指征如下：①病变位于外象限、直径 <5cm、无腋淋巴结转移者不需术后放疗；②病变位于中央区或内象限、直径 <2cm、组织学检查无腋淋巴结转移者仅术后照射内乳区；③腋淋巴结转移，但转移率 <20%，或病变位于中央区及内象限，直径 >2cm，照射内乳区、锁骨上区及腋顶区；④腋淋巴结转移 >20% 者，无论原发肿瘤大小及病变位置如何均照射胸壁、内乳区、锁骨上及腋顶，如果腋窝清扫不完全或腋淋巴结 >2.5cm 或结外受侵，则照射腋窝。肿瘤 >5cm 及肿瘤侵及皮肤或肿瘤侵及血管及淋巴管也是照射腋窝的相对指征。

上述指征中，需要强调的是受累淋巴结的百分比，但因受累淋巴结数目在乳腺癌患者预后中的意义及腋淋巴结清扫方式的多样性，在术后处理腋淋巴结时，目前大多数临床医生依据的是腋淋巴结转移的数目而不是腋淋巴结的转移百分比。

近几年，人们对内乳淋巴结照射的作用提出了异议。内乳淋巴结受累的概率与原发肿瘤的大小和腋淋巴结的状况相关，根治性乳腺癌切除术和扩大根治术的随机分组对比试验研究发现，腋窝淋巴结阴性的 T_1、T_2 期患者中，无论原发肿瘤位于内象限还是外象限，其内乳淋巴结转移概率均 <10%。鉴于此，目前对上述患者不主张给予内乳淋巴结

放疗，除非有广泛的血管或淋巴管受侵或具有恶性组织学特性。T_3 期或有腋窝淋巴结转移的患者，其内乳淋巴结转移率明显提高，视肿瘤位置的不同，转移率可达到 20% ~ 60%。基于各方面因素的考虑，特别是在扩大根治术中发现的内乳淋巴结的转移率，治疗后内乳淋巴结的复发率可以达到 20% 左右，但实际上临床上出现明显内乳淋巴结转移的概率仅为 4% 左右，其他文献报道的内乳淋巴结的复发率也不高。这种内乳淋巴结受累的概率与实际复发率之间的不一致性使一些学者得出结论认为，内乳淋巴结中的亚临床病灶并无实际意义，这也是是否要进行内乳淋巴结照射的争论的根源。有人认为，临床实际发现内乳淋巴结复发较低的另一个原因是，我们发现局部/区域复发的时机和手段受到局限，特别是对内乳淋巴结，往往不能作为第一失败部位发现，也就是说，临床发现的内乳淋巴结复发率并不能代表内乳淋巴结的实际转移率和复发率。有人认为，放疗的作用是杀灭术后残存的亚临床灶。因此，他们主张对 T_3 或有腋淋巴结转移的高危 T_1、T_2 的患者术后照射内乳淋巴结。但那些认为放射治疗的作用是清除临床明显病灶的学者不主张照射内乳淋巴结。

有关单纯区域淋巴结放疗与区域淋巴结放疗加胸壁放疗孰优孰劣的看法各家不一，而且应依据具体情况而定。多数文献认为对低腋窝淋巴结转移率的患者，如腋淋巴片转移≤4 枚者，区域淋巴结放疗可以降低局部肿瘤复发率，甚至有报道显示对这部分患者进行区域淋巴结放疗可以提高患者生存率，但对这类患者加上胸壁放疗是否有益处，目前仍无明确的答案。目前形成的共识是，对所有 T_3/T_4 的患者、近端或切缘阳性的患者、皮肤/胸壁受累者、腋淋巴结转移≥4 枚者均应照射胸壁。

综上所述，目前对乳腺癌根治术后或改良根治术后放射治疗的指征仍然存有争议，但有一点是统一的，即对有局部/区域复发高危因素的患者应该给予术后放疗。乳腺癌根治术后或改良根治术后放疗的选择可以遵循如下原则：①Ⅰ、Ⅱ期乳腺癌，如果原发肿瘤位于乳房外侧半，组织学腋淋巴结阴性，则不予术后放疗；②Ⅰ、Ⅱ期乳腺癌，如果原发肿瘤位于乳房外侧半，组织学 L_1 或 L_2 淋巴结阳性，但阳性数 <4，而且 L_3 淋巴结阴性，可以不予放疗，如果 L_3 淋巴结阳性，则无论淋巴结阳性数多小均应该照射内乳区、腋顶和锁骨上区；③Ⅰ、Ⅱ期乳腺癌，如果原发肿瘤位于乳房外侧半，组织学腋淋巴结转移数 >4 枚，则应该照射内乳区、腋顶和锁骨上区；④Ⅰ、Ⅱ期乳腺癌，如果原发肿瘤位于乳房内下象限，腋淋巴结阴性，则不予照射，特别是对病变位于左侧者。如果肿瘤位于内上象限或中央区，则仅照射内乳区，对病变位于左侧乳房者，建议仅照射第 1、2、3 肋间。腋淋巴结阳性者，应同时照射内乳区和锁骨上下区，淋巴结转移数 >4 枚者，应加照腋窝野；⑤对Ⅲ期乳腺癌应常规行内乳区、锁骨上下区的术后放疗，如果腋下转移淋巴结较大(>3cm)或 4 个以上淋巴结转移或肿瘤突破淋巴结包膜或肿瘤浸润至腋下组织，则建议进行全腋窝放疗；⑥对所有 T_4 期的患者、近端或切缘阳性的患者、皮肤/胸壁受累者、腋淋巴结转移≥4 枚并肿瘤直径≥5cm 者均应照射胸壁。

2. 照射技术

(1)内乳淋巴链照射：内乳淋巴链位于胸骨旁第 1 ~6 肋，约 85% 位于第 1 ~3 肋，在胸骨旁 1 ~4cm，深 3 ~4cm。依据以上解剖特点，内乳淋巴链的照射野设计以包括相应的范围为宜，上界在第二肋间水平与锁骨上野相接，内界在胸骨中线，外界为旁开中线5cm。有学者认为其下界可以放在第三肋间，而外界应旁开中线6cm。内乳野可以与锁骨上野合并为一个倒“L”野，内乳野也可以包括在胸壁照射的切线野内，但此时必须将切线野扩至中线的对侧，而且必须依靠CT定位。内乳野合并到胸壁切线野时增加了肺组织的照射容积，而且病变在左侧时也有可能增加心脏的受照容积，同时，这种方法还可以增加对侧乳腺癌的发病率。因此，必须加以权衡。

内乳野照射可以选择电子线，也可以选择电子线结合X线照射，后者尤其适合特别肥胖的人，而且还可以使照射野内的皮肤得到部分保护。常规剂量分割时，总照射剂量50Gy(100%)或90%的等剂量曲线处剂量45Gy。减少心脏的照射是非常必要的，特别是放疗前或计划于放疗后接受ADM化疗的患者，可以仅照射第1~3肋。电子线与X线混合照射时，可以按(4~5):1的比例。

(2)腋顶和锁骨上淋巴结照射：锁骨上－腋顶野照射的范围包括胸肌下的腋顶淋巴结和锁骨上窝淋巴结，内界为胸骨切际处过中线1cm，上界为环甲膜，外界为腋前线包括腋顶和锁骨上窝，下界的设定有争议，传统的做法是设在第二肋间，但也有学者主张将下界设在第一肋间。对胸肌下淋巴结清扫较好的患者可以将锁骨上－腋顶野的下界设在第一肋间，这样可以减少放射性肺纤维化的发生，但对胸肌下淋巴结清扫不完全的患者应将下界设在第二肋间。如果腋窝Ⅰ、Ⅱ、Ⅲ组淋巴结均进行了完善的清扫或Ⅰ、Ⅱ组淋巴结清扫后无腋窝照射的指征，外界可以设在喙突内缘，如果手术中留置银夹，外界应参照银夹的位置而定。锁骨上－腋顶野也应该选择电子线和X线混合照射，而且X线照射时应向外转角15°，以避开食管和脊髓。锁骨上野可以与内乳野合并为到“L”野。当照射腋窝时，应设腋后野以补充腋中平面的剂量。

(3)全腋窝锁骨上野照射：当具备腋窝放疗的指征时，上述标准的腋顶－锁骨上野即需要改良，其上界和内界无须改变，但其外界和下界需外扩和下扩至包括整个腋窝。外界应跨过肩锁关节至肱骨头的内外1/2交界处，以求完全包括腋窝软组织。照射野的下界应该下延至第二肋骨或第二肋间水平。如果全腋窝－锁骨上野成角照射，则腋窝软组织及腋窝皮肤的受照射量可能会增加。在进行全腋窝－锁骨上野照射剂量的计算时应当考虑野内不同区域的不同深度，如腋窝深度可达5~8cm，锁骨上为0.5~1cm，胸锁乳突肌下为1~4cm。有的放疗医生喜欢在全腋窝－锁骨上野照射整个放疗过程中均使用X线，此时应当在锁骨下方至照射野下界之间添加组织补偿物，以提高胸壁的剂量。为了增加腋中和腋下的剂量，可以增加一个腋后野。腋后野的上界为锁骨上缘，下界为肢骨的中上1/3交接处或与前方胸壁野的上界交接，内界包括1cm的肺组织，外界包括腋窝软组织。腋后野的辐射源选用光子。

全腋窝－锁骨上野照射可以光子与电子线混合照射，即1/5~1/4的光子加4/5~3/4的电子线，当改用电子线照射时，将照射野的外界缩至肱骨头内侧。如果照射的目的为亚临床灶，则总照射剂量为45Gy，如果病理报告广泛的腋窝淋巴结外侵犯，则照射剂量为50Gy，如果腋窝病变肉眼残留，则照射剂量应通过局部补充野加照到60~68Gy。当追加腋后野时，应当累加前后野的剂量，确保每天照射剂量不超过1.8~2Gy。

(4)胸壁照射野：胸壁皮肤和皮下组织为根治性乳房切除术后常见的复发部位，肌间淋巴结也是一个复发的危险因素，特别是当原发肿瘤位于乳房上象限或中央区或有广泛的腋淋巴结受侵时。胸壁照射是减少复发的重要途径，因此，对有胸壁放疗指征者，应积极地进行胸壁放疗。

胸壁照射野大小的确定一般以手术瘢痕为参照，上下界各在瘢痕边缘端外扩至少5cm，如果原发肿瘤特别靠近乳房边缘，可以考虑外扩2～3cm。但这种外扩范围是以标准手术切口为依据的，如果切口不规范，则应该依据各种与术后复发相关的因素综合考虑。胸壁野的范围也可以锁骨上野的范围结合解剖标志确定，即内界为内乳野的外界，不照内乳野时，内界为中线或过中线1cm，外界为腋中线，上界在第一肋间(腋顶－锁骨上野)或第二肋间(全腋锁骨上野)与锁骨上野的下界相接，下界为对侧乳腺下缘水平下2cm。

胸壁野的照射可以通过电子束垂直照射、电子束弧形照射或X线对穿切线野照射实现。对复发危险主要集中在皮肤和皮下组织的患者而言，选择电子束照射是比较合理的，即便是内乳野需要照射时也可以选择电子束技术，因为这种技术简单，肺组织受照射量少，内乳野可以通过高能量的电子束单独设野照射。胸壁电子束照射时，可以选择弧形照射，也可以选择1～3个邻接野照射，每个野均按照所在部位的胸壁的厚度选择不同能量的电子束，并且使用组织补偿物，以使皮肤表面的剂量提高到90%以上。组织补偿物可以使用石蜡、组织等效物或猪皮等，而且必须保证接触面不留空隙。使用组织补偿物时应当注意，当照射剂量达到50Gy或以上时，照射野内皮肤可以产生明显的红斑，有时可以出现水泡。对肌间淋巴结复发危险性较高的患者，可以选用高能电子束弧形照射或X线切线照射。当选用高能电子束弧形照射时，应当借助于CT扫描制定放疗计划，并进行适当的组织补偿，以避免肺组织接受过高的照射剂量。胸壁邻接电子线野之间及胸壁切线野与内乳野之间的剂量的不均匀性经常出现，这一点可以通过调整邻接照射野的间距、邻接关系及照射角度加以解决，也可以在照射过程中移动邻接线，以避免剂量“热点或冷点”的出现。胸壁切线野照射时应注意组织补偿物的使用。

3. 放射治疗的作用　根治性乳房切除术后放疗的主要目的是根除局部/区域可能存在的病变，预防和降低复发。而衡量局部放疗效果的标准之一是放疗后无局部/区域复发的比例。一般认为，局部/区域复发与远处转移之间有密切的关系，因此，放疗后远处转移的比例及疾病相关生存率和总生存率也均应当作为衡量术后放疗疗效的参照。综合早期和近期的随机和非随机的研究报道，我们可以看出，根治术后放疗能够降低局部/区域复发率是可以肯定的，一般可以降低15%～30%。虽然某些非随机研究显示，术后放疗可以改善患者生存率。但几乎所有的随机分组研究均显示，术后放疗没有明显地改善患者生存率，甚至有个别的报道显示其降低了患者生存率。术后放疗对生存率无明显影响，其原因可能与下列因素有关：①以往大多数学者采用的照射剂量偏低或照射范围不够或使用的照射技术不当使得内乳淋巴结及锁骨上区前哨站淋巴结照射剂量不足，影响了放疗的疗效；②学者们对放疗的指征掌握的不统一、不规范；③与乳腺癌的生物学行为有关。乳腺癌的远处转移可以分为两部分，一部分在初次治疗时已经存在，占转移的大多数，对这部分患者，手术或放射治疗对他们的远处转移不会产生任何影响；另一部分转移是在初次治疗后发生的，它可以来自隐匿的淋巴结转移灶，术后放疗可能会影响这部分患者的生存率。资料显示，对内象限的病变，内乳淋巴结是一个关键的部位，内乳淋巴结受侵时可能成为产生远处转移的一个发源地，因此，对有高危内乳淋巴结转移的内象限患者进行根治术后放疗有望提高患者的生存率；④有学者认为，放射治疗降低了患者的自身免疫力，使远处转移概率增加，从而降低了患者生存率，但这一点没有达成普遍的共识；⑤放射相关性疾病的增加导致死亡率上升，从而降低了生存率。对这一点的认识也存在着争议。

同所有的恶性肿瘤的治疗目的一样，乳腺癌的治疗目的也包括两个基本的方面，即改善患者生存质量和提高患者生存率，认识放疗在乳腺癌根治术后治疗中的作用也应该从这两点出发。降低局部/区域复发率是改善患者生存质量的一个重要方面。虽然大量随机分组临床研究已经证明，细胞毒性药物化疗可以明显降低绝经前妇女乳腺癌的远处转移率，但其对局部和区域复发率无明显影响，因此，对局部/区域复发危险性高的患者，无论是否接受过辅助化疗，均应进行术后放疗。

第九节　根治性手术后局部复发的放射治疗

局部/区域复发(local/regional recurrence，LRR)是指乳房、胸壁、切口和皮瓣等肿瘤原部位及腋窝、内乳和锁骨上等区域淋巴结的复发。虽然1997年前UICC的TNM分期中将锁骨上淋巴结转移界定为远处转移，但人们普遍将乳腺癌治疗后锁骨上区复发界定为局部复发，而且在最新的UICC TNM分期中又重新将其界定为N_3。

一、发生率

大多数文献报道，LRR的发生率为10%～30%，而且其与原发肿瘤的分期、腋淋巴结的状况、手术方式及是否接受术后辅助治疗有关。腋淋巴结的复发率首先与首程治疗时的处置方式有关，未接受手术清扫或放射治疗的患者的腋淋巴结复发率为10%～30%，不完全淋巴结清扫的患者的腋淋巴结复发率为3%～19%，而且后者与标本中淋巴结的检出数相关，检出数为0时，复发率为13%～19%，检出数0～5枚时，复发率3%～7.8%，检出数>5枚时，复发率<3%。正规L_1、L_2清扫的患者，腋淋巴结的复发率为0.8%～3%。

二、复发模式

LRR可以是单发的，也可以是多发的，可以是单一模式的，也可以是复合模式的。大约50%的胸壁LRR表现为孤立病灶，而且绝大部分为皮内或皮下病变，偶尔也可以累及深部胸部结构。内乳淋巴结复发通常表现为胸骨旁无疼性皮下包块，伴或不伴皮肤受累。锁骨上淋巴结复发时锁骨上区可以触及无痛性包块，有时可以表现为因区域淋巴结复发导致的严重的上肢水肿或臂丛神经受损的表现。腋顶淋巴结复发的患者，查体时可在锁骨下区胸大肌的下方触及界限模糊的活动性包块。腋窝淋巴结复发可以表现为腋窝包块、上肢水肿、上肢活动受限或局部疼痛等。胸壁复发与区域淋巴结复发同时出现的情况占7%～35%。有10%～20%的患者出现LRR的同时伴有远处转移。

三、发生时间

乳腺癌治疗后复发的时间或治疗后无瘤生存间期与病期相关。Gilliland等报道，Ⅰ、Ⅱ、Ⅲ期患者治疗后复发的中位时间分别为6.2年、4.3年和2.1年。Donegan和Crowe等对大宗的复发病例进行分析后发现，约70%的LRR发生于初程治疗后的3年内。尽管大多数文献报道80%～90%的LRR发生于初程治疗后的6年内，但也有文献报道LRR发生于初程治疗后更长的时间内。

四、局部复发的放射治疗

1. 初次治疗时未接受放疗的患者　对初次治疗时未接受放疗的LRR患者，放疗结合局部肿瘤切除是其主要的治疗选择。尽管单纯局部肿瘤切除术后再复发的比例高达67%～76%，但如果肿瘤完全切除辅以积极的较高剂量的放疗可以明显提高局部肿瘤控制率。局部肿瘤切除术后2～3周即可开始放射治疗。

(1)照射范围：LRR照射范围的确定是一个复杂的问题，小野照射往往出现在野内或野边界复发，但照射野也并非越大越好，照射野的大小要视病变的部位、范围及治疗目的而定。如果该患者有积极治疗的价值，则照射范围应包括患侧胸壁及未清扫的第一、二站淋巴结，有时需要包括已清扫的腋窝。有以下情况时需要照射腋窝：腋窝清扫不完全或腋淋巴结直径≥2.5cm，临床检查腋淋巴结融合或有广泛的结外病变。内乳淋巴结的治疗是有争议的，如果选择治疗内乳淋巴结，则应尽量减少心脏和肺的照射剂量。对胸壁复发的患者，有时需要进行全胸壁照射，而全胸部照射技术的实施方案和技术则是全胸壁照射成功的关键。

胸壁复发的患者，其相邻胸壁及区域淋巴结极有可能存在亚临床灶，因此，如果放疗时照射野仅包括局部复发灶而未对相邻胸壁及区域淋巴结进行选择性的照射，则放疗后复发的主要模式为相邻胸壁和区域淋巴结的复发。临床上，发病时未受累的腋淋巴结和内乳链出现复发的概率较少。如果有潜在复发危险的相邻胸壁和区域淋巴结包括在放射野之内，则放疗失败的主要危险部位为原复发区。LRR放射治疗的疗效与放疗前的手术情况有关。Mallinckrodt及其他相关的研究显示，放疗前LRR的完全切除可以提高LRR的局部控制率，也就是说，LRR完全切除及足量放射治疗后，肿瘤的局部控制率并不依赖于复发病灶的大小。但事实上，LRR完全切除率仅为30%～60%，而对术后肉眼残存的LRR，经足量放疗至65～75Gy后，局部肿瘤控制率仅为50%左右。别外，LRR放疗后的局部控制率还与复发的部位、大小有关，Halverson和Toonkel以及其他相关的研究均显示，淋巴结复发及孤立的胸壁复发患者的预后明显好于胸壁多部位复发。LRR治疗后的主要问题仍为局部肿瘤再次复发，即便是完全切除并给予足量放疗的患者，治疗后局部再复发率仍高达25%～52%。

(2)照射剂量：对可能存在亚临床灶的部位，照射剂量为50Gy/5周，2Gy/次；对包括活检部位在内的手术区域补充照射10Gy，每次2～2.5Gy；肿瘤复发部位补充照射15～25Gy。技术条件成熟的单位可以采用插植放疗技术。

2. 初次治疗时已接受放疗的患者　其区域复发后再次放射治疗往往不会取得满意

的疗效，而且会导致严重的并发症，因此，应当尽量避免再次放疗，而选择热疗和化疗等，必要时对局部区域辅以低剂量的放疗或放疗的同时结合热疗。

（1）放疗结合热疗：对热疗在 LRR 治疗中的作用的认识存在争议。一般认为，对未放疗过的患者，热疗结合放疗可以获得较高的局部肿瘤控制率和远期生存率。部分研究结果显示，与单纯放疗相比，热疗结合放疗能够提高局部肿瘤消退率和局部肿瘤控制率，但也有研究结果显示，两者无明显的区别。

（2）放疗结合化疗和内分泌治疗：全身化疗使 LRR 完全消失的可能性并不大。虽然内分泌治疗对 LRR 有一定的疗效，但也不能单独作为 LRR 的治疗方法。只有当患者不适合手术治疗和放射治疗时，方可考虑单独应用全身化疗和内分泌治疗。对病变比较广泛的患者，放疗前化疗是必要的，有时化疗可以使一部分原计划姑息性放疗的患者成为根治性放疗的候选对象，但化疗前必须让主管的放射治疗医生详细了解 LRR 的大小和范围以便化疗后确定合理的照射野并制定合理的放射治疗计划，而且应避免因化疗而延误了放射治疗的时机。

LRR 治疗中，化疗/内分泌治疗与放射治疗的先后顺序关系是目前重点探讨的问题。放射治疗的同时给予化疗和/或内分泌治疗是目前治疗 LRR 的一个有希望的趋势。对从前未接受过系统治疗的患者，如果 ER 阳性或为绝经后妇女，则可在放疗的同时给予辅助内分泌治疗；如果患者 ER 阴性或绝经前妇女则可在放疗的同时给予化疗。放化疗同时进行时应避免给予 CAF 等含阿霉素类药物的化疗方案，而应给予 CF 或 CMF 方案。有些同时接受放化疗的患者难以连续完成全部疗程的放疗，遇到类似情况时，应依据情况调整治疗策略。化疗敏感的患者，放疗前应给予 2 ~ 3 周期的化疗，这样既有利于缩小肉眼肿瘤，又能利于放射治疗的顺利完成。

对 ER 或 PR 阳性的患者，一旦 LRR 诊断成立，内分泌治疗即应开始，而且可以和放疗或化疗同时进行。内分泌治疗可以口服 TAM 和甲羟孕酮及其同类药物，卵巢切除去势或放疗去势也可以作为一种选择，但必须慎重，因为对部分 LRR 的患者而言，维持较高的生活质量比取得姑息性的治疗效果更为重要。

有关单纯化疗对 LRR 的疗效的报道目前相对较少，虽然已经有了前瞻性研究报道，但均因病例数少而无法进行统计学处理。两个回顾性研究报道单纯化疗治疗 LRR 的肿瘤完全缓解率为 28% ~48%。有研究显示，放疗结合化疗可以提高 LRR 的完全缓解率，但其他研究则未得出相同的结论。单纯内分泌治疗对 ER（+）的 LRR 患者有一定的疗效，但达到 CR 者极少。内分泌治疗结合化疗可以降低远处转移率，但对 LRR 的局部控制却无大的裨益。化疗和内分泌治疗是 ER（+）的 LRR 合并远处转移者的首选治疗方案。

综上所述，对无远处转移的，具备手术切除条件的 LRR，应将肿瘤完全切除或大部切除后给予足量的放疗，而且放疗的范围应进行合理的规划，以降低放疗后的局部再复发。热疗结合放疗可以发挥热增敏作用，从而提高 LRR 的局部控制率，同时也能降低照射剂量，减少并发症。对合并远处转移者，应首选给予全身化疗，ER（+）者可以同时给予内分泌治疗，化疗后视情况给予不同剂量和范围的放疗。LRR 治疗后失败的主要模式仍为再次局部复发。

第十节 近距离放疗和保乳术后局部乳腺照射治疗

近距离放射治疗在乳腺癌治疗中主要应用到以下两种情况：第一种是保乳手术进行外照射后的瘤床加量照射；第二种是对于某些符合适应证的保乳手术后患者，只进行局部乳腺放射治疗。实施技术包括多导管组织间插植技术（multicatheter - based interstitial APBI）、气囊导管近距离治疗技术（mammosite radiation therapy system）和术中放疗技术（intraoperative APBI，IORT）等，前两种技术为先植入施源管，然后导入放射源照射。

一、保乳手术后的瘤床加量照射

早期乳腺癌行保乳手术后，国内外目前普遍采用的治疗原则是常规外照射 50Gy，然后进行瘤床局部照射 10～20Gy。要进行瘤床加量照射的原因是手术后可能有微小残留灶，外照射 50Gy 不足以杀灭。Holland 等的病理学分析显示，原发灶直径≤2cm 的手术标本检测，17% 在肿瘤外 1cm 有另外瘤灶；28% 有原位癌；在病灶边界 2cm 内存在侵袭性癌的可能性为 14%。EORTC 组织的 22881/10882 随机研究中，5569 例术后病理证实切缘阴性的保乳手术后患者接受全乳照射 50Gy，随后进行观察或瘤床局部加量 16Gy，有瘤床加量的 5 年局部失败率为 4.3%，没有加量的失败率为 7.3%（$P<0.001$）。按照年龄等因素分层分析，对于年龄 60 岁以上患者，瘤床加量照射的益处相对较小，而其他因素如原发灶分期，有无导管内癌成分，绝经与否等不影响瘤床加量照射的益处。

瘤床加量照射的实施技术包括近距离治疗技术和外照射技术，外照射技术应用的主要是电子线照射技术，随着计算机技术进步，三维适形（调强）放射治疗技术的应用逐渐增加。

在电子线照射技术得到广泛应用以前，后装治疗作为瘤床局部加量的主要方法，而电子线照射技术具有很多优点：摆位方便，可门诊治疗，费用低，物理师工作量低，而且治疗效果与近距离治疗一样好，因此现在大部分医疗单位都选择了电子线照射技术。但是近距离治疗仍然具有一些电子线所不具有的优点：降低皮肤剂量，中低剂量率持续照射的放射学优势。对于两种治疗方式的选择，华盛顿大学医学院的标准是对以下患者考虑近距离治疗：①大乳腺而且肿瘤位置比较深（在皮肤以下 4cm），如果采用电子线需要较高能量，皮肤剂量增加而且一部分肺组织受到照射；②切缘有镜下微小转移灶，或者切缘不详没有进行再次手术，或具有其他病理学的高危因素患者；③对导管内癌患者建议使用后装治疗。随着计算机技术进步，三维适形技术及调强放射治疗技术也被应用到瘤床加量的治疗中。

治疗范围：局部肿瘤加量的范围以原发肿瘤瘤床为中心，外放 2cm 范围，而对于浸润性肿瘤包括广泛的导管内癌成分的病例则扩大到 3cm 范围。具体的操作技术与局部乳腺照射相同。

治疗结果：Philip Poortmans 等对 The EORTC Trial 22881/10882 研究中对不同瘤床加

量技术的结果进行比较，2213 例患者分别采用电子线照射(1635 例)、X 线切线照射(753 例)和组织间插植后装治疗(225 例)，结果显示局部复发率分别为 4.7%、4.0% 和 2.5%($P>0.05$)，5 年全乳纤维化的发生率分别为 47.2%、48.2% 和 39.6%($P=0.013$)，瘤床局部纤维化发生率 65.6%、61.4% 和 67.2%($P>0.05$)，各种治疗方式的疗效和并发症大体相当，近距离治疗的优势在于治疗疗程短和全乳并发症稍低。

二、局部乳腺放射治疗(accelerated partial - breast irradiation，APBI)

乳腺癌保乳术后放疗的目的是防止局部复发，一般而言，大多数复发出现在原肿块切除区附近，而且无论切缘是否阳性，术后是否行放疗，复发的位置都主要位于原发灶所在的象限。Vaidya 统计了 8 篇文献的 5182 例保乳术后患者，失败的位置出现在原发灶同一象限的比例为 81% ~100%，平均为 91%。所以很多接受全乳照射的患者属于过度治疗，而并未获得额外的收益。据报道美国有 50% 以上的早期乳癌患者接受了保乳手术，但是有 15% 的患者放弃接受全乳放疗，其主要原因是由于路途遥远、工作繁忙或年老体弱等无法坚持 6 ~7 周的放疗疗程，这对于保乳治疗的开展有一定的影响。而部分乳腺加速放疗可将疗程缩短到 5 天，方便快捷，降低了治疗费用，提高了患者的生存质量。由于放疗时间的缩短，对于术后需要化疗的患者，解决了两者在时间上的矛盾，从而增加了保乳术后患者放疗的比例。

1. 患者的筛选标准　乳腺局部放疗的患者必须经严格选择，早期进行的临床试验由于没有进行患者的严格筛选，故局部复发率较高，17% ~37% 的患者在中位随访期 1.5 ~8 年中出现复发。出现局部高复发率的原因就是缺乏严格的患者筛选标准和系统的质量控制体系：例如手术切缘只有 56% 证明是阴性；所有的患者均未行常规的腋窝淋巴结清扫；在许多病例中都未见详细的肿瘤组织病理学参数的记载等。所以，Vicini 等强调：严格选择患者是部分乳腺加速放疗技术成功的关键因素。目前已经有多个组织对于筛选标准进行了制定，以指导部分乳腺加速放疗技术的正确实施。美国近距离治疗协会(American brachytherapy society，ABS)制定的筛选标准包括：患者年龄≥45 岁，浸润性导管癌，肿瘤≤3cm，手术切缘阴性(定义为在墨水标记的区域没有肿瘤细胞)以及无腋窝淋巴结转移。而美国乳腺外科医生协会(American society of breast surgeons，ASBS)制定的标准与其相似，主要包括年龄≥50 岁，浸润性导管癌或导管原位癌，肿瘤大小≤2cm，手术切缘在肿瘤外各个方向上 2mm 均阴性以及无腋窝淋巴结转移。根据文献报道，手术切缘阴性和肿瘤足够小是成功的关键因素，而 ABS 和 ASBS 采取的标准非常严格，临床的应用结果也非常好，而现在进行的临床研究在对以上标准进行扩大。GEC - ESTRO 就将肿瘤直径扩大到 3cm，并对腋窝有微小淋巴结转移灶的病例也入组。病理学的研究证明小叶癌和导管原位癌更容易出现多发病灶，所以在以往的研究中是不适合进行乳腺局部照射的，为了进一步探索，NSABP - 39/RTOG - 0419 研究将入组的范围扩大，包括腋窝淋巴结 1 ~3 个转移，以及病理中包含导管原位癌成分的患者。但是对于我们刚开始这一工作的单位，应该掌握比较严的标准，广泛的导管内癌成分(ETC)、腋窝淋巴结阳性、浸润性小叶癌以及年龄偏小应作为排除的标准。

2. 部分乳腺加速放疗的技术方法　部分乳腺加速放疗可以采用多种不同的治疗技术，包括多导管组织间插植技术(multicatheter - based interstitial APBI)、气囊导管近距离治疗技术(mammosite radiation therapy system)、三维适形(调强)照射技术(3D external beam APBI)和术中放疗技术(intraoperative APBI, TORT)等。

(1)多导管组织间插植技术：自从大多数学者认同早期乳腺癌的局部复发出现在瘤床附近开始，多导管组织间插植技术已经成为新近的热点。很多研究中心已经在Ⅰ、Ⅱ期临床试验中评价了其瘤床照射的可行性和有效率。这些研究结果表明，在合适的早期乳腺癌患者中，接受多导管组织间插植治疗的患者与接受全乳照射的患者的局部肿瘤控制率几乎相等。

多导管组织间插植技术可在术中或术后4~6周进行。术中植入导管可以直接准确地植入瘤床内，而有关的组织病理学参数例如切缘情况和肿瘤大小是未知的。若进行术后植入，则需要在手术中放置银夹以协助确定瘤床，其优点在于肿瘤的有关病理学参数已经明确。插植的原则是以手术切除后的术腔为中心，植入导管的数目根据靶区的大小和形状来决定，一般需要插入2~3排(15~20根)导管以保证正确的剂量分布，每根导管间距1~1.5cm，以避免冷点和热点，导管距离皮肤和胸壁都必须有1.5cm的间距。插植结束后将可弯曲的管腔留置在患者乳腺，患者的不适症状比较轻微，治疗的范围包括肿瘤切除腔外1~2cm。采用高剂量率(high dose rate, HDR)技术，单次剂量为3.4Gy，每天2次，共10次/5天，总剂量34Gy。

影像引导的导管插植：为了达到理想的剂量分布，导管插植分布的合理性非常重要，而插植的技术也在不断进步，目前主要有模板引导、B超和CT引导下插植。

模板引导的插植技术：在治疗前通过B超可以看见术腔，用穿刺针吸出血浆等内容物，然后注入非离子显影剂(tohexol)使术腔能够在乳腺摄影时清晰显像。患者俯卧于立体定位床上，通过质地很硬的模板系统，将手术瘢痕区的乳腺组织固定于两侧模板之间，而增强显影的手术腔则位于中心位置，拍摄数字化乳腺影像，物理师和医师配合完成靶区勾画(通常是术腔)，也可以利用手术所置银夹定位。需要照射的区域是包括术腔外放1.5~2.0cm，对于邻近皮肤的区域则相应缩小。在计划系统设置插植管的数目和模板上相应的位置，同时计算出剂量分布，有时为了优化靶区剂量分布，可以在模板固定的插植孔以外或之间增加导管。局麻后即可开始插植。

B超引导下插植技术：对于病灶邻近体中线或体积很小的患者，模板技术实施比较困难，可以选择B超引导下插植，患者处于仰卧，用B超探测术腔并在皮肤上勾画出来，并相应扩大照射区域，然后按照1cm的间隙在皮肤标出导管插植位置，局麻后开始插植，插植的第一层导管往往选择邻近胸大肌筋膜等较深的平面，同时用B超实时引导，然后逐层以1.0~1.5cm的间距向表面插植，这样不需要模板和注入造影剂，而且插植的过程是B超实时引导，当然治疗医师的技术熟练是成功的前提。

CT引导下插植：在插植前对患者进行CT扫描，将影像传到计划系统，勾画靶区和制定治疗计划并优化，这样可以得到导管应该如何分布的插植方案。利用套管针进行插植，插植中间断进行CT扫描验证导管位置，导管空间分布原则同近距离治疗原则，通常2~3个插植平面可以达到剂量分布要求，每个导管需要1~3次CT扫描确认位置。该方法的优点是治疗计划和插植引导的影像都是CT扫描，在治疗前降低了乳腺形状、大小、导管位置的影像学表现的误差，而且能够立即反映出靶区体积是否被充分覆盖。

现在的治疗计划系统可以进行三维的剂量优化，患者在置管后进行CT扫描，在计划系统重建组织和导管的三维结构，制定治疗计划并进行优化，如果不能达到理想分布则计算出需要增加导管的位置。计划系统可以计算出需要植入导管的位置，最后的剂量分布应该满足处方剂量线(一般定义为100%剂量线)完全包括靶区。为了评价剂量分布的合理性，均匀指数(homogeneity index，HI)被引入到分析中，即HI=(100%剂量线包括的体积-150%剂量线包括的体积)/100%剂量线包括的体积，HI>0.85被认为是比较理想的治疗计划，临床应用的计划HI应该>0.75，否则毛细血管扩张和脂肪坏死的发生率将明显增加。

根据已公布的Ⅰ、Ⅱ期临床试验的研究结果，在中位随访期2~6.3年中，局部肿瘤控制率在92.3%~100%，这个结果是非常鼓舞人心的，因为0~1.5%的年复发率与全乳照射是相等的。例如，美国的William Beaumont医院的研究结果显示，199名早期乳腺癌患者单独应用多导管组织间插植技术进行术后放疗，局部肿瘤控制率为97%，总生存率为99%，而美容效果满意率为90%。Ⅲ期临床研究的初步结果也证实了该治疗技术的有效性和安全性。

(2)球囊近距离治疗系统(mammosite)：是一种气囊导管治疗装置，它简化了近距离治疗的过程，提高了靶区剂量分布的可重复性。它如同一根Foley尿管，由长约15cm，直径6mm的双腔管构成，其中带有一根导管，用于^{192}Ir源的置入。末梢有一特制的气囊，充气后可达4~5cm，容量可达30~70ml盐水，其中有造影剂可供定位应用。肿瘤切除后，即可把气囊置入腔体，向气囊充气使其充满整个腔体。它可以使100%的等剂量曲线的半径为10mm。治疗通过中心单一高剂量率的放射源完成，治疗范围为气囊表面外1cm的圆周。应用HOR技术，单次剂量为3.2~3.5Gy，每天2次，间隔6小时，共治疗10次/5天，总剂量为32~35Gy。完成治疗后，放出气囊内的气体，不需要附加手术即可取出气囊。

此方法优点是简便易学，治疗计划简单可靠以及良好的可重复性。然而相对于多导管技术而言，其靶体积非常有限。此外在植入气囊装置时，肿瘤的组织病理学特征并不明确(如切缘情况、EIC、OCIS等复发危险因素)，因此当放置mammoslte时就很难严格地执行筛选标准。同时，由于等剂量曲线容积的可变性有限，故往往会低估距离皮肤10~15mm可能出现的危险，例如皮肤红斑、水肿甚至皮肤坏疽。最近公布的应用mammosite的30个随访数据表明，有29%的患者出现皮肤纤维化，27%出现毛细血管扩张。因此皮肤与球囊之间的软组织厚度最好在7mm以上以降低皮肤剂量，另外邻近的肺组织受照射剂量过高也是限制球囊使用的一个因素。为了优化球囊的剂量分布，Astrahan等人将导管内放射源的潴留位置从单一增加到多个，并对潴留位置和时间根据PTV的范围在计划系统进行优化，使剂量线的分布成为椭球形，降低皮肤和肺组织的剂量，而且提高了PTV的处方剂量覆盖率。

(3)三维适形放疗技术：虽然APBI仍然多采用近距离治疗技术，但随着CT、MRI等影像学技术的日益普及，放射治疗已经进入精确定位、精确计划和精确放疗的“三精”时代，三维适形放疗技术也日趋成熟。这种技术对于医生和患者来说具有同样的吸引力，因为它减少了对患者的创伤，进一步提高了靶区剂量分布的均匀性，减少心肺损伤，改善美容效果，减少脂肪坏死等并发症的发生。

三维适形放疗技术是在保乳手术后4周内进行，患者放入固定的气垫中，模拟机下标记体位及激光线，并行CT扫描。医生在CT片上绘出CTV（根据外科手术标出的腔隙外扩1～2cm），将CT传输到TPS工作站进行优化，100%的等剂量曲线包括CTV，95%的等剂量曲线包括PTV。考虑到呼吸动度和摆位因素，一般CTV到PTV外放1cm距离。单次剂量为3.4～3.85Gy，每天照射2次，每次间隔6小时以上，共进行10次，总剂量为34～38.5Gy，在5天内完成。

这种治疗技术的优点是靶体积剂量更加均匀，不需要插入侵犯性的导管针，而且3D－CRT设备比较普及，易于开展。缺点是由于呼吸动度及每次摆位不确定因素，所以乳房照射的体积比近距离治疗的要大。因为目前的临床报道的观察时间尚短，疗效有待进一步验证确定。

（4）术中放疗（intraoperative radiotherapy，IORT）：是在手术彻底切除肿瘤后进行的一次高剂量照射，同传统的术后全乳照射相比，IORT在肿瘤切除和对瘤床周围可能残存的肿瘤细胞进行照射之间没有任何的时间间隔，同时可保护周围的解剖结构，随着手术结束后开始放疗，摆位和治疗时间可以在1个小时内结束，这样手术和放疗同时结束，对患者的生活影响最小，疗程也是最短。在欧洲肿瘤协会（意大利米兰）2001年的报道中，对术中放疗的可行性进行了初步的研究，结果表明靶区的剂量可以达到10～22Gy，而皮肤表面的剂量很小，这就引起了人们对于瘤床术中照射的兴趣。现在，IORT在欧洲已经成为APBI的研究焦点。

以往的术中放疗临床上实施起来比较麻烦，因为需要将于术中的患者推到加速器的机房中进行放疗，或者将加速器机房改造成一个无菌手术室，所以开展的单位很少。随着新的治疗设备的出现，移动性较以往大大增强，均可以很轻松地移动到现有的常规手术室中，因此临床应用也逐渐增加。现今IORT应用的设备主要有三种：Novac7、Mobetron和Intrabeam系统。Novac7是一个可移动的直线电子加速器，有一个可以旋转的机头，可释放4～12MeV能量的电子线，有4～10cm不同直径的线束腔筒。在肿瘤被切除术后，快速病理回报结果证实切缘阴性，然后根据瘤床大小确定需要放疗的区域，一般为肿块邻近2～4cm的组织，选择合适大小的线束筒，直接对准需要照射的区域，并将皮肤尽量拉开远离照射区。Mobetron为核通公司的电子线照射设备，能量为4～12MeV，照射实施与Novac7相近。Intrabeam系统由一个X线管构成，通过12V电池供电，从放射源释放出50kV的低能X线。Intrabeam的放射源为点源，在点源外可装置不同尺寸的球形施源器，因为能量低，射线在施源器外均匀地迅速衰减，邻近正常组织不需要特殊保护，操作人员的防护也非常简单。

对于乳腺局部照射剂量的选择，单次术中放疗一般为20Gy左右，因为根据L－Q公式计算，α/β值为10Gy时，单次照射20Gy的等效生物剂量为常规分割照射60Gy左右，这正是临床上用以控制亚临床病灶的剂量。在肿瘤切除的时候，切缘至少10mm阴性，CTV局限于肿瘤所在的象限内。为了使胸壁受照射的剂量达到最小，可以在胸壁和被照射乳腺组织之间置入不同直径的铝片。同时为了尽可能地减少皮肤受照射的体质，可将皮肤牵拉至射野外。Mobetron和Novac7在2分钟之内完成放射治疗，而Intrabeam需要照射20分钟左右。

在米兰的试验中，Novac7被用到术中局部乳腺放疗，10例患者接受了10Gy的术中放疗作为预防性局部加量照射，随后进行了全乳照射44Gy；另有7例患者接受了15Gy的术中放疗，随后进行了全乳照射40Gy；其余84例患者接受了单纯的术中放疗，剂量分别为17Gy、19Gy和21Gy。在8个月的随访时间中，只有1例患者在接受了10Gy的术中照射和随后全乳照射后，出现了严重的皮肤纤维化；另1例患者在接受了15Gy的术中加量放疗后3个月出现骨转移，没有出现急性放疗反应如皮肤红斑等的报道。在一个国际联合的研究中，185例患者接受了Intrabeam的术中放疗，其中22例为局部乳腺照射，163例在术后接受全乳照射，中位随访22个月，出现了2例复发，1例在术后2个月出现了乳腺多病灶弥散的复发，另1例42个月时在原发灶的不同象限出现了局部复发。受以上研究结果的鼓舞，一个随机对照临床研究正在进行中，探讨单次术中放疗替代全乳照射后的瘤床电子线外照射加量。

术中照射的问题在于放射治疗时确切的肿瘤病理学特征不是非常明确，而治疗体积并不能与有复发危险的乳腺组织完全吻合，昂贵的设备费用也限制了它的发展。Jayant SV等组织的国际系列临床研究“targit trial”对术中放疗临床疗效和并发症的验证有助于我们对这一技术的认识和推广。

虽然已有的局部乳腺照射在临床研究结果证明了其安全性，但是在广泛普及该技术以前，更多的Ⅲ期临床随机研究和长期随访的结果是必需的，开展相关研究应该从低度恶性、切缘阴性等局部复发率低的病例开始，目前保乳于术后的常规治疗还是包括全乳照射和瘤床加量照射。

第二篇 各论

第九章 乳房手术的麻醉

第一节 局部浸润麻醉

将局部麻醉药注射于手术部位的组织内，分层阻滞组织中的神经末梢而产生麻醉作用，称为局部浸润麻醉。乳房手术主要是体表的手术，麻醉要求镇痛完善，对肌松要求不高。这种麻醉方法的特点是操作和给药方式简单，局部镇痛效果确切，对机体的重要器官功能干扰轻微，并发症少，简便易行，费用低廉。适用于乳腺脓肿切开引流术、局部病灶切除术（如乳腺纤维腺瘤切除术）、乳腺肿块活组织检查、前哨淋巴结活检术等。

一、常用药物

根据手术时间长短选择应用于局部浸润麻醉的局部麻醉药。主要包括短时效局部麻醉药，如：普鲁卡因、氯普鲁卡因；中等时效局部麻醉药，如：利多卡因或丙胺卡因；长时效局部麻醉药，如：布比卡因、依替卡因。

二、麻醉方法

穿刺针先进入皮内推注局部麻醉药液做皮丘，然后经皮丘刺入，缓慢进针，分层注药，按解剖层次向四周及深部组织扩大浸润范围。需浸润远端组织时，穿刺针在已浸润过的部位刺入，以减少穿刺疼痛。注射局部麻醉药液时应加压，使其在组织内形成张力性浸润，与神经末梢广泛而均匀地接触，以增强麻醉效果。每次注药量不要超过极量，以防局部麻醉药毒性反应。注药前回抽注射器，以免误入血管内。外科医师可以选择碳酸氢钠加入1%利多卡因（1∶10）中，以减少注射疼痛。麻醉医师在最初的局麻注射时，90秒内可给予雷米芬太尼0.5～1μg/kg。

对于局麻下的手术操作，麻醉医师可以实施麻醉性监护（MAC）。MAC是指对于局部麻醉的小手术或不需要麻醉的情况下，麻醉医师提供专业的麻醉管理，监测患者的生命体征，并根据需要给予麻醉药物和其他治疗，如镇静止痛。主要目的是消除患者紧张焦虑以及部分或全部术中记忆，提高患者的耐受性及舒适性，提高手术的安全性。给药方式主要有间断分次、持续输注、自控镇痛及自控镇静等。常选择作用确切、起效快、对呼吸和循环系统抑制轻微、停药后能迅速恢复的药物。常用的抗焦虑药有咪达唑仑，镇静药有丙泊酚，常复合镇痛药芬太尼或雷米芬太尼等。

三、麻醉时应注意事项

1. 注射前回抽防止麻醉药进入胸膜腔和血管。

2. 术中注意监测患者的血压、脉搏及呼吸情况。

3. 术中及术后注意询问并观察患有无头昏、耳鸣、面部肌肉震颤等局麻药的中毒症状。

四、局部麻醉药不良反应的防治

(一)毒性反应

血液中局部麻醉药的浓度超过一定水平而引起中枢神经系统和心血管系统的异常反应，称为毒性反应。

1. 发生原因　误入血管内；使用过量；注入血运丰富组织吸收过快；肝功能严重异常、低蛋白血症患者游离局部麻醉药含量增高等。

2. 临床表现　轻度毒性反应，患者常有嗜睡、眩晕、多语、唇舌麻木、寒战、耳鸣、定向障碍等症状。这时如药物已停止吸收，一般在短时间内症状能自行消失。如继续发展，则可神志丧失，相继出现面部和四肢的肌肉震颤，继而发生抽搐或惊厥。对心血管系统的作用主要是对心肌、传导系统和外周血管平滑肌的抑制，使心肌收缩力减弱，心排出量减少，血压下降。严重时外周血管广泛扩张，房室传导阻滞，心率缓慢，甚至心搏骤停。

3. 治疗原则

(1)发生毒性反应后，应立即停止使用局部麻醉药，吸氧。

(2)紧张或烦躁者可给予地西泮或咪达唑仑0.1～0.3mg/kg。

(3)已发生抽搐或惊厥，吸氧或人工呼吸，及时控制惊厥的发作。可给予地西泮或咪达唑仑，若仍不能制止，给予短效肌肉松弛药行气管内插管。

(4)如出现低血压，可用麻黄碱或间羟胺等药物维持血压稳定心动过缓则静注阿托品。一旦呼吸心跳停止，立即进行心肺复苏。

(二)过敏反应

极为罕见。是指使用很少剂量的局部麻醉药后，出现皮肤红斑、荨麻疹、结膜和鼻黏膜充血、血管神经性水肿、咽喉水肿、支气管痉挛和过敏性休克，甚至危及患者的生命。应注意与局部麻醉药的毒性反应或对局部麻醉药液中添加的肾上腺素的不良反应相鉴别。如果发生过敏反应，应立即停止用局部麻醉药，吸氧，应用抗组胺药和皮质激素，严重者应用血管活性药物维持血流动力学的稳定。

第二节　全身麻醉

麻醉药经呼吸道吸入或静脉、肌内注射，产生中枢神经系统抑制，呈现神志消失，周身不感疼痛，也可有反射抑制和肌松弛等出现。当麻醉药从体内排出或在体内被破坏后，患者即逐渐恢复并苏醒，且不留任何后遗症，这种方法称全身麻醉。这种抑制状态、痛觉消失、肌松弛、反射活动弱等是可以控制的，也是可逆的，其抑制深浅与药物在血液中的浓度有关。

乳腺手术绝大多数可在硬膜外阻滞麻醉下完成，但遇有下列情况时可选用全身麻醉：①有硬膜外阻滞麻醉的禁忌证；②硬膜外阻滞麻醉不熟练或不能单独处理其发生的并发症；③区域阻滞麻醉不全或失败者。前述的麻醉前准备均适用于全身麻醉，除此之外，患者术前应做好口腔内、口腔周围卫生，摘去活动义齿，禁食 12 小时，麻醉前抗胆碱药必不可少。

一、常用麻醉药

用于全身麻醉的药物主要包括：吸入麻醉药，静脉麻醉药，麻醉辅助药物和肌松药。全身麻醉的要求不外乎是无痛、无感觉、无记忆、肌肉松弛、内环境稳定、苏醒快。因此需要选用镇静药、催眠药、消除记忆的药物、镇痛药及肌肉松弛药。现代麻醉特别强调生理扰乱小，因此还可应用 β 受体阻滞药、钙(Ca^{2+})拮抗药等。单用一种药物难以达到上述要求，而且还会带来明显的不良反应。几种药物合用基本可满足上述要求，而又没有明显的不良反应。

1. 常用的吸入麻醉药(表 9－1)

表 9－1　常用的吸入麻醉药

常用吸入麻醉药	血/气分配系数	代谢率(%)	MAC(%)	油/气分配系数
地氟烷	0.42	0.02	6.0	18.7
氧化亚氮	0.47	0.004	105	1.4
七氟烷	0.63	2.9	1.71	53.2
异氟烷	1.4	0.17	1.15	94
恩氟烷	1.9	2.4	1.68	98

2. 麻醉性镇痛药　近年来这类药主要用作静脉复合麻醉或静吸复合麻醉的组成部分。麻醉中常用的有芬太尼、雷米芬太尼、舒芬太尼。

(1)芬太尼：为临床中最常用的麻醉性镇痛药。镇痛强度为吗啡的 75～125 倍，作用时间约 30 分钟。对呼吸有抑制作用，主要表现为频率减慢。对心血管系统影响较轻，不抑制心肌收缩力，一般不影响血压。芬太尼还可引起恶心、呕吐，无组胺释放作用。小剂量芬太尼可有效地减弱气管插管的高血压反应。麻醉诱导剂量为0.1~0.3mg。

(2)雷米芬太尼：短效阿片类药，注射后起效迅速，药效消失快，更适用于持续静脉输注。临床初步研究表明，消除切皮反应的ED_{50}为0.03μg/(kg·min)，消除各种反应的ED_{50}为0.52μg/(kg·min)。麻醉诱导气管插管2~4μg/kg，全麻中联合用药剂量0.25~2μg/kg。缺点是结束输注后没有镇痛效应。有呼吸抑制作用，但停药后恢复快，3~5分钟恢复自主呼吸。不引起组胺释放。

(3)舒芬太尼：临床上主要用做复合全麻的组成部分。镇痛作用强，为芬太尼的5~10倍，作用持续时间约为芬太尼的2倍。有呼吸抑制作用，与等效剂量芬太尼相似。对心血管系统影响较轻，无组胺释放作用。麻醉诱导剂量0.1~2μg/kg。

3. 静脉麻醉药

(1)丙泊酚：一种新型的短效静脉麻醉药，苏醒迅速而完全，持续输注后无蓄积。静脉注射诱导剂量1~2.5mg/kg，达到麻醉时的血药浓度为2~5μg/ml，血药浓度在1.5μg/ml以下苏醒。有抗呕吐作用。

(2)依托咪酯：属于快速作用的静脉麻醉药，对呼吸循环影响轻微，诱导与苏醒均较快。诱导剂量为0.2~0.6mg/kg，一般剂量为0.3mg/kg。

(3)硫喷妥钠：为巴比妥类镇静催眠药。在10秒内快速起效，1分钟内作用达高峰。成人诱导量为2.5~4.5mg/kg。作为平衡麻醉或全静脉麻醉的催眠成分，硫喷妥钠可用以维持患者的神志消失，睡眠15~20分钟。初醒后，睡眠可持续3~5小时。不良反应有肌肉轻度兴奋性运动、咳嗽与呃逆等。

(4)咪达唑仑：为苯二氮䓬类镇静安定药。静脉注射诱导剂量为0.1~0.4mg/kg。有一定的呼吸抑制作用，其程度与剂量相关。对正常人的心血管系统影响轻微，无组胺释放作用，不抑制肾上腺皮质功能。

4. 肌松药

(1)去极化肌松药：琥珀胆碱有起效快、作用迅速完善和时效短等优点。但存在下列不良反应或并发症，如恶性高热、过敏反应及严重高钾血症等。麻醉诱导插管剂量1~2mg/kg。

(2)非去极化肌松药：主要有维库溴铵、阿曲库铵、顺阿曲库铵、罗库溴铵等。

顺阿曲库铵为中时效的非去极化肌松药。ED_{95}为0.05mg/kg，若给药量增至0.2mg/kg，起效时间为2.7分钟，时效45分钟。其消除主要通过Hofmann消除，消除半衰期约为24分钟。药效学与药动学不受肝肾功能及年龄的影响，无组胺释放作用。

维库溴铵主要在肝脏代谢和排泄，不释放组胺，所以适用于心肌缺血和心脏病患者。维库溴铵气管插管量0.07~0.15mg/kg。

罗库溴铵是起效快的中时效甾类非去极化肌松药，起效时间虽不及琥珀胆碱，但罗库溴铵是至今临床上广泛使用的非去极化肌松药中起效最快的一个。罗库溴铵不释放组胺，其药动学与维库溴铵相似，消除主要依靠肝脏，其次是肾脏。ED_{95}为0.3mg/kg，起效时间3~4分钟，时效10~15分钟，90%肌颤搐恢复时间30分钟。气管插管量0.60mg/kg，注药90秒后可作气管插管。临床肌松维持45分钟。

二、全身麻醉的实施

1. 麻醉前准备和麻醉前用药 其准备与原用药则与硬膜外麻醉基本相同。此外还应进行呼吸系统和气管插管条件的评估，如牙齿情况、有无困难气道、呼吸系统是否受损等。如果患者有呼吸系统损害的体征表现，应预测肺功能储备和患者对全麻的耐受性。化疗药(阿霉素剂量 >550mg/m^2)可致严重的心肌病。如果患者有用药史，可出现心血管功能失调，此时对心脏功能评估更加重要。

2. 麻醉开始前的准备

(1)准备气管内插管用具或喉罩。

(2)检查麻醉机功能。

(3)连接吸引装置。

(4)准备术中监测工具。

(5)麻醉药品及抢救药品的准备。

(6)核对患者情况。

3. 麻醉诱导 快速、适量给入麻醉药和肌肉松弛药，使患者在短时间内进入被麻醉状态即是麻醉诱导。标准、经典的方法是吸纯氧 3 分钟后静脉注射 2.5% 硫喷妥纳 4mg/kg，速度为 6.5mg/s，睫毛反射消失后，快速静注琥珀胆碱 1 ~ 1.5mg/kg，心功能欠佳者可选用下列镇静催眠药和肌肉松弛药：咪唑地西泮 0.3mg/kg 或依托咪酯 0.3mg/kg，但这两种药无镇痛作用，因此在吸纯氧 3 分钟后可先给芬太尼 3μg/kg 或阿芬太尼 60μg/kg，3 ~5 分钟后再给镇静催眠药，然后静脉注射任选下列 1 种肌肉松弛药：泮库溴铵 0.1mg/kg。对于门诊手术患者镇痛药还可选用芬太尼 10μg/kg，镇静催眠药可用甲乙炔巴比妥 1.5mg/kg，或异丙酚 1.5mg/kg，然后给上述阿屈可林或琥珀胆碱。

给琥珀胆碱后 2 分钟，给上述其他肌肉松弛药后 3 分钟即可行气管内插管。插管时注意若肌肉松弛不满意补用少量肌肉松弛药即可(如初始剂量的 1/3)。在不使用吸入麻醉药时，上述肌肉松弛药时限分别是琥珀胆碱 4 ~5 分钟，泮库溴铵 45 分钟左右，阿屈可林 25 分钟左右，维库溴铵 30 分钟左右。

4. 麻醉维持 麻醉诱导完成后即进入全麻的维持阶段，此阶段持续至停用麻醉药为止。吸入全麻药、静脉全麻药或静脉阿片类药，可单独或联合应用于麻醉维持。方法主要有吸入麻醉药维持、静脉麻醉药维持、全凭静脉麻醉、静吸复合麻醉等。

吸入麻醉是全身麻醉的主要方法，临床常采用全紧闭或低流量吸入麻醉。其优点是可控性强，中枢抑制状态与药物在血中的浓度相关，易于控制。可控性与血/气分配系数有关，血/气分配系数越小，麻醉药的可控性越强。单纯吸入麻醉时，药物浓度常控制在 1.3MAC，此时几乎 100% 的患者都能达到满意的麻醉深度。

越来越多的新型静脉麻醉药产生，如速效和超短效的静脉麻醉药丙泊酚、麻醉性镇痛药雷米芬太尼等，以及靶浓度控制输注麻醉给药系统(TCI)的诞生，使静脉麻醉发生了划时代的变化。TCI 是以药动学和药效学原理为基础，以血浆或效应室的药物浓度为指标，由计算机控制给药，达到按临床需要调节麻醉、镇静和镇痛深度的目的。全凭静脉麻醉(TIVA)可以采用多种短效静脉麻醉药复合应用，以间断或连续静脉注射法维持麻醉。具有控制血液内麻醉药浓度，麻醉起效快，对呼吸道无刺激，患者舒适，苏醒平稳迅速的优点。

麻醉期间观察与管理主要包括：

(1)麻醉诱导应与维持阶段密切衔接，使麻醉深度维持平稳。

(2)根据手术操作进程调整合适的麻醉深度，并防止术中知晓。

(3)妥善管理呼吸系统，保持呼吸道通畅。

(4)维持循环系统的稳定。

(5)防止缺氧和 CO_2 蓄积。

(6)合理应用肌松药，乳腺手术可以不用或少用肌松药。

(7)注意体温、体位、瞳孔及眼球变化，及时处理手术中可能出现的各种情况。

5. 麻醉苏醒　除特殊情况外，全麻后早期苏醒有利于重要器官自主调节能力的快速回复，有利于患者手术后康复。吸入药物主要经呼吸系统排出体外。静脉药物在体内代谢和排泄，或应用拮抗药物。乳腺手术后一般不需要在麻醉恢复室观察，在手术后期缝合皮肤时可以减浅麻醉深度，继续维持良好的镇痛，可利于早期苏醒。麻醉苏醒期应注意以下几点：

(1)苏醒后拔除气管内导管必须严格掌握拔管指征。待患者清醒，肌张力和自主呼吸回复，保护性气道反射恢复，麻醉医师对患者的自主呼吸比较满意，即可拔管。

(2)气管导管应在吸气期喉膨胀时拔出，气管导管套囊被抽空后沿导管的曲线轴轻轻拔出，若不注意而直接拔出则有可能损伤喉结构。拔管前要彻底清除呼吸道和口咽部的分泌物。

(3)拔管后，患者维持呼吸道的能力要确切，咳嗽和清除呼吸道分泌物的能力要正确评估，必要时可用口咽通气管，继续通过面罩供氧，并做好复苏准备。

(4)可应用肌肉松弛拮抗剂拮抗残余肌松作用，如新斯的明。

(5)乳腺手术术后恶心呕吐的发病率较高，可预防应用止吐药。如静脉应用甲氧氯普胺(10mg)，和(或)昂丹司琼、多拉司琼(12.5mg)或格拉司琼(100μg)，应用氟哌利多尚有争议。

三、全身麻醉的并发症及其处理

1. 舌后坠　托起下颌，也可置入口咽通气管。

2. 反流、误吸　取头低位，头偏向一侧自口角引流；反胃时立即压迫环状软骨，堵住食管出口，直至插管充满套囊为止。

3. 喉痉挛　轻度及中度痉挛可有喉鸣，重者喉鸣加重，吸气时三凹征和发绀。处理时解除原因，吸氧或正压吸氧即可缓解。严重喉痉挛有明显三凹征及严重发绀，应立即注射肌松药、面罩正压吸氧行气管内插管，也可以粗针头环甲膜穿刺或紧急气管切开。

4. 支气管痉挛　多因患者的潜在因素所致，如慢性支气管炎、哮喘等，或麻醉药应用不当。处理主要是术前改善肺功能，纠正通气情况，术中出现时对症处理。

5. 喉头水肿　可预防性静注氢化可的松0.5～1.0mg/kg；术后发生喉头水肿者除吸氧、激素治疗外，严重者尚需行气管切开。

6. 低氧血症　主要原因是麻醉机故障、氧气供应不足等导致吸入氧浓度过低；气管内导管随头部的活动而移位；全麻下可发生微型肺不张，且可持续到术后，使肺内分流增加；误吸；肺水肿等。术中及时预防、解除病因及对症处理改善通气。

7. 恶性高热 为一隐匿性药物引起的肌肉代谢异常病变，当易感者接受琥珀胆碱或氟烷等吸入麻醉药后易诱发此病。表现为持续肌肉收缩、代谢增快、体温急剧升高（1℃/5min），可超过42℃，伴有混合性酸中毒及血清钾、钠、钙、肌球蛋白及肌酸磷酸激酶升高，死亡率很高。

第十章　乳腺肿瘤手术

第一节　乳腺肿瘤手术概述

乳腺癌外科手术治疗的历史源远流长，从公元1世纪至今已有2000多年的历史。从最初的原始局部切除术到最近比较成熟的保乳手术，乳腺癌的最佳手术方式一直颇具争议。纵观历史，基本上经历了原始局部切除术、乳腺癌根治术、扩大根治术、改良根治术及保乳手术五个阶段。随着基础医学的迅猛发展，针对乳腺癌的研究已经深入到分子基因水平，理论、观念的不断更新促使乳腺癌的外科治疗最终走向更科学、更合理的个体化治疗。

一、原始肿瘤局部切除术时代

追寻乳腺癌的历史，有据可查的是公元前460年至公元前377年，古希腊著名医生希波克拉底在其《文集》中对乳腺癌进行了详细描述，而乳腺癌外科治疗的历史始于公元1世纪，希腊Leonides医生首先发现乳头凹陷是乳腺癌的一个重要体征，主张外科手术治疗乳腺癌，并实施了乳腺肿块切除。

公元10—16世纪，人们发现乳腺癌不是仅通过切除肿瘤或乳房就能治愈的，从而将手术范围扩大。Cabrol主张局部广泛切除，切除范围应包括胸肌及周围部分正常的组织；Severinue首先开展在切除乳腺癌的同时，摘除肿大的腋窝淋巴结。

至19世纪前，人们认为乳腺癌为一局部病变，治疗仅着眼于局部，处于原始的手术治疗阶段。由于没有良好的麻醉、止血及抗感染药物，切除病变的计划性差，手段残酷，手术死亡率极高，短期复发率达90%以上。这一时期，医生们也开始怀疑乳腺癌不是一种局限性疾病，但由于受到当时医学条件的限制，病变的发展、扩散尚不知其规律，也无法证明。

二、乳腺癌根治术阶段

19世纪，随着解剖学的发展及显微镜在病理学中的应用，人们开始研究乳腺癌的淋巴转移规律。1822年Elliott首次在切除的腋窝淋巴结中，用显微镜发现了肿瘤细胞的浸润。1852年美国的Joseph Pancoast认为应行全乳切除，当淋巴结有转移时应同时行淋巴结清扫术。他首次采用乳房和腋窝的联合切口行全乳和腋窝组织的联合切除，是第一个提出全乳房和腋窝淋巴结整块切除的外科医生。

19 世纪中末期，Halsted 等人的理论认为：乳腺癌的扩散是遵循时间与解剖学规律进行的，先是肿瘤细胞的局部浸润，后沿淋巴道转移，最后出现血行播散。也就是说在一定时间范围内，乳腺癌只是一种局部病变，在此期间若能将肿瘤及区域淋巴结完整切除，就能获得治愈。于是他在 1882 年创立了乳腺癌根治术，手术切除全部乳腺组织及周围脂肪组织，切除胸大肌、胸小肌，清除腋下及锁骨下脂肪组织和淋巴结，同时要求所有组织必须整块切除。在 Halsted 进行研究的同时，Willy Meyer 也进行了相似的研究，因此，Halsted 乳腺癌根治术也被称为 Halsted – Meyer 氏乳腺癌根治术。乳腺癌根治术的诞生，开创了乳腺癌外科手术史上的新纪元，使乳腺癌手术后局部复发率从 80% 降低到 20% 左右，长期生存率明显提高，被誉为乳腺癌手术的经典术式。另外，Halsted 建立的肿瘤与区域淋巴结整块切除的治疗原则，也对现代肿瘤外科产生重要影响，成为其他恶性肿瘤手术治疗所遵循的基本原则，是乳腺癌外科乃至整个现代肿瘤医学发展的里程碑。

三、扩大根治术阶段

至 20 世纪 40 年代末，人们认识到乳腺癌的淋巴转移除腋窝淋巴途径外，内乳淋巴结同样也是乳腺癌转移的第一站；锁骨上和纵隔淋巴结则为第二站。由于经典的乳腺癌根治术未能清除内乳淋巴结，达不到根治的目的，于是扩大根治术应运而生。1949 年及 1951 年 Margottini 和 Urban 分别提出根治术合并胸膜外和胸膜内清除内乳淋巴结的乳腺癌扩大根治术。1954 年 Andreassen 和 Dahllverson 又在扩大根治术的基础上加行锁骨上淋巴结清扫。1956 年 Arhelger 等甚至还要行纵隔淋巴结清扫，分别称之为超根治与扩大超根治术。从而把乳腺癌的外科手术治疗推向“超根治切除”的时代。

然而，大量的研究显示，扩大根治术较根治术的疗效并无显著的提高；甚至结果相反，由于手术的扩大，术后并发症相应增多，死亡率高，生存率并未提高，因此，未被广大医者所接受。目前此手术方式在西方国家已基本废弃，国内也较少应用，已逐渐退出历史舞台。

四、乳腺癌改良根治术阶段

20 世纪 60 年代著名学者 Fisher 认为乳腺癌即使在早期，甚至亚临床阶段，癌细胞也可以经血液循环转移，而发生全身扩散；区域淋巴结虽具有重要的生物学免疫作用，但并不是癌细胞机械的滤过屏障。手术切除癌块和转移的淋巴结也仅是可以减轻机体的肿瘤负荷，改善宿主对肿瘤的反应，有利于改善机体的防御功能；而无限扩大手术范围，除并发症增多外，也影响机体的免疫功能。这为乳腺癌手术清除范围的缩小提供了理论依据。

1948 年，Patey 报道在 Halsted 根治手术时保留胸大肌，切除胸小肌，保存胸壁较好的外形与功能，以便于行乳房重建术；1951 年，Auchinclo SS 则提出保留胸大、小肌，两者被称之为改良根治术。据美国外科医师协会调查显示，1950 年 Hasted 手术占全美国乳腺癌手术的75%，1970 年占60%，1981 年仅占3%。与此同时，改良根治术由 1950 年的 5% 上升到 1972 年的 28%，到 1981 年上升至 72%。大量的临床研究表明，乳腺癌Ⅰ、Ⅱ期行根治术与改良根治术的患者，术后的生存率和局部复发率，并无显著性差异。再加上改良根治术在功能恢复与美容整形等方面的明显优越性，使改良根治术几乎成为所有可切除乳腺癌患者的标准治疗术式。

五、乳腺癌保乳手术阶段

保乳手术是指保留乳腺的手术，其中包括：象限切除、区段切除、局部切除，加上腋窝淋巴结清扫；术后辅以放疗、化疗及内分泌治疗等综合治疗。1924 年英国的 Geoffrey Keynes 最早报道了乳腺癌保乳手术，并用镭针放疗，取得了与根治术相似的结果。1939 年加拿大的放射科医生 M. Vera Peters 开始将放疗用于保乳术后患者，但都未引起人们的重视。

直到 20 世纪 70 年代，才真正开展了保乳手术与放疗、化疗及内分泌治疗联合应用的研究，主要原因是：①人们对乳腺癌的生物学特性有了新的认识，认为乳腺癌一开始就是一种全身性疾病，不一定完全经淋巴途径有序播散，早期乳腺癌亦可发生血行转移，仅切除淋巴结不能阻止血行转移；乳腺癌的治疗效果取决于有无血行转移，而局部切除范围的大小对生存率并无影响；②随着对乳腺癌早期发现的重视和钼靶 X 线乳房摄影的普及应用，癌体较小的早期病例逐渐增多；③放射治疗的基础研究和临床试验显示，50Gy 放疗可有效杀灭临床癌灶，在相当大的程度上可控制保乳手术后的局部复发，但又能保留乳房外形和柔软度；④欧美妇女保乳愿望十分强烈，尤其是年轻妇女，宁可丢掉性命也不愿意切除乳房，这种心态无疑推动着保乳手术的流行，使保乳手术不断增加；⑤抗癌新药的不断问世，使化学治疗的反应良好，可使 60% ~80% 患者癌块显著缩小，因此目前提倡术前或放疗前做化疗，称新辅助化疗，其优点为能缩小原发灶，减少乳腺切除量，增加保乳机会；⑥雌激素受体的发现及抗雌激素药物的出现，使乳腺癌的内分泌治疗更加成熟，为保乳手术提供了很好的辅助治疗的手段。

1969 年 Rissanen 报道了乳腺癌行局部肿瘤切除加乳腺和腋区的放疗的资料，415 例 $T_{1\sim2}N_0M_0$ 患者，5 年、10 年生存率分别为 79%、71%，与同期根治性乳房切除手术加术后放疗的 593 例效果相比，两组结果相似（根治术 5 年、10 年生存率分别为 82% 和 71.5%）。Mustakallio 综合报道了 702 例 Ⅰ 期乳腺癌病例，采用保守手术加放疗，10 年无瘤生存率为 72%。这些早期乳腺癌保守性治疗的探讨为乳腺癌根治性放疗奠定了基础。近年来，乳腺癌保乳手术的研究逐渐增多，方法日趋完善。全世界几项有代表性的前瞻性随机临床试验，对保乳手术与根治术的疗效进行了比较，如来自米兰国立癌症研究院的临床实验，来自美国乳腺癌与肠道外科辅助治疗研究组 NSABP B06 计划，来自欧洲癌症研究与治疗组织 EORTC 试验 10801，均证实了保乳手术的可行性和远期良好的效果。

由于保乳手术不仅考虑了患者的生存率和复发率，还兼顾了术后上肢功能和形体美容。因此保乳手术目前已成为欧美国家早期乳腺癌的首选术式，近年来随着我国在乳腺癌的早期诊断以及术后辅助放化疗等方面巨大的进步，该术式在我国乳腺癌手术方式中所占的比例逐年上升，将来必会成为早期乳腺癌的首选术式。

和其他外科学的发展方向一样，乳腺癌手术方式也经历了“由小到大，再由大变小”的过程，随着医学基础研究和前瞻性临床试验的开展，不断冲击和推动着乳腺外科及相关学科的发展，相信在基础医学科学迅猛发展的今天，乳腺癌外科手术方式必将越来越趋于完善和个体化。

第二节　乳头溢液（大导管内乳头状瘤）手术

一、概述

乳头溢液是临床上常见的主诉之一。多乳管溢液大多是由于乳管扩张引起，无须特殊治疗，通常可随时间推移自行消失。单发的乳管溢液，特别是血性溢液应该引起关注，虽然其原因通常为良性，但必须通过外科探查才能明确。

二、适应证

单一乳管溢液。

三、术前准备

手术区备皮。

四、麻醉

局部浸润麻醉。

五、体位

仰卧位。

六、手术步骤

1. 单纯乳导管切除术

（1）确定溢液乳管：手术区常规消毒铺巾后，找到溢液乳管开口插入探针（也可自溢液乳管注入亚甲蓝），沿着探针方向（或蓝染乳管走行方向）行局部浸润麻醉。

（2）切口选择：麻醉成功后采用乳晕边缘弧形切口，切开皮肤、皮下组织。

（3）找出溢液乳管切除：在乳头深面钝性分离，找到插入探针的（或蓝染的）乳导管，将其与周围组织分离。小心退出探针，自乳头根部钳夹切断此乳导管，近乳头侧结扎，再提起远侧，沿乳导管向腺体方向分离，在乳导管深入乳腺组织处钳夹切断，远端结扎，切除乳管送病理。创面仔细止血，再将皮肤间断缝合。伤口加压包扎。

2. 区段切除术

（1）确定溢液乳管：手术区常规消毒铺巾后，找到溢液乳管开口插入探针（也可自溢液乳管注入亚甲蓝），沿着探针方向（或蓝染乳管走行方向）行局部浸润麻醉。

（2）切口选择：麻醉成功后自乳头根部向外做放射状切口，切口略长于探针插入长度。切开皮肤、皮下脂肪组织，显露乳腺组织，注意乳晕区的切口下方没有明显的皮下脂肪组织。

（3）切除溢液乳管及其周围腺体：在乳头根部找到探针所在的（或蓝染的）乳管，此乳管即溢液乳管，小心退出探针，自乳头根部钳夹切断此乳管，乳头侧以丝线结扎，对乳头侧以长丝线结扎做标记，再以此乳管为中心锐性模型切除预定之腺体，后方要到乳房后间隙。乳腺组织切除后，先以小三角针，4 号线缝合乳头乳晕深面的组织，注意避免损伤其他乳管，避免出现缝合后乳头偏斜、内陷。然后再将余下的乳腺组织缝合，最后缝合皮下组织和皮肤。

3. 乳导管镜定位下区段切除术

(1)确定溢液乳管：手术前先行乳管镜检查，发现乳管内病变后，将配套的乳腺导管活检针套在乳管镜上，直视下将乳腺导管活检针留在病变所在地，并标记定位活检针的长度，再从体表标记病变的投影，画出预定切口，然后退出乳管镜。

(2)切口：沿预定切口局部浸润麻醉，切开皮肤、皮下组织，找到并分离出有导管活检针的乳管。

(3)切除溢液乳管及其周围腺体：小心退出活检针，自乳头根部钳夹切断此乳管，乳头侧以丝线结扎，对乳头侧以长丝线结扎做标记，再以此乳管为中心锐性模型切除预定之腺体。清洁创面后对缘缝合腺体残面，再间断缝合皮下组织及皮肤。

七、术后处理

切口局部加压包扎。

第三节　乳腺纤维腺瘤手术

一、概述

乳腺纤维腺瘤是乳腺疾病中最常见的良性肿瘤，可发生于青春期后的任何年龄，多在20~30岁；其发生与雌激素刺激有关，所以很少发生在月经来潮前或绝经期后的妇女，为乳腺良性肿瘤，少数可发生恶变。

一般为单发，但有15%~20%的病例可以多发。单侧或双侧均可发生。一般为圆形、卵圆形，大的可呈分叶状。初期如黄豆大小，生长比较缓慢，可以数年无变化，因为无明显不适，因此很少引起患者的注意。肿块在不知不觉中逐渐长大，还有由于怕羞不愿找医生检查，直到肿块长得较大时，才不得不去医院诊治，耽误病情。

本病虽属良性，癌变可能性很小，但有肉瘤变可能，故手术切除是治疗纤维腺瘤唯一有效的方法。

二、适应证

单发或多发较小的肿瘤。

三、手术时机

1. 对诊断明确的未婚妇女，可考虑择期手术处理，以婚前切除为宜。

2. 对婚后未孕的患者，宜在计划怀孕前手术切除。因怀孕和哺乳或可使肿瘤生长加快。

3. 孕期内发现肿瘤者，宜在怀孕3~6个月行手术切除。

4. 对于无妊娠、哺乳、外伤等促使肿瘤生长的情况时，肿瘤短期内突然生长加快，应立即手术。

四、术前准备

手术区备皮。

五、麻醉

局部浸润麻醉。

六、体位

仰卧位。

七、手术步骤

1. 传统开刀切除　手术切口的设计应考虑美学与功能的需要。如需要哺乳者，应做以乳头为中心的放射状切口。若以后不需要哺乳者，可沿乳晕边缘行弧形切口。如是多发者可行乳腺下缘与胸壁交界处切口或沿乳晕切口。手术时最好将整个肿瘤及其周围部分正常乳腺组织一并切除，或将受累部分做乳腺的区段切除避免复发。多一次复发，就多一次恶变的危险。但在被切除的肿瘤以外的乳腺内，或对侧乳腺内术后再发生同样的肿瘤，不应认为复发，严格地说应为多发倾向。在原位又重新出现此种肿瘤者为复发，反复复发应警惕叶状肿瘤的可能。

缺点：这种术式会在乳腺上留下瘢痕，影响美观，对于乳腺多个象限内的多个肿物不能完全切除。

2. 微创手术切除　是在腋下或乳晕等隐蔽的地方戳孔（约 3mm），在超声或钼靶引导下应用旋切针将肿物旋切出来，痛苦小，术后只留下一个 3mm 左右大小的印痕，恢复快，不需住院，不用拆线。而且可以通过一个切口一次性同时切除多个肿瘤，多发肿物或临床触摸不到的微小肿物的患者特别适合采用这种手术。微创旋切的技术优势还体现在对于性质不明的肿块可以在 B 超定位下进行活检和病理检查，对 3mm 微小的肿瘤也可精确切除，这对于乳腺癌的早期诊断和治疗无疑也是一种非常好的方法。

缺点：费用高，对于接近乳头、皮肤、乳腺边缘的肿物无法保证完全切除，易有残留等。

八、术后处理

切口局部加压包扎。

第四节　（乳腺皮下切除术）保留乳头的乳腺切除术

一、概述

某些乳房良性疾病病变广泛，无法局部切除，而药物治疗不见好转，可行乳腺皮下切除。

二、适应证

1. 严重乳腺增生症经中西药物治疗不见好转，症状重，影响工作和生活且已婚不再要求生育者。

2. 乳房多发良性肿瘤或乳房巨大良性肿瘤者。

3. 男性乳房肥大影响外观患者要求切除者。

三、术前准备

手术区备皮。

四、麻醉

局麻或硬膜外麻醉。

五、体位

仰卧位，患侧略抬高。

六、手术步骤

1. 乳房下皱褶处做弧形切口或沿乳房外侧缘做纵向弧形切口。

2. 切开皮肤和皮下组织。

3. 从皮下脂肪组织开始，锐性解剖游离皮瓣，将其上翻，使之与乳腺组织浅面分离。

4. 由乳腺的一侧边缘开始分离，进入胸大肌筋膜浅面的乳腺后间隙，将乳腺组织完全切除。

5. 切除全部乳腺组织，保留乳腺部的皮肤及皮下组织。

6. 创口仔细止血后，在最低位置戳口，放置引流皮管或负压引流管，妥为固定。

7. 以胸带固定，适当加压。引流管在手术后24～48小时内取出。术后5～7天拆线。

七、术后处理

创面加压包扎。有引流者需第2天换药，视引流情况拔除引流。

第五节　乳腺单纯切除术

一、概述

乳房包括乳头、乳晕、乳腺腺体和腺体外的筋膜、脂肪和皮肤等。乳腺皮下切除术是仅切除腺体组织，保留乳头和乳晕。乳房单纯切除术是将乳头、乳晕和腺体组织全部切除，所谓单纯切除术，是指未行区域淋巴结清除而言的术式。

二、适应证

1. 乳房内巨大的或多发性良性肿瘤。

2. 慢性囊性乳腺病，家族有乳腺癌病史，细胞学检查见有明显增生乳管上皮细胞。

3. 患者年龄较大，乳头溢血，细胞学检查有瘤细胞或疑有早期导管内癌者。

4. 多发纤维腺瘤。

5. 乳房结核，抗结核治疗无效，病变范围广或形成瘘管者。

6. 乳腺癌患者，有较重心肺疾患，不能耐受根治性手术者。
7. 乳腺肉瘤及晚期乳腺癌伴有溃疡不宜做根治切除术，但尚未固定于胸壁者。

三、术前准备

手术区备皮，如肿瘤破溃感染应予抗生素治疗。

四、麻醉

全身麻醉、硬脊膜外腔阻滞麻醉或局部浸润麻醉。

五、体位

仰卧位，头略偏向健侧患侧，上肢外展90°，患侧肩脚下垫以敷料包，使患侧略抬高。

六、手术步骤

1. 切口选择　以乳头为中心环绕乳房做梭形切口，可为横向切口，也可为纵向切口。如为恶性肿瘤患者，切口应距肿瘤边缘大约3cm。

2. 游离皮瓣　切开皮肤、皮下组织，以电刀或手术刀片潜行分离切口两侧皮瓣。皮瓣以保留皮下毛细血管网，附有少许脂肪组织为宜。游离范围，上至胸大肌锁骨部和胸骨部的间隙处，下至乳房下皱襞下1～2cm处，内至胸骨中正，外至腋前线。

3. 切除乳房　游离完皮瓣后，围绕乳房边缘自基底部切开皮下脂肪组织至胸大肌筋膜，然后将整个乳房及周围脂肪组织自胸大肌筋膜表面切除。如为乳腺恶性肿瘤，应同时切除胸大肌筋膜。手术时注意胸骨旁肋间血管的穿支，需用血管钳钳夹，切断后仔细结扎。

4. 创面处理　创面仔细止血后以温盐水冲洗，如为恶性肿瘤以蒸馏水冲洗，再次确定无活动性出血并清点纱布器械无误后，分别于胸骨旁和腋前区放置一引流管自皮瓣下部引出固定。手术切口间断缝合或皮内缝合。缝合时若张力过大可进行游离植皮。切口敷料用胸带均匀加压包扎。

七、术后处理

1. 平卧位，用纱袋压迫患侧24～48小时，上肢略抬高。
2. 如用全麻，待清醒后改为半卧位。
3. 凡肿瘤溃破感染者，应投放抗生素。
4. 术后24～48小时拔去引流，7～10天拆线。

第六节　副乳腺切除术

一、概述

副乳为多乳畸形，是由于胚胎乳房始基未退化所致，在女性中较为多见。临床上大多以腋下肿物或肿物伴有胀痛来就诊。大多数副乳不需要手术切除。

二、适应证

1. 对于较大的腋前副乳影响美观且患者有手术要求者。
2. 胀痛症状明显、肿块近期增大显著，药物治疗效果不佳。
3. 伴有副乳纤维瘤或乳头溢液者。
4. 高度怀疑副乳有恶变或有副乳癌时。

三、术前准备

手术区备皮。

四、麻醉

局部浸润麻醉。

五、体位

仰卧位，患侧上肢外展，肩胛部垫高。

六、手术步骤

1. 切口选择　沿副乳表面皮纹做一切口，如副乳组织较多，也可选择梭形切口。切开皮肤皮下组织，显露乳腺组织。

2. 游离皮瓣　在乳腺组织和皮下脂肪之间锐性向四周游离，至乳腺组织的边缘。

3. 切除副乳腺组织　用组织钳夹住乳腺组织边缘，再进行乳腺后间隙的游离，至副乳腺组织完整切除。创面仔细止血，皮下可放置一橡皮片或引流管引流。间断缝合皮下组织和皮肤。

七、术后处理

创面加压包扎。皮片引流者可在手术后第1～2天拔引流片，有引流管者视引流情况在手术后第2～3天拔引流管。2周左右拆线。

第七节　乳腺癌根治切除术

一、概述

乳腺癌根治术又称为Halsted术，自开创以来曾被当作“经典术式”而广泛推崇，近年来已经被改良根治术和保乳手术所取代，但并没有完全废弃，如病期偏晚、腋窝淋巴结多发转移甚至融合，肿瘤侵犯胸肌的仍然采用此术式。

二、切除范围

Halsted手术需要切除全部乳腺组织及周围脂肪组织，切除胸大肌、胸小肌，清除腋下及锁骨下脂肪组织及淋巴结。所有组织需整块切除，以防造成人为术中癌扩散。

三、适应证

临床Ⅱ期及部分Ⅲ期乳腺癌患者，或肿瘤较大、侵犯胸肌，或腋窝淋巴结多发转移前的患者。因此类患者大多可先行术前化疗，降期后再行改良根治术。

四、术前准备

1. 临床诊断为乳腺癌，术前检查无手术和麻醉禁忌证。
2. 剃除患侧乳房和腋窝部毛发。
3. 术前必须有双乳 X 线钼靶摄片和/或 B 超检查。
4. 术前正确估计病变累及范围，临床分期。
5. 手术当日禁食。
6. 对乳腺肿块术前行细针穿刺细胞学检查或空芯针活检未能肯定性质，则应在根治术前将肿块切除，行快速冷冻切片病理检查。
7. 确定为乳腺癌者，应重新消毒铺巾，准备器械行根治术。

五、麻醉

全身麻醉或高位硬膜外麻醉。

六、手术体位

仰卧位，患侧上肢外展 90°，肩胛部垫高。将手术台略向健侧倾斜，以便腋窝部廓清有良好的暴露。对侧上肢用以测量血压。

手术野消毒，应包括两侧锁骨上区、整个乳房和前胸壁及上腹部近脐处，以及患侧的腋窝和上臂到肘关节。铺消毒巾和无菌大单应暴露出患侧乳房。患侧上肢、自上臂中部至手部用无菌巾包裹，放在无菌托台上。

七、手术流程

1. 切口选择　视肿瘤位置主要采用 Halsted – Meyer 切口(纵梭形切口)或 Stewart 切口(横梭形切口)，皮肤切口距离肿瘤边缘 3cm 以上，如肿瘤与皮肤有粘连或皮肤水肿，切除范围要更广一些。

2. 游离皮瓣　切开皮肤后，用蚊式止血钳或鼠齿或皮肤拉钩每隔 2cm 钳夹真皮层，牵引皮瓣，用锐刀或电刀在皮下脂肪层与乳腺外脂肪层之间分离皮瓣，游离范围上至锁骨，内侧至前正中线，外至背阔肌前缘，下至肋弓及腹直肌上缘。

3. 切断胸大小肌　首先游离出乳腺边缘，显露出胸筋膜等，在锁骨下方露出胸大肌横行纤维，保留胸大肌锁骨部，分离胸大肌纤维，术者用左手示指深入胸大肌纤维后方，向肱骨游离，在尽量靠近肱骨部切断胸大肌纤维和筋膜。切开胸大肌深面的喙锁肌膜，暴露胸小肌，将胸小肌内、外两缘游离，并与深部组织分开，术者左手示指钩住胸小肌，直达肩胛骨喙突，将胸小肌附着处切断。向内下方适度牵拉胸大小肌，暴露锁骨下的血管和臂丛。

4. 解剖锁骨下血管及腋窝　自臂丛下方起将血管周围的疏松脂肪组织自上而下解剖，并切断结扎走向胸壁及乳房的动、静脉及神经。肩胛下血管和胸背神经是腋窝外界的标志，应保留，进一步解剖胸壁表面，胸长神经自内上向外下走行，应保留。

5. 标本整块切除　腋窝解剖结束后，助手将标本自胸壁提起，将乳房、腋窝脂肪和淋巴结，胸大小肌自胸壁起始部切断，注意仔细结扎肋间穿支血管，标本整块切除。

6. 冲洗切口　用大量生理盐水冲洗切口，或用灭菌蒸馏水冲洗切口，由于蒸馏水的低渗作用，有可能破坏脱落细胞的细胞膜，从而减少肿瘤细胞在手术区种植及复发机会。

7. 缝合切口　缝合皮肤时，张力不可过大，如皮肤缺损较多，应行中厚皮片移植。

8. 引流　为防止术后皮下积液，腋下和伤口外侧，以及内侧放多孔负压引流管。

八、术后并发症

1. 术后出血　常见原因有：①手术止血不彻底：乳腺腺体主要为纤维结缔组织，即使很小的毛细血管渗出，血管也很难收缩；②电凝血痂脱落出血：术后躁动、咳嗽、患肢活动较频繁、肌收缩和牵拉，可使皮瓣和肌肉之间错动，周围组织粘连的血管壁撕脱使结扎血管脱落造成出血，这种出血必须清创、缝合，加压包扎不能控制出血；③凝血功能障碍：尤其是乳腺癌手术，临近月经期、新辅助化疗术后或用抗凝剂者手术创面大，容易造成术后出血。

出血临床表现：①引流管持续引出液体；②因凝血引起引流管的闭塞、引流量反而减少；③胸腔内动静脉穿通支的出血，凝血块向前胸壁扩展，表现为平缓的隆起；④胸外侧动静脉及胸背动静脉的分支出血、凝血块填满腋窝，部分扩展到整个自由空间，背阔肌前缘与胸大肌外缘之间凹陷消失，腋窝左右不对称；⑤压迫膨隆部分，有黏土抵压感，有时有“咕噜”的手感；⑥即使实验性穿刺吸引，由于凝血块堵塞而得不到内容液；⑦血红蛋白降低；⑧如出血量大，有面色苍白、出冷汗、血压下降等现象。

乳腺手术后出血预防及处理：①对于胸大肌穿支及较大的血管用丝线结扎、加压包扎确实可靠，包扎应松紧适度以防皮瓣坏死；②适度限制患侧肩关节的活动，术后一周不能被动活动肩关节，以后逐渐增加活动范围；③减少患者术后躁动及咳嗽，手术尽量避开月经期及新辅助化疗期，术中操作细致、认真，术野宽阔、清晰、止血彻底。

2. 皮瓣坏死　乳腺癌根治术后皮瓣坏死有多方面的原因：①肿瘤侵犯皮肤致使皮肤切除过多或切口设计不理想，皮瓣缝合后张力过大，导致皮瓣血运障碍；②电刀功率过大，导致皮下脂肪液化坏死，皮肤血管血栓形成，最终使皮瓣缺血坏死；③皮下积液，引流不畅或引流管拔除过早；④皮瓣游离层过厚或过薄，过厚造成脂肪液化坏死，过薄易破坏真皮密集的血管网，均影响皮瓣血运；⑤包扎过紧，压力不均匀，局部缺血坏死。尽管国内学者通过各种方法从以上几个方面进行预防，乳腺癌根治术后皮瓣坏死发生率仍较高，国内有学者报道皮瓣坏死率为51%～71%。

根据坏死皮瓣面积的大小分为3度：Ⅰ度<2cm，Ⅱ度2～5cm，Ⅲ度>5cm，Ⅰ度患者大部分通过常规换药，配合抗感染治疗可愈合，Ⅱ度以上的患者皮瓣坏死范围较大，愈合较慢，常需要游离植皮治疗。

3. 皮下积液　常见发生原因有：①手术创面大，引流不畅。乳腺癌手术皮瓣游离范围大，创面广泛，若术中止血不彻底，可导致渗血渗液增加，加上外包扎固定不结实，很容易形成皮下积液。皮下积液形成后，大都不易被吸收，若引流不畅，可导致皮瓣血运不良和坏死；②术中使用高频电刀，特别是应用电凝游离皮瓣，可相对减少出血，但会引起皮下脂肪液化坏死，导致术后渗液增加。积液的存在可导致皮瓣血运差、坏死，缺血坏死的皮瓣可增加皮下渗液，形成恶性循环；③术后引流不畅也是导致皮下积液的重要因素，引流管过细，侧孔少，质地软，术后加压包扎过紧压迫引流管，未经常挤压引流管，血块堵塞，均可致引流不畅，造成皮下积液；④淋巴管漏，上肢的淋巴管经腋窝流入上腔静脉，清扫腋窝淋巴结时必须切断这些淋巴管，如果这些切断的淋巴管结扎处理不彻底，很容易形成淋巴漏。另外，手术时乳腺腺体及胸大肌筋膜切除可切断乳房内侧肋间淋巴管及部分交通淋巴管，若不予以积极处理，较易形成淋巴漏，胸骨旁区形成皮下积液；⑤无效腔形成：乳腺癌手术游离范围大，术后形成较大腔隙，若引流不畅或包扎不充分，可形成无效腔。传统根治手术创伤较大，切除胸大小肌，使患侧肋骨暴露，皮瓣不平，加上外包扎不结实，形成无效腔的概率较大；改良根治术保留胸大肌，皮瓣相对较平，无效腔形成概率相对减小；⑥其他基础疾病：如糖尿病、贫血、低蛋白血症等，高龄、肥胖等自身因素及创面感染，也会引起炎性渗液增加；术后引流管拔除过早；外包扎不当；术后过早或过大的肩部活动均易引起皮下积液。

皮下积液的预防：①创面彻底止血和淋巴管结扎；②创面通畅引流；③尽量消除无效腔；④掌握好拔管时间；⑤术前积极治疗基础疾病，如纠正贫血、低蛋白血症，改善肝功能，控制血糖、血压等，降低围术期风险，降低皮下积液的发生率。

治疗方法：少量（<50ml）积液者，可用抽吸，局部加压包扎方法处理，大部分均可治愈，积液量较多（>50ml）可重新放置引流管。

4. 患者上肢淋巴水肿　乳腺癌根治术患侧上肢水肿发生率很高，只不过水肿程度不一，常见原因有：①腋窝清扫范围不当，破坏了局部的侧支循环。以往对腋静脉周围的淋巴脂肪解剖，常同时将腋鞘一并切除，亦影响术后的淋巴回流，因而手术时如未见有明显肿大淋巴结时，可不必将腋血管鞘切除，实际上腋窝如有肿大淋巴结侵犯腋鞘时，手术往往达不到根治目的；②腋区有积液或感染，造成局部充血，纤维化瘢痕形成妨碍了侧支循环的建立；③术后锁骨上区、下区及腋区的放射治疗引起局部水肿，结缔组织增生，局部纤维化继而引起水肿。一般不很严重的水肿，在增加患侧上肢适度活动的情况下，4～6 个月可好转，严重上肢水肿可试用弹力绷带加压包扎，但疗效多不理想。

第八节　乳腺癌扩大根治术

乳腺癌扩大根治术在 20 世纪 60 年代曾是主导术式，随机对照试验显示乳腺癌扩大根治术其远期生存率与根治术无显著差异，且术后并发症发生率很高，因此这种术式目前几乎放弃，但是该手术清除内乳区淋巴结较放射治疗的效果确切，所以乳腺癌扩大根治术仍具有一定的临床价值，故简述如下。

扩大根治术的适应证为临床分期Ⅱ期与Ⅲ期、原发肿瘤位于中央区和内乳区的乳腺癌患者，尤其适用于影像学检查发现内乳区淋巴结肿大的患者，共分两种术式：胸膜外切除内乳区淋巴结的扩大根治术（Margotini 手术）和胸膜内切除内乳淋巴结的扩大根治术（Urbon 手术）。

一、胸膜外乳腺癌扩大根治术

1. 概述 胸膜外乳腺癌扩大根治术是在乳腺癌根治术基础上，切除胸骨旁淋巴结。其根据是位于乳腺内侧及乳头部癌瘤除向胸大肌旁、腋窝锁骨下转移外，还可直接转移到胸骨旁淋巴结。在乳腺癌根治术基础上，再清除上述淋巴结，可减少因此处转移有复发机会。

2. 麻醉 气管内插管，全身麻醉。

3. 体位 患者手术体位与乳腺癌根治术相同。

4. 手术步骤

(1)切口及显露范围与乳腺癌根治术相同。内侧皮瓣分离需超过胸骨缘，切断肱骨头上胸大肌止点，并分离锁骨和胸肋部的肌肉附着处，将胸大肌向内侧翻起，切断胸大肌的胸肋部于第2肋软骨的下方。充分游离胸小肌，靠近喙突切断胸小肌肌腱，将该肌翻转向下，然后按根治术的手术步骤切断胸肩峰血管、肩胛下血管至乳腺分支和胸外侧血管，显露腋窝。

(2)剪开腋血管鞘分离腋静脉上下方组织。分离腋动脉和腋静脉以及臂丛周围的脂肪和淋巴组织。

(3)分别切断结扎胸短静脉、胸长静脉、胸外侧动脉、肩胛下动脉，使腋窝的内容易被清除。胸长神经位于胸外侧动脉后方，胸背神经在胸长神经外侧，应注意保护。

(4)沿背阔肌前缘锐性解剖，切除脂肪和淋巴组织，切断胸大肌和胸小肌的起端。结扎、切断胸廓内动脉的肋间穿支即可将切离的乳腺及胸大肌、胸小肌、腋窝淋巴结整块组织向内翻转，但要保留胸大肌与肋软骨和胸骨联系。

(5)在第1肋水平切开肋间肌。在近胸骨缘内侧1～1.5cm处切开肋间肌，分离开肌肉，即可见其深面的脂肪组织及胸廓内动、静脉。轻柔分离血管，切勿损伤胸膜，再将其结扎、切断。然后于第4肋间结扎乳房内动脉、静脉下端。

(6)于第4肋间切断肋间肌(内肌层和外肌层)，在胸横肌浅面纯性分离，将第4肋软骨在胸肋关节外侧切断、向内侧提起断端，即可分离内乳血管，将其结扎后切断。

(7)在肋软骨后方用手指自下而上地推开胸膜，再切断第2肋和第3肋软骨。

(8)然后切断胸大肌的胸骨附着部，即可将乳房、胸肌连同胸廓内动脉、静脉与其周围的脂肪组织和淋巴结在内的整块组织切除。

(9)缝合切口与乳腺癌根治术相同。但值得注意是，要使皮肤固定于胸壁，应用负压吸引，可减少积液和皮肤坏死。

5. 术中注意事项及异常情况处理

(1)肋骨旁淋巴结分布于胸廓内血管周围淋巴干上，一般在胸骨外侧3cm内。除形态完整淋巴结外，在胸廓内血管周围的脂肪和疏松组织中还分布有微小的淋巴中心。在第1肋、第2肋间隙处的淋巴结位于壁层胸膜表面，仅借一层胸内筋膜与胸膜分开。在第3肋间隙以下，此筋膜与胸横筋膜相连。胸骨旁淋巴结每侧4～5个，主要集中在以上3个肋间，第4肋间以下较少。

(2)于第1肋间隙处结扎乳内血管易损伤很薄的胸膜。手术时可将脂肪组织推开，显露血管后予以分离结扎。结扎下端时，于第4肋间隙切开肋间肌后，在胸横肌筋膜上用手指将胸膜连同胸横肌一并推开，这样可减少胸膜破损。分离时如果损伤了胸膜应做辅助呼吸，加压给氧，并及时修补，较大的胸膜损伤应按气胸处理。手术后做闭式引流。

(3)在第1肋、第2肋间隙处胸膜很薄，又无胸横肌覆盖，胸膜破口很难修补，可在其邻近寻找肋间肌，将其游离肌肉瓣填塞胸膜破口。如胸壁缺损较大，亦可自患者的大腿部切取阔筋膜，或用人工合成材料，如涤纶布修补，为防止术后张力性气胸，亦可放置胸腔负压引流。

二、胸膜内乳腺癌扩大根治术

1. 概述　胸膜内乳腺癌扩大根治术的前半部分操作步骤同胸膜外式，区别在于胸膜内式扩大根治术不保留胸膜，手术进入胸腔。胸壁缺损应用阔筋膜或人造织物补片修补。

2. 适应证　位于乳腺内侧的癌肿；癌肿侵及胸骨旁淋巴结的患者；患者年龄较轻，无肺、肝、骨髓及其他远处转移者。

3. 术前准备　除了与胸腔外扩大根治术相同外，尚需测患者的肺功能。修补胸壁缺损的措施，如果用阔筋膜，则需准备对侧下肢股部皮肤，也可用体外物质修补，如不锈钢网、塑胶纤维、白纺绸等物质。

4. 麻醉　气管内插管，全身麻醉。

5. 体位　患者手术体位与乳腺癌根治术相同。

6. 手术步骤　应用患者自体阔筋膜修补胸膜缺损的手术操作分两部分，即胸膜内扩大根治术和阔筋膜的切取，这两部分可同时进行，可由一组手术医师由先切取阔筋膜后再行扩大根治术，但应注意器械的消毒隔离，以防肿瘤的种植及交叉感染的发生。

乳腺癌的胸膜内扩大根治术与胸膜外扩大根治术的方法基本相同：①皮肤切口；②皮瓣分离；③切断胸大肌的股骨止点，保留其锁骨部和头静脉；④切断胸小肌的喙突止点；⑤清除腋静脉周围的脂肪淋巴组织；⑥沿背阔肌前缘从胸壁外侧面上分离胸大肌，再切断胸小肌的肋骨附点，将整个乳腺连同胸大肌、胸小肌和腋窝的脂肪淋巴组织内翻到胸骨前面，仅保留胸大肌与肋软骨和胸骨的联系。有些学者在清除腋窝以后，先切断胸大肌的锁骨胸骨附着，将标本翻向外侧也可。在完成上述步骤后，即可切开胸壁，清除胸膜内的乳内淋巴链，其手术方法如下：

(1)先在第1肋骨下缘、距胸骨边缘3～4cm处切开肋间肌和胸膜。再沿第1肋骨下缘向着胸骨将肋间肌、胸膜前脂肪组织和胸膜全部切断，同时用手指从胸腔内扪清乳内动脉、静脉，并加以结扎、切断。再在第4肋间近第5肋骨上缘部切开肋间肌、胸膜，同样沿第5肋切断肋间肌，结扎乳内动脉、静脉下端。

(2)将第2、第3、第4各肋软骨外侧端切断，从第1肋间至第4肋间纵向劈开约1cm宽胸骨(有的学者认为不必要劈开胸骨)，然后将整块胸壁(包括一片胸膜、第2、第3、第4肋软骨，一段乳内血管淋巴链)连同胸大肌、胸小肌和乳腺以及腋窝脂肪淋巴组织整块切除。

(3)检查上纵隔、锁骨下静脉周围和第4肋间以下各肋间有无肿大淋巴结，如有可个别予以摘除。在第8肋间腋中线部做一戳孔，插一支引流管做闭式胸腔引流。

(4)将胸壁缺损处的胸膜缘外翻缝合固定在肋间和胸骨前，以遮盖胸骨的粗糙面和肋软骨的断端。然后用预先切取的阔筋膜(也可用不锈钢网、白纺绸等)，按缺损大小修整成行盖在缺口上，并将其周边用间断褥式缝合固定在胸壁软组织上，阔筋膜的边缘还可以与胸壁表面组织做若干间断褥式缝合，以进一步固定阔筋膜，缝合时应尽量使阔筋膜保持紧张，以防胸壁软化和反常呼吸的发生。

(5)皮肤创缘缝合后，其内侧皮瓣应与胸壁缺损的周围组织做若干间断缝合，因外侧皮瓣游离度较大，易发生缺血坏死，也需广泛的与肋间组织作若干固定缝合，皮瓣下放置橡皮管引流，以备术后负压吸引。

7. 术后处理

(1)多头胸带包扎胸部，胸壁缺损处应多垫纱布包扎，以防发生反常呼吸。

(2)胸腔的闭式引流，注意引流管的通畅，术后第 3 ~4 天胸腔引流液明显减少甚至消失后应做胸部 X 线透视或摄胸片，明确胸腔积液已基本排尽，方可拔除引流管。

(3)负压吸引皮下引流管，术后 1 ~2 天拔除。

(4)注意患者呼吸情况，鼓励咳嗽、排痰及下床活动，如呼吸特别困难应查明原因对症处理。

(5)应每天检查胸部情况，创口部有无积液、积血、肺部膨胀情况是否满意，术后如仍有大量胸腔积液可穿刺抽液。

(6)术后应考虑化疗、放射、生物治疗及雌性激素治疗。

8. 主要并发症　乳腺癌胸膜内扩大根治术的主要并发症为胸腔积液、肺不张、肺部感染、胸膜肋骨感染、创面出血和纵隔气肿等。均应在手术中重视清除胸壁缺损处的残腔。若有皮瓣缺血坏死，需及时处理。可以应用抗生素控制感染，促进创面的肉芽生长或适时植皮。

第九节　乳腺癌改良根治术

乳腺癌改良根治术(modified radical mastectomy for breast cancer)是乳腺癌的常用外科治疗手段，是早中期乳腺癌的常用手术方式，该手术要求整块切除全部乳房及其周围脂肪组织、胸大肌筋膜、胸肌间淋巴脂肪组织(Rotter 淋巴结)、腋下淋巴脂肪组织(包括第 1 水平、第 2 水平和/或第 3 水平淋巴结)。该术式特点是保留了胸大、小肌或只保留胸大肌的功能，故要求保留支配肌肉的胸前神经及伴行血管。胸前神经分为 3 支：内侧肌支(胸外侧神经)自胸小肌上部内侧穿出，是支配胸大肌的主要神经；中间肌支自胸小肌中部穿出；外侧肌支(胸内侧神经)自胸小肌外缘中部穿出，支配胸大肌外 1/3。

一、保留胸大肌的乳腺癌改良根治术

(一)Patey 式手术方法

1. 概述　Patey 式手术方法是在 1932 年由 Patey(英国)首先实行。即保留胸大肌，切除胸小肌及全乳房和腋窝锁骨下淋巴结的手术。Patey 手术方法的目的：①考虑的是手术后美容的问题；②是对胸肌间、锁骨下区域为止的整个腋窝部淋巴结的彻底廓清。

Patey 手术方法由于保留了胸大肌，乳房切除后肋骨走行被隐藏在胸肌后面，同时腋前皱褶也被保留下来。因此，术后可穿低领口或无袖的衣服，特别具有美容作用。

因为需要对锁骨下的 Level Ⅲ淋巴结进行完全廓清，这一组淋巴结又处于高位，所以将患侧上肢用力向前方牵引，松弛胸大肌，便于显露锁骨下区是本手术方法在技术上的要点。在胸大肌十分松弛的状态下被拉开，切除胸小肌，通过宽敞的术野进行腋窝廓清。

大多数学者认为保留胸大肌的乳腺癌改良根治术术式适宜于Ⅰ期、Ⅱ期乳腺癌和某些低度恶性乳腺癌、Ⅲ期乳腺癌中属于年老体弱的患者。

2. 术前准备　术前乳房 X 线影像学检查，不仅可进一步了解被怀疑的局部病灶，更重要的是可以了解病灶以外区域是否有恶性病灶存在。

Ⅲ期和疑为Ⅳ期的乳腺癌患者，需做术前骨和肝核素扫描，对Ⅰ期、Ⅱ期乳腺癌没有必要扫描检查，因假阳性远超过可能证实的少数转移病例。

3. 体位及消毒　患者取仰卧位，调节手术台使上半身及患侧稍稍抬高。输液入路和血压计袖带应避开在患侧上肢操作。消毒范围除与通常的乳房切除术相同之外，患侧上肢到手指尖为止均应消毒，并用灭菌巾包裹手及前臂，然后将手臂外展位放置在托手台上。

4. 手术要点

(1)活检切口：切口的确定必须考虑到一旦病理检查结果为恶性需进一步手术拟作的切口。如预期用横切口做乳房切除，就必须做横的活检切口。

(2)楔形活检、肿瘤全切或乳腺区段切除：原发肿瘤 >3cm，宜做楔形切口活检，而将肿瘤大部暂留。若切除整个肿瘤活检，所留创面较大。在做乳腺全切除时，很难做到不进入活检区域而导致癌细胞污染术野。原发病灶 <3cm，则可将肿瘤全切除送活检和检测雌激素受体。

不少情况下，为了对可疑增厚区做活检(如早期硬癌)，需切取足够的乳腺组织送活检。

对这类患者要达到活检目的，做乳腺区段切除要比肿块局部切取为好，乳腺区段切除需要分离到胸肌筋膜平面，然后用示指游离此间隙，切除包括大部可疑区在内的乳腺组织。

(3)高频手术电刀及电凝的使用：乳腺外科要求迅速和有效的止血，高频手术电刀及电凝不失为一种有用的器械，但电凝时过高的温度将影响肿瘤标本的雌激素受体检测。因此，高频手术电刀通常仅用于做肿瘤周围组织的切割，不致产生肿瘤组织过热。若肿瘤小，高频手术电刀的使用更要慎重，以免标本过热。活检所遇出血，只可对出血点电凝。

(4)皮瓣的厚度：Halsted 曾强调和告诫切除乳房所有皮肤以及薄皮瓣的重要性。如何做薄皮瓣取决于皮肤和乳腺之间存在多少皮下脂肪。肥胖患者皮下脂肪 1 ~ 2cm，而瘦者仅几毫米，重要的原则是必须切除所有的乳腺组织。皮瓣留存脂肪组织的多少，并不影响局部复发率。然而，保留皮下脂肪有利于皮瓣的存活和此后乳房的重建。

Cooper 韧带系从乳腺到皮下，形成一个不连续的白色纤维组织薄层，紧贴于其基部的黄色脂肪。切开这纤维层进入皮下脂肪，不但可作为确认是否已完全切除乳腺组织的好标记，同时也保护了皮下脂肪层。

(5)乳房切除的切口选择：横切口对美观的影响最小，即使患者术后穿低领衣服，瘢痕也不会显露，尤适合于乳房 3 点或 9 点钟部位的肿瘤。若肿瘤位于乳房上方或下方，则需做改良横切口，基本的方法是在距肿瘤边缘 3cm 划圈，然后设计余下的延长切口，务使整个乳晕包括在切除标本内，并尽可能接近横式状。肿瘤周围划圈后，应尽量多保留其余皮肤，以避免皮肤缝合张力过大。乳房各部位的肿瘤可选用不同的切口。若肿瘤位于乳房 10 点钟部位，所做横切口的两个角应修去其多余皮肤，然后做"Z"形缝合。

(6)美观问题：自 Halsted 和 Meyer 开创乳腺癌根治术后，数十年来外科医师普遍采用纵切口，穿着无领衣服时，高达锁骨上及肩部的瘢痕显露无遗。此外，切除胸大肌必然使锁骨下出现塌陷。改良根治术则可避免上述缺陷。保留胸大肌的锁骨头既对美观有利，又不影响淋巴结的清扫。

无论是典型的乳腺癌根治术还是 Patey 改良根治术，从美观角度看，横切口远胜于纵切口。

若肿瘤位于乳房外上方，则可做斜切口，其上端没有必要达到肩部。一个抵达腋部的横切口，对腋窝的显露远较抵达上臂的切口为佳。横切口对于以后可能进行的假体植入，重建乳房也是有利的。切口端形成"耳朵"，为另一个可能影响美观的缺点，并常使患者对此隆起的皮肤误认为残存的肿瘤而担忧，应注意切去多余的皮肤三角后做"Z"形缝合。

(7)植皮：Halsted 曾提倡尽量广泛地切除皮肤，再进行薄皮片植皮，以将局部胸壁的复发率减少到最低限度。但从胸骨旁区皮肤的肿瘤复发而言，来自胸廓内淋巴结的机会远多于皮下组织肿瘤的残余，简单地切除更多的皮肤，并不能防止胸骨旁区肿瘤复发。此外，现今手术的早期患者也远多于当年。一般讲，切除肿瘤及其周围 3cm 的皮肤，足以降低复发率。

传统的做法是用取皮刀，在大腿切取薄皮片，用于补胸壁皮肤缺损区。但全层植皮不论从功能还是美观均优于薄皮片植皮。多数医师设计的皮肤切口为椭圆形，这样胸壁将不会有多余的皮肤保留，而标本上的皮肤则太多。如做距肿瘤边缘 3cm 的圆形切口，可克服此缺点。为避免局部复发，只需环形切除包含乳晕在内的皮肤，多余的乳房皮肤将临时留于胸壁。如需要植皮，可从胸壁修剪下多余皮片反钉于消毒的板上剪去其皮下脂肪，即用于全层皮片植皮。一个合适的全层皮片移植如同薄皮片移植一样，几乎可 100% 存活。因此，近年对于绝大多数的 T_1 和 T_2 乳腺癌患者，做任何类型的乳腺癌根治性手术，均无须植皮。

(8)电烙器的使用：近 10 年多已采用电烙技术进行皮瓣分离及止血。电凝对切口皮下脂肪产生大量的热，达到脂肪液化。但用电切可避免此高热，用高频手术电刀分离与手术刀分离并无太大不同；换言之，电切对局部组织没有太多的热或直接止血作用。因此，一个具有电凝和电切手开关的电烙器，可在分离时用电切，对小的出血点用电凝，避免时而需分离，时而需止血的不便。一旦掌握了这种技术，将加快手术进度及减少失血。

对脂肪层的止血比肌肉出血点需要更多的技巧，一般在出血点旁止血，不仅会引起不必要的损害，而且止血作用差。必须注意找到血管断端出血点。用扁平电极电凝止血。多年来在改良根治术中，除腋动静脉分支外，对各种出血点应用电凝止血，既未增加伤口并发症，也未产生皮瓣下严重积液。

5. 麻醉及体位　选择全麻或硬膜外麻醉。患者取仰卧位，患侧上肢消毒后，包无菌巾，置于手术视野中的手部临时固定在头侧无菌巾包裹的支架上，使肩关节外展90°，肘关节屈曲90°。术中可根据需要随时改变上肢姿势，使胸大肌松弛，从而易于廓清腋窝。

6. 手术步骤

(1)活检：如前所述，肿瘤表面的活检切口应与预计要做的乳房切除的切口方向一致，若肿瘤直径为2～3cm，活检切口长度应为3～4cm。切开皮肤及皮下脂肪直达乳腺组织，在脂肪与乳腺组织之间，用电刀切割分离3～4cm区域。如肿瘤很容易辨认，在肿瘤周围用高频手术电刀切除病灶，然后用电凝止血，等待快速冷冻切片病理报告结果。必须注意留部分标本送雌激素受体检测。

一般无须缝合活检缺损区，缝合将造成酷似肿瘤的术后硬结。若病变为良性，这个硬结将存在数月甚至数年，造成患者及其医师的疑虑；不缝缺损则对术后乳腺的扪诊检查更为精确。如病灶病理报告为良性，间断缝合皮肤和皮下组织即可；若为恶性，连续缝合切口，更换手术衣服、手套和器械，患者皮肤重新消毒。此时，选择Patey式手术方法应根据病理切片所报告的结果进行判断选择，当活检组织证实局部的增厚，宜做乳腺区段性切除，完全切除该区的乳腺组织深达胸肌筋膜。

(2)切口和皮瓣：上臂外展90°，置于手托板。将折叠成5cm厚的被单垫于患者患侧肩胛和后半胸。常规消毒乳房、上腹、肩和下臂。用双层无菌单包裹全臂保持无菌，以便分离腋窝顶部时便于屈曲上臂。切口呈圆形，距肿瘤周围3cm，向内和外侧扩展，使乳晕和乳头包含在内。如肿瘤小无须植皮，可做椭圆形切口。

用手术刀切开皮肤，电凝止血。用牵引缝线或皮肤拉钩提起下方皮瓣，同时朝相反方向推压乳腺。用高频手术电刀在Cooper韧带与乳腺表面脂肪层之间分离。勿使乳腺组织置于皮瓣上，所遇出血点改用电凝止血，用高频手术电刀切割脂肪所产生组织的热损害，并不比手术刀严重，这种高频手术电刀分离和电凝止血的技术，对乳腺切除的损伤最小，而止血效果最好。下方皮瓣分离至乳腺以下，内侧至胸骨，外侧至背阔肌前缘。伤口内用湿纱布填塞，然后用相同方法分离上方皮瓣，直至锁骨下缘。无论选用哪种切口，都必须充分显露腋窝的内容，从锁骨至腋静脉横跨背阔肌的交界点。用手术刀从背阔肌前缘清除脂肪，确认拟解剖的整个外缘，达到显露腋窝。

(3)清除胸肌筋膜：在创面彻底止血后，用手术刀从胸大肌内侧缘开始。切开胸大肌筋膜，同时由第一助手对每个乳腺血管分支，不论进行电凝止血或用血管钳止血，在寻找缩入胸壁的血管断端均应仔细，否则可能造成血胸。尤其是消瘦的患者，当电凝或血管钳不易止血时，可采用简单的缝扎止血，采用钝性和锐性相结合的方法，游离胸大肌外缘，使乳腺、胸肌筋膜和腋淋巴结仍保持连接。

(4)胸肌间淋巴结的廓清：从胸大肌外缘开始向内进行剥离胸大肌筋膜；其次显露胸小肌外侧缘，向胸小肌在喙突的附着处分离后，并在胸小肌外侧缘分离并保留进入胸大肌的下胸肌神经及伴行血管。

(5)剪开腋动脉鞘：用甲状腺拉钩提起胸大肌，显露胸小肌。分离胸小肌内侧缘后，用示指伸入胸小肌的后方并挑起，靠近喙突的附着部切断胸小肌。在胸小肌起点的外侧，可见胸内侧神经分支。将其切断不会发生严重后果，但必须确认并保留中胸肌神经，在该神经穿过胸小肌处辨认其末梢部，切开胸小肌肌束游离出此神经。然后切断胸小肌的肋骨附着处，切除胸小肌。

切断胸小肌则可获充分的游离，使腋静脉完全暴露。切断胸小肌后，可见其深面有完整的脂肪垫覆盖于头静脉和腋静脉交界处，采用轻柔地钝性分离方法向下分离此脂肪组织，很容易显露出腋静脉。剪开腋静脉鞘膜，钳夹并切断横过腋静脉前方的胸前外动脉分支及其伴行静脉和神经分支。为了从背阔肌至锁骨处完全剪开腋静脉鞘膜，有时需内收上臂，使被拉钩牵引的胸大肌得到松弛。

(6)锁骨下淋巴结的廓清：将患侧上肢向内上方牵引，用肌肉拉钩将胸大肌向上拉开，在直视下进行腋窝 Level Ⅱ、Ⅲ淋巴结及脂肪组织的廓清。

(7)解剖腋静脉：腋淋巴结清扫的目的是清除所有腋静脉下方的淋巴结组织，仅适用于这些淋巴结有肿瘤转移时，但没有必要从臂丛剥脱所有的脂肪，否则有可能引起神经炎性永久性疼痛。

(8)伤口冲洗及关闭：手术野用抗癌药物溶液彻底冲洗，以破坏术中脱落于手术野的癌细胞。仔细检查整个手术野无出血点后，于伤口内置 2 根多孔导管(管径 4mm)，1 根朝上置向腋静脉，另 1 根向下直达胸骨旁，由腋下戳口引出。导管做皮肤固定，接负压引流瓶。

在确认缝合后皮肤没有明显张力或预计无坏死可能后，间断缝合皮下及皮肤。为减低皮瓣张力，可在上、下皮瓣做减张固定缝合数针，或在内侧和外侧做皮瓣转移，但也不允许皮肤过多而造成切口两端的皮赘。对此，可做皮肤三角形切除整形。因术后使用负压引流，故无必要用厚敷料加压包扎。

7. 术中注意事项及异常情况处理

(1)除采用纵向切口外，还可行横向切口。

(2)切除胸小肌时要避免中胸肌神经的损伤。

(3)保留的胸大肌不萎缩并具有完整的功能有赖于全部胸大肌神经支配的解剖及功能正常。胸大肌的神经支配主要来自起源于臂丛的胸前神经，按其实际位置又分为胸前内侧神经(起源于臂丛外侧束)和胸前外侧神经(起源于臂丛内侧束)。前者长 5 ~6cm，直径 0. 8 ~2. 0mm，跨过腋静脉前方在胸小肌内侧缘沿胸肩峰动脉的胸肌支进入胸大肌深面，其中一小分支支配胸大肌锁骨部，其余分支支配胸大肌的内侧份；后者长 8 ~9cm，直径 0. 8 ~2. 0mm，其走行过程中不跨越腋静脉，沿胸小肌深面向前下方走行，有 1 ~3 个小分支支配胸小肌，另外 1 ~4 个分支绕过胸小肌缘或穿过胸小肌中份，或穿绕结合至胸大肌外侧份。文献报道，此三种类型对式分别占 8%、66%、26%。

8. 术后处理

(1)伤口内负压引流量少于20ml/d(一般在术后3~5天)即可拔除引流管。

(2)鼓励患者术后早期下床活动，但术后1周内患肢勿过多外展，以免阻碍皮瓣与胸壁粘随着所致的引流时间延长，允许患者先做一般无须外展的活动。在术后第8~10天才可开始做外展练习。Lotze以及Duncan的研究证实，这样将不会影响上肢的运动范围。

(3)鉴于手术中广泛地分离了皮瓣下组织而影响皮瓣血供，使其愈合速度下降，需术后2周才可拆线。对皮瓣下积液均应用空针抽吸。

(4)所有腋淋巴结转移的绝经前妇女，均应在术后1~2周开始化疗。对淋巴结检查阴性、雌激素受体阳性的绝经后患者，给予他莫昔芬20mg，每天1次，连续服用5年。

(5)应嘱咐患者出院后的最初3年，每3~4个月回院复查1次，此后半年复查1次，包括对侧乳房的影像学检查。除检查有无局部复发及远处转移外，应仔细检查对侧乳房，此类患者对侧乳腺癌的发生率约10%。

(6)观察患侧臂有无淋巴水肿，若不早期注意，可能出现致残性并发症，或者有癌复发表现，告诫患者避免患侧上肢损伤，若手或臂有破损及感染应立即给抗生素治疗7~10天。如有早期淋巴水肿，可嘱其做握拳运动，以及白天戴弹性袖套，晚上抬高患臂。这样，可能防止发生永久性的淋巴水肿。

9. 术后并发症

(1)皮瓣缺血：避免皮肤切缘高张力缝合和皮瓣过薄所致的血供减少，将可预防皮瓣缺血这一严重并发症。皮瓣缺血发展成皮肤坏死，约需2周时间，并可因蜂窝织炎导致淋巴管阻塞，影响上臂淋巴液回流，增加上肢永久性淋巴水肿的发生率和严重性。若术后第6~7天皮瓣呈现紫色，应考虑为缺血坏死，用手指压迫不变苍白，说明不是发绀而是皮肤丧失活力。

一旦发生皮肤坏死，即应在局部麻醉下切除已坏死的皮肤，并予植皮。坏死早期感染尚未发生，植皮可取得一期愈合，且能减少数周后因淋巴侧支损害的并发症。对于皮瓣缺血最有效的预防措施，还在于手术时若皮肤缝合张力过大，即在当时做适当植皮。

(2)伤口感染：无皮肤坏死时，很少产生感染。

(3)血浆积聚：手术后头2周，若皮肤与胸壁紧贴不佳，渗出的血浆便会积聚于皮下。多见于肥胖患者。可用空针每3~5天抽吸1次。对经多次抽吸仍有积液者，应做小切口置入引流管，以免反复抽吸发生感染。

(4)淋巴水肿：患侧上臂淋巴水肿易发生于肥胖、腋部放疗、皮瓣坏死、伤口感染或上臂蜂窝织炎的患者。对有蜂窝织炎患者应给抗生素治疗，未伴感染时应用弹性袖套或绷带，对上肢施加约6.7kPa的压力，这种治疗在发现上臂直径增加2cm时即开始采用，一般皆可使淋巴水肿得到控制。若淋巴水肿已发生数月，则可因皮下组织纤维化而造成不可逆改变。对手或臂感染迅速采用抗生素治疗，以及早期使用弹性袖套，将有助于预防或抑制淋巴水肿。

此外，尚需警惕由癌细胞阻塞引起的患侧上臂淋巴水肿。

10. 失误和危险

(1)活检手术的技术失误可能导致假阴性结果。

(2)皮瓣缺血坏死。

(3)静脉和动脉损伤。

(4)臂丛神经损伤。

(5)胸壁损伤引起气胸。

(6)胸外侧神经损伤导致胸大肌萎缩。

(二)Crose 氏法

1. 适应证

(1)Ⅰ期浸润性乳腺癌。

(2)Ⅰ期、Ⅱ期乳腺癌未侵犯胸大肌。

(3)Ⅲ期年老体弱的患者。

(4)ⅢA 期尤其是腋窝上组、中组淋巴结有转移者。腋窝淋巴结有无转移,临床分期是不可靠Ⅰ期、Ⅱ期乳腺癌。

2. 术前准备、麻醉、体位　与乳腺癌根治术相同。

3. 手术步骤

(1)切口:与乳腺癌根治术相同。

(2)切开皮肤及剥离皮瓣:与乳腺癌根治术切开方法相同。

(3)剥离乳腺:将全乳腺连同其深面的胸大肌筋膜,由下内开始向上外从胸大肌肌纤维表面分离,直至腋窝处。至此则完成全乳腺剥离,但不切断乳腺与腋窝的连接部分。

(4)显露神经:于平第 2 肋软骨的上缘水平,水平方向将胸大肌肌束劈开,向外到胸大肌肌腱部,向内到胸肋关节并纵向向下切至第 3 肋软骨前面,用牵开器将劈开的胸大肌创口拉开,则可见起自臂丛走向胸大肌锁骨头深面的上胸肌神经,予以保护。此时,位于胸大肌、胸小肌之间的肌间结缔组织也得以充分显露并予以廓清。继之,切开胸锁筋膜,略加分离即可认出位置恒定、位于创口内方的胸内侧神经和位于外方的胸小肌。然后,再显露胸外侧神经,首先于紧靠喙突的止点处切断胸小肌,用 Kocher 钳钳夹胸小肌断端并轻轻向下牵拉,以示指在胸小肌后方触诊时,便能触及如琴弦的胸外侧神经。确认胸上侧、胸内侧与胸外侧三支主要分支神经并予以保护后,即可廓清腋窝。

(5)廓清腋窝:与乳腺癌根治术相同。

(6)缝合胸大肌:将分开的胸大肌行结节缝合。

(7)放置引流管与缝合皮肤:与乳腺癌根治术相同。

4. 术中注意事项

(1)熟悉解剖上胸肌神经和胸内侧神经均起于臂丛外侧束,分别支配胸大肌的上、中 1/3,其走行较恒定,劈开胸大肌腋窝入路时,只要稍加注意,即可辨认,避免损伤。胸外侧神经起于臂丛内侧束,终止于胸大肌的外上 1/3,它可以穿过胸小肌中部或绕过胸小肌外侧缘而止于胸大肌。

(2)从喙突止点处切断胸小肌,可避免神经损伤。

(3)示指置于胸小肌后方触及如琴弦样感觉即为胸外侧神经。外侧胸神经从胸小肌外侧绕过时，可切除胸小肌；若从胸小肌中间穿过时，则仔细分离后再切除或做胸小肌部分切除。

5. 术后处理　Crose 氏法的术后处理与乳腺癌根治术相同。

二、保留胸大肌、胸小肌的乳腺癌根治术

（一）经典的 Auchincloss 手术方法

Auchincloss 和 Madden 先后报道保留胸大肌、胸小肌的手术方式，术时清除胸小肌以下淋巴结，称为改良根治性乳腺癌切除Ⅰ式。Auchinecloss 的原则是廓清到 level Ⅱ腋窝淋巴结为止。神经的保留和腋窝血管的处理，特别是腋窝最高位的处理，是腋窝淋巴结廓清中重要的手术技巧。本术式适于Ⅰ期乳腺癌。

1. 麻醉与体位　麻醉选择与乳腺癌根治术的麻醉方式相同。患者手术体位是患侧上肢外展 100°，肘关节屈曲 80°，并固定在头侧被架上。

2. 手术步骤

（1）切口及皮瓣分离：与乳腺癌根治术相同，但可选择横向切口。

（2）切除乳腺：自内侧开始，将乳腺连同胸大肌筋膜与胸大肌纤维相分离。

（3）胸肌间淋巴结的廓清：用高频手术电刀切离胸大肌的前面，到胸大肌外侧缘为止，其后方可见到胸小肌外缘。用蚊式血管钳钳夹，结扎处理小血管，并将乳房向外侧翻转。

向头侧分离，可见到来自胸小肌外缘，进入到胸大肌外缘的血管，有下胸肌神经与其伴行。保留下胸肌神经及伴行血管，用血管钳在胸大肌和胸小肌之间钝性剥离此时可见到穿过胸小肌，走行在胸大肌内面的 1 ~2 根神经。使用两个肌肉拉钩向内上方牵拉胸大肌，显露包含在脂肪组织中的胸肌间淋巴结。用无钩镊夹起脂肪组织，用长弯组织剪进行分离廓清。只将胸小肌前面的胸锁筋膜连同胸肌间淋巴结（Rotter 氏结）从胸小肌面上分离出来而保留胸小肌。之后将胸小肌和胸大肌一同向内上牵开，以显露腋静脉。

（4）Level Ⅱ腋窝淋巴结的廓清：用肌肉拉钩将胸大肌和胸小肌向内上方牵拉，剥离胸小肌的背面。切除深部胸筋膜找到横行的腋静脉，用无钩镊子夹起脂肪组织，从上方臂丛神经的高度向下用手术刀锐性剥离，显露出腋静脉的前面和下缘。辨认经胸小肌外缘下行的较粗的胸外侧动静脉，用动脉瘤针带线穿过血管予以结扎、切断。因为其深部有胸长神经走行，只结扎血管很重要。

（5）Level Ⅲ腋窝淋巴结（即锁骨下淋巴结）的廓清：胸小肌背面彻底剥离后，进一步向内侧即为 Level Ⅲ腋窝淋巴结的廓清，胸小肌向外牵拉，用长的弯剪刀进行分离廓清脂肪组织。在最内侧有最上胸动脉，许多小血管和淋巴管需用长血管钳钳夹、结扎止血。在这一领域的最上部，用本术式廓清容易不确切和不彻底。若对 Level Ⅲ淋巴结安全确实的廓清，应将胸小肌肌束用一宽带穿过并向外侧牵引，经前方锁骨下区域入路，切除胸小肌（Patey 法）乃至锁骨下区域的廓清（kodama 法），或者分开胸大肌间沟，选择从前面到达手术部位的方法。

（6）廓清腋窝和乳房切除：从 Level Ⅱ腋窝淋巴结开始向外侧，显露出胸背动静脉为止，进行胸小肌外侧的 Level Ⅰ淋巴结廓清。尽力保留横行的肋间臂神经，在廓清不确切

有癌残留时应将该神经予以切除。保留胸背动静脉和胸背神经，胸长神经，从胸壁上切除 Level Ⅰ、Ⅱ腋窝淋巴结及脂肪组织，将乳房及腋窝淋巴结整块切除。保留胸长神经时最好将前锯肌筋膜与前锯肌分离；保留胸背神经时最好将肩胛下肌、背阔肌在腋窝部的筋膜也分离出。

(7)放置引流：创面止血后，从外下部插入引流管，放置在腋血管后方，缝合皮肤。

3. 术中注意事项及异常情况处理

(1)在皮瓣游离后，将皮下脂肪连同胸大肌筋膜一并切除，达胸大肌外缘时，再延续转向胸大肌后方，助手将胸大肌钩起，可将胸大肌、胸小肌间的脂肪组织全部清除，达到彻底廓清目的。

(2)清扫腋窝时，将患者术侧前臂屈曲，放置于患者的前额，使胸大肌放松以利助手拉起胸大肌，容易进行腋窝廓清，这是使腋顶淋巴结得以彻底廓清的关键。

(3)重视保留胸外和胸内侧神经支的重要性，由于术中清扫腋窝淋巴结，尤其是清除胸大肌、胸小肌之间的淋巴结时常损伤支配胸大肌、胸小肌的神经支，一旦损伤胸肌失去神经支配，随着时间的推移必将导致胸大肌、胸小肌不同程度的挛缩、纤维化和短缩，严重影响上臂运动功能，造成上臂功能障碍，而失去了改良根治术的意义。因此胸外和胸内侧神经的重要性需引起重视。

(二)Halsted 手术方法

Halsted 手术是将乳腺、胸大肌、胸小肌一并切除，而保留胸肌的乳房切除术是不切除胸肌，只切除乳腺和腋窝组织。保留胸肌的手术优点是损伤小，淋巴结廓清的程度与 Halsted 手术相同，在胸大肌的锁骨部和胸肋部之间分开，扩大术野，对于胸肌间淋巴结及锁骨下区域淋巴结的廓清方便而确切，保留支配胸大肌的神经，术后几乎不发生胸大肌萎缩。

1. 扩展胸大肌前面的术野　皮瓣游离完成后，乳腺连同胸大肌筋膜一并用高频手术电刀将其从胸大肌上切离，切除的乳腺向外方翻转，充分显露胸大肌的前面。保留乳房手术时，乳腺椭圆形部分切除后，将保留的乳腺组织从切缘处向两侧分开，用高频手术电刀在乳腺后面和胸大肌筋膜前面之间剥离，可以得到与乳房切除术相同的术野。分开胸大肌，依次显露胸大肌外缘和胸小肌外缘，从腋窝向胸大肌外缘里面分离，确定并保留下胸肌神经。

2. 分开胸大肌间沟　胸大肌的锁骨部和胸肋部之间的分界处，在解剖学上称为胸大肌间沟，实际上作为一个间沟多数并不明显。术者用示指确认胸锁关节下缘，在比实际的间沟向下 1～2cm 的位置，沿肌纤维走行用高频手术电刀切开胸大肌，放置肌肉拉钩，拉开胸大肌。

3. 廓清胸肌间淋巴结　胸大肌拉开后，显露出胸肌间组织，并隐约可见组织中有纵向的胸肩峰动静脉和上胸肌神经，要确保胸小肌前面有开阔的术野。注意避免损伤胸肩峰动静脉的胸肌支、上胸肌神经和穿过胸小肌的中胸肌神经。使用高频手术电刀廓清胸小肌前面的胸肌间淋巴结及组织。

4. 廓清锁骨下区的淋巴结　将胸小肌向外方牵引，充分展开锁骨下区域。在胸锁关节部显露锁骨下静脉，沿锁骨下静脉的走行从内侧向外廓清锁骨下区域的淋巴结。在胸肩峰动静脉起始部的外侧，注意避免损伤中胸肌神经和下胸肌神经，通过拉开胸大肌的术野，也可廓清腋窝区域的内侧部分。将廓清下来的锁骨下区域组织和腋窝区域组织一并整块切除，为了进行准确的淋巴结检索，可在胸小肌内缘水平部缝一结扎线，作为Level Ⅲ淋巴结的标记。

5. 廓清胸大肌里面的胸肌间淋巴结　去除胸大肌间沟上的肌肉拉钩，助手用于将胸大肌的胸肋部向上方翻转，可见胸间峰动静脉的胸肌支和上、中胸肌神经呈扇状分支，分布于胸大肌的里面各部，可用高频手术电刀慎重地廓清。至此，与以前所述的胸小肌前面的胸肌间廓清的组织一并清除，确切完成胸肌间淋巴结的廓清。

（三）乳腺癌扩大改良根治术

乳腺癌扩大改良根治术术式为尽可能地保留组织廓清所属淋巴结的乳腺癌根治手术，与其他保留胸肌的乳腺癌根治术一样，将乳房向外侧翻转，于胸肋部、腹部起始部切离胸大肌并将其向头侧翻转，充分显露术野，保留胸小肌，廓清锁骨下及腋窝淋巴结，保留胸肌神经的上支、中（间）支、下支，按胸膜外法廓清胸骨旁淋巴结，完成乳腺癌的根治切除后，将胸大肌复位缝合。

1. 适应证　选择该术式应充分考虑肿瘤的部位及分期，迄今其适应证尚十分不明确一般来说以内侧早期浸润癌最合适。

2. 手术步骤

（1）体位及术前处置：患者仰卧，双上肢外展，将患侧背部垫高。为确保静脉输液通路，应避免选择患侧上肢输液。于平卧位标记皮下剥离范围，上至锁骨下2cm，下抵乳房皱襞下方1cm、内到胸骨中线，外达背阔肌前线，腋窝部达胸大肌的上臂内侧止点处。然后标记肿瘤外缘，距肿瘤外缘最少2cm，包括乳头画出梭形皮切线。从美容考虑，Orr斜切口最为适合，因保留了胸大肌，即使皮肤切至腋窝处，也不会因瘢痕挛缩导致患侧上肢上举困难。对于内上象限乳腺癌，可采用倒斜切口。

（2）皮肤切开及皮下剥离

①厚切法：若先从内侧剥离皮肤，乳房因失去支撑偏向外侧，造成外侧剥离困难，故应先从外侧剥离。术者一般站在患侧，剥离外侧皮肤时站在健侧较为方便，因手术开始时术者可同对侧助于交换位置。沿皮切线切开皮肤，其深度以刚露出皮下脂肪组织为宜，以双锐爪钩或组织钳提起皮肤切线，于浅筋膜浅层的正下方剥离。按顺时针方向剥离外侧皮瓣，右侧乳房由外侧最下端向上，左侧乳房由外侧最上端向下。然后术者与助手交换位置、同样按顺时针方向剥内侧皮瓣。

②薄切法：所谓浅切法是在皮肤的正下方进行剥离的方法。浅筋膜浅层与皮肤之间存在脂肪组织，用高频手术电刀与皮肤呈45°，像剃毛一样剃掉脂肪组织，边剥离边电灼止血。

（3）切离胸大肌筋膜，向外侧翻转乳房：于皮下剥离的脂肪组织外侧缘，由头侧经内侧向尾侧用高频手术电刀切开脂肪层及其下方的胸肌筋膜，用有齿血管钳钳夹并提起乳房侧切缘，将乳房连同胸大肌筋膜一并由内下方向外下方切离，达胸大肌外缘后将乳房向外侧翻转。

（4）剥离胸大肌背侧：切离胸大肌外缘筋膜，于胸大肌外缘结扎切断支配胸大肌血管，用于钝性游离胸大肌后面。

(5)切离并翻转胸大肌：从第1肋骨水平开始，于胸廓内动脉穿支的外侧切离胸大肌的胸肋部及腹部起始部，切离线。向头侧翻转胸大肌，显露胸大、小肌间的疏松结缔组织，保留其中穿过胸小肌支配胸大肌的胸肌神经中间支(通常为2支)，清除结缔组织。

(6)廓清锁骨下淋巴结：沿胸小肌内缘纵向切开肋骨喙突筋膜(即胸固有筋膜深层包绕胸小肌的部分)此筋膜在胸小肌以上部分称为喙锁筋膜。将胸小肌向外侧牵拉，结扎切断进入胸小肌的胸骨上动静脉。于锁骨下静脉上缘横行切开肋骨喙突筋膜，从锁骨下外侧部向外侧廓清锁骨下淋巴结。于锁骨下动静脉下方结扎切离胸最上动静脉的根部，保留胸肩峰动静脉和胸肌神经的上支，并于该处的廓清组织以黑丝线缝扎，以此缝扎线作为锁骨下淋巴结和腋窝淋巴结的分界标志。

(7)廓清腋窝淋巴结：于胸小肌外缘由胸小肌起始部向头侧纵向切开肋骨喙突筋膜，达锁骨下静脉上缘后，再向外侧横行切开3cm左右，廓清腋窝前面脂肪组织。保留走行于胸小肌外缘的胸肌神经下支，切断结扎伴神经走行的血管支。

(8)廓清胸骨旁淋巴结：于胸膜外廓清第1肋间至第4肋间的胸骨旁淋巴结。首先将第4肋软骨上的胸大肌起始部向头侧剥离，用高频手术电刀呈“H”形切开第4肋软骨膜。用骨膜剥离起子向上下剥离肋软骨前面软骨膜，再剥离肋软骨后面的软骨膜，然后用肋骨剥离起子完成肋软骨的剥离。用肋骨剪刀切除肋软骨后，横行切开其后面的软骨膜，显露胸廓内动静脉，将其结扎切断。通常于动脉两侧各有一条静脉。

(9)修复胸大肌，覆盖胸骨旁缺损：严密止血后，缝合胸大肌。因胸大肌的胸骨起始部已被切除约3cm，难以原位缝合，可将胸大肌以其止点(肋骨大结节嵴)为轴心向内侧转移，以便覆盖胸骨旁缺损部，以丝线缝合。此时应采取上臂内旋下垂位，使胸大肌保持一定张力，防止术后胸大肌萎缩。

(10)引流与皮肤缝合：将引流管置于胸骨旁和外侧胸壁处。为防止引流管的插入处漏气，可将其经脂肪层送入创内。采用5-0尼龙线或丝线缝合皮肤。

三、保留乳头的乳腺癌改良根治术

1. 手术适应证

(1)肿瘤单发，长径≤3cm，且与胸肌及表面皮肤无粘连。

(2)肿瘤至乳晕边缘的距离≥3cm。

(3)乳头、乳晕部检查无癌浸润征象，乳头无内陷、溢血或溢液，乳头、乳晕部皮肤无变硬、水肿、糜烂、溃疡等。

(4)同侧腋窝无明显肿大、融合、固定的淋巴结(小的可推动的孤立肿大淋巴结不作为禁忌)。

(5)乳腺钼靶X线片上无广泛的钙化点，肿瘤与乳头乳晕之间无异常阴影相连。

(6)术前检查无远处转移。

2. 手术体位　患者仰卧位，术侧肩背部垫高。术侧上肢消毒并用无菌巾包裹于手术无菌区，使该侧上肢能按术中需要随时变换位置，以松弛皮肤和胸大肌，有利于游离皮瓣和显露腋窝顶部。

3. 手术步骤

(1)切口：如肿瘤位于乳房外侧半，取乳房外侧以肿瘤为中心的纵梭形切口；如肿瘤位于乳房内侧半，取肿瘤表面的横梭形切口和乳房外侧的纵弧形切口。梭形切口距肿瘤边缘距离≥2cm。

(2)皮瓣游离：皮瓣游离范围内达胸骨旁，外至背阔肌前缘，上达锁骨下，下至乳房下皱襞。皮瓣厚0.5～1cm，近肿瘤处相对较薄，远离肿瘤处相对较厚；乳头基底部主乳管尽量切除，不应保留太多的组织，以减少癌残留的机会，并可减少保留的乳头组织对血供的需求。标本的乳头基底部切线处缝标记线，术中或术后做病理检查。乳头基底部有许多乳管断端，可用高频手术电刀烧灼予以破坏。

(3)腋窝淋巴结清扫：皮瓣游离完成后，从胸骨旁开始自内向外，将乳腺连同胸大肌筋膜一起从胸大肌表面剥离。剥离至胸大肌外缘后，将乳腺及筋膜翻至切口外侧，可以显露胸大、小肌间间隙和腋窝。向前提起胸大肌，清扫胸大、小肌间的淋巴脂肪组织。将术侧上肢置于内收屈曲位，松弛胸大肌。将术侧胸大肌向外下方牵开，从而可显露并清扫腋窝Ⅲ组区域的淋巴脂肪组织，将游离的上述组织自胸小肌后方牵出，以保证腋窝淋巴脂肪组织能整块切除。保留胸肌神经、胸长神经、胸背神经、肋间臂神经和肩胛下血管。最终将除乳头以外的所有肉眼可见的乳腺组织、胸肌筋膜及同侧腋窝淋巴脂肪组织整块切除。

(4)引流：胸骨旁皮下及腋下分别放置引流管，术后行负压吸引。

(5)切口缝合：分别用可吸收线连续缝合皮下层，皮内缝合法缝合皮肤。纱布覆盖切口，不加压包扎。

第十节　保留乳房的乳腺癌切除术

一、概述

20 世纪 60 年代以来，由于出现了高电压的放疗仪器，使乳腺癌的放射治疗和外科治疗都有了迅速发展，在简单手术之后加精确的放疗其效果足以同任何手术媲美。现在发达国家中，扩大根治术几乎已被放弃，根治术亦很少有人问津，保留乳房的乳腺癌手术加放射治疗(CS + RT)已渐成为治疗Ⅰ期、Ⅱ期乳腺癌的首选治疗方案，大有取代改良根治术之势。

二、保留乳房的乳腺癌手术的优缺点

保留乳房的乳腺癌手术(CS)有下列优点使患者乐于接受：

1. 生存率　CS 术后与乳腺切除术后的患者生存率相同。

2. 术后复发的部位　发生在乳房的肿瘤复发(CS 术后)容易被发现，很少出现远处转移，而发生在胸壁上的肿瘤复发(乳腺切除术后)不易被发现，且几乎全部患者都出现远处转移，其中有 1/3～1/2 的患者直到发现了远处转移之后(或同时)方才发现胸壁复发。

3. 补救手术的难易　在乳腺复发的病灶较为局限，行补救手术的成功率很高，术后5年生存率65%，而胸壁复发的病灶经常表现为弥漫性，行补救手术十分困难。

4. 术后的生存质量　CS + RT 的手术保留了乳房，有一定的美容效果，提高了患者的生存质量。因此，对于大多数患有Ⅰ期、Ⅱ期乳腺癌的妇女，保留乳房手术比乳房切除术更好，是一种值得推广的首选治疗方案。

然而部分乳房切除术后局部复发率较高，且其他部位可能出现新的肿瘤，有研究认为患乳腺癌的乳腺中有其他病灶，发生率为9% ~75%。即使是仅由乳房摄影才能发现的小肿瘤也可有多中心病灶(占44%)。尽管这类患者复发后可再次手术，而且有人认为再次手术后的生存率仍可达到初次治疗的水平，相当多的患者可被治愈，但也有报道再次手术后复发率较高。Harris 报道指出，再次手术后远处复发率达50%，并认为再次手术后的局部复发降低了生存率，尤其是腋淋巴结阳性的患者。

此外，我们寄希望于放疗以减少局部复发率，保留乳房的局部切除术后需要放疗，不行放疗则局部复发率高，但放疗不能消灭全部肿瘤细胞，亦不能预防新生肿瘤。年轻的患者，尤其是30 ~39 岁的乳腺癌患者具有更高的局部复发率，这些均影响保留乳房治疗方法的应用。

三、中国抗癌协会乳腺癌专业委员会制定的《乳腺癌诊疗规范》(2013 版)建议保乳手术的适应证

1. 临床Ⅰ、Ⅱ期乳腺癌　肿瘤最大直径不超过3cm，且乳房有适当体积，术后能够保持良好乳房外形。

2. Ⅲ期患者(炎性乳腺癌除外)　经术前化疗降期后也可以慎重考虑。

四、综合国内外资料显示的绝对禁忌证

1. 既往做过乳腺或胸壁放射治疗，不能接受保乳术的放疗。

2. 妊娠期间的放疗，妊娠晚期的患者除外，因其可以在分娩后接受放疗。

3. 弥漫可疑的或癌性微钙化灶，提示病变是多中心。

4. 病变广泛，不可能通过单一切口就达到切缘阴性且不致影响美观。

5. 病例切缘持续阳性。

相对禁忌证：①肿瘤直径 >5cm；②肿瘤位于中央区、乳头或乳晕下方；③病理为浸润性小叶癌，且为多灶性表现；④肿瘤与乳房比例过大，或严重下垂，难以保持美观者；⑤胶原血管性疾病，如硬皮病、活动性红斑狼疮，不能耐受放射治疗；⑥腋窝淋巴结或其他部位有转移；⑦术后不能坚持辅助放疗者。

五、保留乳房手术的乳腺癌手术的原则

多数学者主张保留乳房手术的乳腺癌手术时应遵循以下原则：

1. 切口应直接选在肿块之上。

2. 不切除或很少切除皮肤。

3. 腋窝清扫和切除乳腺肿块的切口要分开(原发肿瘤在乳腺外上象限者除外)。

4. 仔细地止血。

5. 最好采用表皮下连续缝合。

6. 不做切口引流。

为了保持乳腺的外观，应尽量少切除乳腺的实质，一般以切除肿瘤周围1cm左右正常组织为适宜。切开皮肤时应沿正常皮肤线做弧形切口或横切口，只有当肿块位于乳腺下部，或要同时做皮肤切除时则采用放射状切口。

很多人不主张关闭无效腔，认为如果该腔隙被纤维组织填充或自行机化，对乳腺的外观影响则更小，但支持这一观点的材料并不多，故传统观念大多主张关闭无效腔。

关于处理腋窝，多数学者主张无论腋窝淋巴结临床上是否阳性，都应做腋窝清除，其优点如下：①提供判定预后的资料并有助于决定治疗计划，如对腋淋巴结阳性的患者可考虑化疗；②腋窝切除术后腋窝的局部复发率低，如腋窝切除彻底，术后则不需放疗；③可延长患者的生存期；④对有较大腋淋巴结的患者，行腋淋巴结切除后可避免由于神经血管束受累所致的上肢疼痛和淋巴水肿。

虽然腋淋巴结的状况是决定预后的重要因素，且对预后的判定比肿瘤大小更有意义，然而对腋窝的处理仍有争议，由于仅有10%临床上腋淋巴结阴性的患者病理检查为阳性，病理阳性的腋淋巴结也不一定都形成腋窝转移癌。另外，腋淋巴结清扫可给患者带来许多痛苦，如腋下积液、皮肤麻木和感觉异常，肩关节活动受限及上肢、乳腺慢性淋巴水肿等，有时非常严重，特别在放疗之后更加明显。且彻底的腋窝清扫对治疗和确定分期并无更多的帮助95%的患者可通过Ⅰ级淋巴结的状况正确估计预后，因此现在许多外科医生选择腋淋巴结取样以替代腋窝清扫，根据取样淋巴结是否有转移而选择治疗。

但也有人认为，对腋淋巴结阴性的患者至少也要清扫Ⅰ级、Ⅱ级淋巴结，对可疑为阳性的患者最好行腋窝淋巴结的彻底清扫。并认为腋淋巴结取样无益于指导治疗，亦不精确，不应采用，对于这个问题目前尚无统一意见。

给予放疗时间，可在术后10～14天。如何选择患者将影响手术质量（术后美容）。一般认为，凡临床上或乳腺摄影片上为单一病灶，其大小为<4cm的原发肿瘤，均可为CS+RT的适应证。

但下列情况不宜采用保留乳房手术，而适于乳房切除术，即：①乳房上有两个肿瘤，且相距较远，乳房较小或肿瘤较大；②伴有乳头溢液或肿瘤位于乳晕深面（因常需要将乳头、乳晕全部切除，所以术后的美容效果不佳）；③病史上有癌症的迹象，乳腺摄影片上有广泛的微钙化点；④合并有胶原血管疾病，但如果这时患者希望保留乳房，也不妨一试，不过在CS术后可能引起过度的纤维变性和乳腺收缩。

虽然CS+RT和乳腺切除术在局部控制和总生存率方面，对于绝大多数妇女都具有相同的效果，但施行何种手术要尊重患者的选择。因为有的患者认为放疗对她们很不方便，需要每周照射5天，需6～7周之久，所以宁愿做乳房切除术，而且确有一些患者对乳房切除术的反应更好。

六、手术方法

保乳手术一般包括乳腺肿物切除和腋窝淋巴结清扫两部分，建议乳房和腋窝各取一切口，若肿瘤位于乳腺尾部，可采用一切口。切口方向与大小可根据方便手术及保证术后美容效果来选择；肿瘤在乳腺上半部分时，切口应选择以乳头为中心的弧形切口，肿瘤在乳腺下半部分时，多采用放射状切口。切口应直接置于肿块之上，不必切除皮肤，皮肤边缘不做潜行分离，并不要求薄皮瓣，若术前曾做过活检，则应在原切口瘢痕两侧做梭形切除皮肤。

乳腺肿瘤切除需完全包裹在正常脂肪或乳腺组织中，切除肿瘤周围多少正常乳腺组织、脂肪组织为宜，尚无统一的规定，有的主张应切除 2.0cm，有的主张切除 1.0cm，2014 年最新指南要求只要达到切缘阴性即可；切除多少要求应在肿瘤边缘以外，在正常乳腺组织上切除肿瘤，切除后首先进行肉眼观察，如肉眼所见标本边缘无肿瘤者，显微镜下所见边缘有肿瘤的机会是很少的。为确保肿瘤边缘无癌浸润，还应将切除的标本进行快速冰冻切片病检（切除标本并从上下、内外、前后等方向进行标记），如某一边缘有癌残余，应再扩大切除，扩大切除后边缘仍为阳性，则不宜行保乳手术，应行改良根治术。

切除肿瘤后乳腺手术残腔仔细止血、冲洗，切缘部位可放置 4～6 枚钛夹（或银夹）作为放疗瘤床加量照射的定位标记。残腔可以缝合或不缝合，不放引流，由血清和纤维素渗出充填残腔，有利于取得好的外观效果。逐层缝合皮下组织和皮肤（也可用吸收线行皮内缝合）。

腋窝部手术另做切口，于腋毛边际部（腋窝皮肤处）做凹面向上的横弧形切口，切口前端稍超过胸大肌边缘，后端达背阔肌前缘，暴露胸大肌、胸小肌后缘，即可显露腋静脉。应清扫至腋淋巴结第Ⅰ、Ⅱ水平，需注意保留胸长神经及胸背神经。腋窝清扫范围解剖定位在外侧是背阔肌、上方为腋静脉、内侧为胸小肌深面，腋窝应置放引流管。

腋窝淋巴结清扫是保乳手术的重要组成部分，可以为病理分期，指导治疗，判断预后提供可靠依据。

七、保乳术后的后续治疗

手术切除和放疗是局部治疗的经典方法，两者的结合显著降低局部复发率，因此保乳加放疗成为临床标准，一般保乳术后应尽早开始放疗，6～8 周以内开始已经成为共识，放疗前依据患者个体情况给予相应化疗及相应的内分泌治疗。《NCCN 指南》推荐仅年龄≥70 岁、临床淋巴结阴性、ER 阳性、T_1 期的乳腺癌患者施行保乳手术（要求切缘病理学检查阴性）加他莫昔芬或芳香化酶抑制剂治疗而无须乳腺放疗。

八、保乳术后局部复发

保乳术后，肿瘤可能在乳房局部或区域淋巴结区域复发。局部复发是指同侧乳腺实质内或皮肤内的复发。区域性复发是指同侧腋窝、锁骨上下区、内乳区淋巴结区的复发。局部复发可以是首发表现，也可能是在区域性或远处转移的同时或之后出现。

很多因素与局部复发有关，包括切缘的状态与宽度、病理组织学类型和分化程度、是否接受放疗和瘤床推量照射、是否接受规范的辅助全身治疗，甚至病变的分子分型也与复发风险相关，Paul 于 2008 年在 JCO 杂志上报道三阴性乳腺癌（7.1%）和没有接受曲妥珠单抗治疗的 HER－2 阳性乳腺癌（8.4%）的 5 年局部复发率是 LuminalA 型患者（0.8%）的 10 倍和 9 倍。由于国内外学者在各自临床实践和研究设计中对局部复发的定义和处理经常存在差异，难以对这些研究结果进行综合归纳，特别是远处转移之后的局部复发通常很难得到准确数据。

第十一节　副乳腺癌切除术

一、概述

副乳腺癌又称异位乳腺癌，临床罕见，国外文献报道占全部乳腺癌的0.2%～0.6%，国内文献报道不足1%。副乳腺癌可发生于“乳线”的任何部位，但以腋下的部位最为多见，占副乳腺癌的90%以上。腋下副乳腺内发现渐进性肿块时，怀疑副乳癌，应行组织学或细胞病理学检查以明确诊断。

文献中提出的副乳腺癌的诊断标准如下：

1. 副乳腺组织必须与正常乳腺组织无关，通常需连续切片检查。
2. 癌组织周围可见到腺小叶结构或导管内癌成分，以排除腋下转移癌。
3. 癌旁乳腺组织中见到大导管可除外乳腺腋尾部癌，因为乳腺腋尾部不具此成分。
4. 组织学检查除外来源于其他组织的癌，如皮肤附件的大汗腺癌等。

二、手术方法

早期癌可行横/纵梭形切口，局部广泛及Ⅰ、Ⅱ水平淋巴结切除，或根据前哨淋巴结活检结果决定是否行腋淋巴结切除，腋下局部晚期（T_2/T_3）的副乳癌，可行联同乳房切除的乳腺癌改良根治或根治术。

第十二节　包含乳头乳晕复合体的中央局部病灶切除术

一、适应证

1. 首先，最重要的是病理学家重新诊断活检结果（无论是本院或其他医院）。对于乳房切除术，细胞学诊断不能提供足够的证据。

2. 预防性对侧乳房单纯乳房切除术（SM）的适应证　有双侧发病的高风险患者［小叶癌，局部晚期，炎性乳腺浸润性癌（IBC），多中心病灶且有家族史］或不能进行可靠筛查的患者（行乳房X线摄影或检查有困难者）。

3. 无论是患侧乳房或对侧乳房切除术，要提前确定是否有未被检出或被低估的IBC风险。如果这种风险较高，应考虑在乳房切除前进行前哨淋巴结活检。如果最后的病理检查证实为IBC并在切除前未进行腋窝淋巴结分期，需要进行Ⅰ站和Ⅱ站腋窝淋巴结清扫。

4. SM的其他常见适应证　刚行乳房肿块切除术和腋窝分期，但最终病理显示切缘阳性的患者；后期局部复发的患者，以及希望切除乳房的患者。

5. 在男性患者中，常用SM来治疗难治性男性乳房发育症。

二、手术步骤

1. 麻醉　对于大多数患者，全身麻醉是最好、最安全的。腰麻或硬膜外麻醉或局部阻滞麻醉可单独或联合使用，以免于全身麻醉。或与全身麻醉联合使用，以减少术后疼痛。行单纯乳房切除术（SM）时可以单独使用局部麻醉，方法是在乳房的皮肤和腺体组织之间的脂肪层注入短效和长效混合麻醉药。有报道可滴注局部麻醉药，以方便剥离。

2. 体位

（1）患者位于手术台一侧，上肢外展呈90°。这种体位暴露效果最佳，而且能避免持续倾斜身体时可能导致的背部拉伤。

（2）调整手臂板的护垫，使上肢与身体保持水平。垫料过多或过少可能导致臂丛神经麻痹。对于SM，没有必要悬吊前臂，因为手术过程中上肢将保持固定。应在腕部放置护垫以避免桡神经麻痹。

3. 切口

（1）标准切口应是一个包括肿瘤和乳头乳晕复合体的梭形切口，适用于任何方位的肿瘤。理论上，如果肿瘤位于3点钟方向，做水平切口，如果在12点钟，做纵向切口。实际情况下，大多数为水平切口或对角线切口。内侧缘离胸骨边缘2cm或3cm，外侧缘应到胸大肌外侧缘或背阔肌边缘。

（2）肿瘤直接位于皮肤下方，尤其是表浅的肿瘤（距皮肤<1cm），应切除皮肤。避免采用过大的梭形切口，否则难以缝合切口。

（3）应避免向后延长切口外缘以包括上肢下方多余的皮肤和脂肪，因为这样增加了淋巴水肿的风险。

（4）如果考虑即刻重建乳房，则应采用“保留皮肤”的切口。如果要置入假体，可在乳头－乳晕复合体开个小的梭形切口，如果要用组织和皮肤进行组织重建，可在乳头乳晕复合体周围或乳晕上做环状切开。

（5）当需要切除乳晕时，一个棒状切口——在乳房下皱褶做放射状切口（外侧或乳晕下），可以为重建乳房提供更好的暴露和投影。

（6）有学者已开始使用乳房下皱褶切口或从乳晕边缘到乳房下皱褶的纵向放射状切口，以保留皮肤或保留乳头。

4. 切除

（1）游离上方皮瓣：一般来说，在皮肤和腺体组织之间约7mm有几乎无血管分布的脂肪组织层，可利用此层次来分离皮瓣，层次的厚度因患者的体型而异。皮瓣分离的太薄或太厚都可能导致出血增多，也可能残留比预期更多的腺体组织。如果皮瓣太厚，通常仅需用小刀或Mayo剪刀切除一点组织。如果皮瓣太薄，尤其是在基底部，可能会导致坏死。因此，当贴近胸壁时，应注意保留稍厚的皮瓣，以避免切断营养血管，但也不应太厚以免缝合时形成隆起。使用扩张器可以帮助切除皮瓣。游离皮瓣应在第一或第二肋骨水平和切开的胸大肌筋膜上方，内侧至胸骨边缘，注意保留内乳穿支，外侧到胸大肌的边缘。因为乳房筋膜与胸大肌筋膜相融合，所以应先切开胸大肌筋膜，以便游离乳房。当分离其他皮瓣时，术区放置纱布以防止渗出。

(2)游离下方皮瓣：下方皮瓣的游离方法同上方皮瓣，使用扩张器或热切割或冷切割分离，但分离层次往往不清楚。乳腺组织延伸到下方，或刚好位于乳房下皱褶下方。用电刀切开胸大肌筋膜。在此切除区域中部，胸大肌和直肌很容易被撕裂，因此，此处操作时必须注意不要用力牵拉。如果胸大肌或直肌被撕裂，医生可以将其缝回原位。

(3)游离内侧皮瓣：在连接上方皮瓣和下方皮瓣的同一平面切取内侧皮瓣。沿胸骨缘从上到下切开胸壁皮瓣。注意此处直接在胸壁上分离皮瓣，用电凝或手术刀分离过深，可导致气胸。当切取内侧皮瓣时，应识别和避免损伤穿支。此处皮瓣较薄，不应使用钳夹，因为可能会留下明显瘢痕。这些血管容易回缩。应用结扎止血。

(4)游离外侧皮瓣：外侧皮瓣较其他皮瓣稍厚，但边界欠清晰。自胸大肌水平往下分离皮瓣，然后斜向下到胸壁(前锯肌)，切除乳腺组织，但应远离腋窝和神经。因与胸壁仅隔前锯肌，注意不要分离的过深，以防气胸。

(5)前胸壁游离：医生站在患者上肢下方，将乳腺向下牵拉，用电刀在肌纤维平面整块切除乳腺组织与胸大肌筋膜。尤其是对导管原位癌或有多处钙化的乳腺癌，应行体外乳腺摄片以明确是否有钙化灶及残留钙化灶的部位，该区域需要再次切除。

(6)保留皮肤的乳房切除术：当施行保留皮肤的乳房切除术时，可利用宫颈扩张器扩张任何切口的皮瓣。游离完皮瓣后，则首先完成了前部的解剖。C－Strang 拉钩对于将乳腺切离胸壁非常有用。然后从上方利用电切切离皮瓣，连接宫颈扩张器孔，以此为引导，在正确的层次操作。当到达乳头乳晕复合区时，锐性完整分离。分离面取活检，送病理检查，以确保术中切缘阴性。

5. 冲洗切口和包扎　热水彻底清洗伤口，这样可以冲洗掉游离脂肪组织。用水冲洗是因为如果真的有肿瘤细胞存在的话，可以将其冲洗掉或者通过渗透压使其溶解。然后热的纱布垫覆盖创面，一般认为热可以加快凝血反应，促进止血。但是，冲洗用水过热的话会导致烫伤。

6. 清洁术野　更换手套和手术器械，对术野重新铺巾。认为血液浸湿的纱布和器械可能会导致肿瘤细胞种植。

7. 止血　彻底检查皮瓣与胸壁，寻找出血点或不流血的离断血管。在血管穿支区缝合止血以防止血管收缩。避免在神经附近使用钳夹，以防止损伤神经。

8. 放置引流　放置一条大引流管在腋前线上，文胸线上方或者下方。引流管应放置在腋窝和乳腺下皱褶。没有必要放置两根引流管。因为引流管最后拔除，会留下一个开放的伤口，放置在文胸线上会导致不必要的和延长的疼痛。

9. 缝合　只要缝合伤口保证引流通畅，可以采用多种缝合方法。此处用 3－0 聚二恶烷酮缝线(PDS)，4－0 皮下缝合，耗时最少。

10. 包扎　用简单的无菌胶带水平包扎切口(为避免形成水疱，可用无菌带纵向包扎)，或外用切口胶包扎切口。以前使用的加压包扎不能防止血清肿形成。

三、术后处理

1. 患者通常需要住院观察一晚，因为需要：①口服镇痛及其他药物；②能够保持饮食和体液平衡；③学习如何护理引流管。有其他并发病的患者可能需要更长住院时间。

2. 同时接受双侧假体置入重建（通常不是单侧）和组织重建的患者可能需要更长的时间来恢复。

3. 应指导患者肘部保持在身体的一侧，以减少引流液的产生并提供皮瓣在胸壁下愈合的机会，从而防止引流管拔除后积液的形成。如果引流小于30ml，引流管应在7天后拔除，留置时间不应超过10天拔除，以防止感染。虽然这种做法有些争议，有学者选择用对金黄色葡萄球菌敏感的抗生素封闭引流管。

4. 血肿出现的概率不到1%。一个小的、稳定的、次日出现的血肿可以简单观察。一个逐渐扩大的或大血肿（超过胸壁1/4）应通过原切口切开、结扎出血点，然后缝合。大部分时间无法找到具体的出血点。

四、经验与教训

1. 缝合不充分

（1）对于大肿瘤，可能需要切除大量皮肤（包绕肿瘤），因此简单缝合切口不能满足需要。

（2）彻底冲洗切口后，下方皮瓣可以延长至乳房下皱襞下方，这样可以使两皮瓣边缘轻易拉拢。如做不到这一点，外科医生可以转移附近的皮瓣。

2. 皮瓣太薄

（1）如果在一处或几处区域看见真皮，可能影响皮瓣存活。

（2）术中可以用一瓶或两瓶荧光素检查皮瓣的存活情况（先给予试验剂量检查药物过敏反应）。在荧光灯下，坏死区将变暗，与存活区绿色荧光形成了鲜明的对比，从而将需手术切除的区域标记出来。

3. 气胸是一种罕见的并发症

（1）如果术中发现气胸，正压通气下用橡胶导管排空气体，并且用荷包缝合伤口。

（2）如果术后发现气胸，放置一个小胸管不超过24小时即可。

4. 如果病理提示切缘阳性，但你确认你已行很好的解剖切除，并且没有更多的区域可以切除，那么需要术后放疗，局部控制。

5. 引流管渗漏

（1）这可能是引流未发挥功能的迹象。

（2）首先，牵拉引流管以确认它正常工作。如果它不起作用，将其拔除。需要每隔几天检查患者的引流，并用20号注射器经皮穿刺引流逐渐聚集的血清肿。

6. 如果过早地移除引流管，不必放置新的引流管，但必须每隔几天观察患者，检查并排出任何积液。

7. 血清肿触诊时感觉像水囊液体，约30%的患者可发生血清肿

（1）一般用带20号蝶形针的30～50ml注射器引流血清肿。将针与切口成角度放置，最好在肋骨上方伤口波动最明显处（以避免气胸）。应每隔几天观察一下患者，并且检查

引流。未及时处理的血清肿可导致皮瓣坏死。

(2)如果血清肿持续时间超过术后3～4周，应在伤口波动最显著处做一切口(约3cm)，用纱布包扎。2周内应缝合切口。

(3)血清肿持续超过3个月者比较罕见。如果发生，需要手术切除囊壁。

8. 未感染的皮瓣坏死可以观察，观察期间患者可以淋浴，必要时可以除去焦痂。如果已感染，应将患者送回手术室切除坏死区。如果有假体，则应取出。

9. 蜂窝织炎发生率不到5%，可以用抗生素治疗。有放疗史的患者，需要静脉应用抗生素6周。与引流或血清肿有关的脓肿，都需要抽空和包扎。

10. 因术后疼痛的局部麻醉，或上肢的放置位置不正都可能引起神经麻痹。安慰患者功能恢复可能需要长达6周的时间。

11. 淋巴水肿是一种晚期并发症，可能发生于术后任何时间，甚至几年后。但在无腋窝干预或辅助放疗时很少发生。最佳保护措施是避免感染和早期、积极治疗上肢感染。

第十三节　乳腺象限切除术

随着医疗技术和人们自我保健意识的不断提高，目前乳癌患者80%～85%为Ⅰ期和Ⅱ期乳癌。伴随人们审美观念的改变，许多患者对传统的手术方式越来越难以接受。1980年Veronesi的报道显示，对于肿块不超过2cm的乳癌患者，Quadrantectomy(肿瘤所在象限的1/4象限切除，简称BQ)与乳癌根治术比较，局部复发率和生存率是一样的。在以后的十几年中，包括日本在内的许多国家相继进行了此种手术并不断地对其进行了完善。

BQ是1973年veronesi首先开始使用的，目前普遍认为BQ的适应证必须是肿块直径<3cm的早期乳癌，但不一定像原方法那样做的严格的1/4象限、90°切除，1/5象限、60°切除，但肿块边缘距乳腺切断线不能<3cm。

1. 皮肤切开　全麻下，患侧上肢筒状袖带包裹后外展位。首先选择乳头与肿块中点连线为中心的梭形切口，皮肤切除范围不宜过大。然后按1/5象限原则，距肿块边缘3cm用抽取亚甲蓝的注射器刺皮下预定乳腺切除范围，一般5点即可。考虑到乳管内转移因素，乳头侧距肿块边缘最好为4cm。

至于腋窝淋巴结切除的切口选择，如肿块位于外上象限，必要时延长即可。如肿块位于其他象限，淋巴结清除则需在腋窝处另加切口，8cm左右即可。

2. 皮下游离和乳腺的切除　皮瓣的厚度5mm为最佳，游离直至暴露出整个乳腺的1/3为止，然后按预先的标记线切除乳腺组织，包括其下的胸大肌肌膜，在预先标记的五点处取少许组织冰冻，如有浸润则改做简化根治术。

3. 腋窝淋巴结的清除　淋巴结的清除与保留胸大小肌的乳癌简化根治术相同，切记包括肌间(rotter)淋巴结的清除。

4. 乳腺断端与皮肤的缝合　充分游离乳腺的前面和后面，断端可用2－0 Dexon线分深层和浅层两层连续缝合。

皮肤缝合最好采用4－0微乔线做皮内缝合，并用胶条固定，于腋窝处置一枚引流，并接负压吸引，乳腺切除的部位无必要下引流。

综上所述，BQ术式因其保留了乳头及大部分乳腺组织，采用皮内缝合，满足了患者的审美心理，且已有很多报道，其远期效果与传统的乳癌术式并无区别。虽然我们目前此项工作开展较晚，还有待于进一步研究，但我们相信BQ术式将成为早期乳癌的一个常规术式。

第十四节　内乳淋巴结活检术

一、解剖

内乳(internal mammary，IM)淋巴链位于壁层胸膜前方，附着在常已退化为一层薄的腱膜的胸横肌上。脏层胸膜和壁层胸膜从胸骨外缘2.5～3cm处开始融合。内乳动脉(internal mammary artery，IMA)沿着胸骨缘贯穿胸腔，到胸骨缘的距离在第一肋间隙为10mm，在第六肋间隙增加到20mm。在第三肋间，通常IMA到胸骨缘的距离是12～13mm。每个肋间隙有两支起自内乳动脉的肋间前动脉，走行于两层肋间肌之间，上、下肋间动脉都与肋间后动脉吻合。其他小的伴行静脉走行于胸横肌。内乳淋巴结通常与内乳血管位于同一平面或位于其前面，有脂肪组织包绕动脉和静脉，每侧通常有4～6枚内乳淋巴结，分布在肋间的不同位置。通常每个肋间隙有一个淋巴结。在第一和第二肋间，内乳淋巴结通常位于内乳血管的内侧在以下的肋间隙中，内乳淋巴结在内乳血管外侧。通常没有淋巴结位于肋骨头下方。有两条内乳静脉与动脉伴行，一条位于中间，另外一条位于外侧。通常中间这条较小。这些静脉具有与内乳动脉相似的侧支。乳房中部的淋巴管，尤其是位于乳房深部的淋巴管，通向内乳淋巴链。这些淋巴管经过胸大肌内侧后横穿肋间肌。偶尔在肋间内肌和肋间外肌之间的薄薄的淋巴网会发现少量淋巴结，这些淋巴管穿过肋间内肌通向内乳淋巴结。

二、手术适应证

扩大根治术已被广泛报道，手术范围包括整块清扫内乳淋巴链与胸膜壁层，横断内乳血管，肋软骨和肋间肌，以及胸大肌和整个乳房。这些学者完成的亚组试验和临床试验表明，与标准的Halsted根治术相比，行此种扩大切除术的患者不仅在生存率上没有获益，甚至增加患者发病率及病死率。

在乳腺癌的治疗中引入前哨淋巴结活检技术，可以检测腋窝以外的前哨淋巴结。有学者认为纵隔前哨淋巴结活检(mediastinal sentinel lymph node biopsy，MSLNB)可以带来更准确分期，有助于乳腺癌患者的综合治疗。放射性同位素引导的淋巴结显像技术有助于提高MSLNB可行性，降低其风险。最大限度的准确分期可以提高“个性化”治疗效果，有助于减少过度治疗和治疗不足。美国癌症联合会（AJCC）已经将内乳淋巴结活检情况包含在乳腺癌分期中。乳房扩大根治术患者的长期随访研究结果已经报道，腋窝或内乳受累的不同会导致患者生存率上的差异。约 10% 的病例报道了在获取内乳活检结果后，需调整肿瘤分期。其他学者表示，分期的变化对辅助治疗的选择没有显著影响。

以下情况应考虑应行 MSLNB：①若淋巴闪烁显像中可见到内乳区淋巴结；②若内乳淋巴结阳性可能改变系统治疗方案，尤其当这种变化为从内分泌辅助治疗变为化疗（如：腋窝淋巴结活检阴性、肿瘤较小、激素受体阳性）。

术前 CT 或 MRI 证实患者有增大的纵隔或内乳淋巴结，可以考虑该手术。因为内乳淋巴结活检的总生存获益仍不确定，所以不应过于激进的开展内乳前哨淋巴结活检技术，而应尽可能减少潜在的术后并发症或美容缺陷。

三、术前注意事项

1. 术前淋巴闪烁显像结合癌周注射放射性同位素。在其引导下，通过肋间隙可以切除内乳淋巴结。术前可以皮内或腺体内注射异硫蓝染料。然而，蓝色染料在内乳淋巴结活检中的作用是有限的。癌周注射可使表面的淋巴管吸收蓝色染料，由于不能确定哪些深部的内乳淋巴结受累所以需要盲目切除内乳淋巴链。

2. 和前哨淋巴结一样，正常情况下，内乳淋巴结的识别率在 0 ~ 4%。有学者报道，当在乳腺深部靠近胸大肌筋膜注射同位素时，内乳淋巴结的识别率可达到 60%。

四、手术步骤

1. 切开

（1）尽管有报道称该手术可以在局部麻醉加镇静下操作，但通常这个手术是在全身麻醉下进行的。因此，接受内乳淋巴结活检患者的术前评估与接受标准腋窝前哨淋巴结活检备腋窝淋巴结清扫术的患者基本相同。

（2）一般通过扩大切除或者乳房切除术的切口进至内乳淋巴结。偶尔也可以做一个新的皮肤切口。为了美容效果，建议在胸骨外缘外侧 3 ~ 4cm 做一个 3cm 曲线切口。

（3）从乳头到胸骨外缘的 2 ~ 3cm 线性切开暴露胸大肌。对行保乳手术的患者，应从胸大肌筋膜开始充分分离乳腺实质以达到显露的目的。

（4）分离肌肉显露上肋间隙。有些血管沿胸大肌的纤维走向，需要电凝或者结扎。

（5）在胸骨缘 3 ~ 4cm 处横向切断肋间内肌和肋间外肌。应该在两根肋骨间中部或者沿上肋缘切断，避免损伤肋间血管。在切开肋间内肌时尤其要注意，避免损伤其深面的壁层胸膜。

（6）内乳血管被脂肪组织和淋巴组织包绕，位于距离肺内缘 2.5 ~ 3cm 的胸膜外腔内。确认仅切至这一范围，有助于避免损伤胸膜。动脉和静脉通常被纤维脂肪组织覆盖、分隔，小血管可以结扎。动脉通常距离胸骨外缘 10 ~ 15mm。

（7）在肋间血管和内乳血管的夹角处行 MSLN。

（8）放置一个血管环绕过内乳动脉，防止意外损伤导致的大出血。血管环还可以预防切断动脉时动脉的回缩。如果需要切断动脉，迅速离断或者横断肋骨，用血管钳夹住开放的动脉。最大的内乳静脉，通常位于动脉外侧，也应该被绕过。在操作过程中，一些小的静脉侧支可能出血，需要电凝或者结扎。如果出血，可以结扎或者夹闭这些静脉。尤其需要注意保留内乳动脉，因为它是冠状动脉(旁路移植)手术的主要血供来源。

(9)用剪刀分离环绕的脂肪组织，通常用 γ 探测器定位淋巴结。发现有热点的淋巴结时，γ 探测器可以指示它的准确位置。淋巴结可以位于血管的内侧或者外侧。一旦确定，应该小心处理，避免凝固或破坏淋巴结，这是最常发现淋巴结微转移的部位。一些包绕淋巴结的小血管可以电凝或者夹闭。

2. 缝合　一旦切除淋巴结，冲洗术野，检查有无异常气泡，确定胸膜的完整性。用 2－0 聚乳酸羟基己酸缝线缝合撕裂的肋间肌和胸肌，避免过度牵拉而损伤肌纤维。保乳手术中尽可能保留腺体组织以恢复乳房的形态，缝合皮肤。

五、术后处理

1. 平均手术时间为 18 分钟，不需要额外的术后处理。
2. 不需要常规的 X 线胸片，除非怀疑有气胸发生。
3. 发生气胸时，无须胸腔引流管，除非有肺损伤。
4. 术后无须使用抗生素，除非其他情况需要。

六、经验与教训

1. 术前淋巴结闪烁显像对于内乳淋巴结活检的术前和术中操作是必要的。在可疑的病例中，术中超声可以用来确定内乳淋巴结是否肿大并确保切除。

2. 在切开肋间肌进入到内乳淋巴结时，肋间隙可能会很窄。此时，可以切除两个肋骨之间的肋间肌，这样可以更好地暴露。

3. 在切开肋间内肌时有可能损伤下面的胸膜。如果术中出现这种情况，可以用细的可吸收缝线予以修补。

4. 环绕内乳血管血管环有助于预防医源性损伤动、静脉所致的大出血。血管环可以在切断动静脉时防止血管回缩，便于快速修补或者结扎。此时，应该离断或者横断肋骨控制动脉。必须尽可能保留内乳动脉，因为在冠状动脉搭桥术或者带蒂的腹直肌重建乳房时都需要这一血管。

5. 如果并发气胸，用 3－0 聚乳酸羟基己酸缝线缝合胸膜。使用红色的橡胶管排除胸膜腔中的气体。

6. 对既往已经使用内乳动脉行冠状动脉搭桥手术并进行了胸骨切开术的患者需要特别注意。此时，内乳淋巴结的平面已经在切除内乳动脉时被破坏，这就给手术带来更大的风险。

7. 有乳房假体的患者也给内乳淋巴结的显露提出了挑战。这样的患者进行内乳淋巴结活检仍然是可行的，但应将假体从活检的术野移开并小心以免刺破假体。

第十一章　腔镜乳房手术

第一节　乳腔镜的定义

内镜从严格意义上来讲分为两大类：一类是窥镜，其被观察的器官或组织有一个自然通道与外界相通，像胃镜、结肠镜、气管镜、喉镜、阴道镜以及乳管镜等；另一类为腔镜，其目的器官没有自然通道与外界相通，如腹腔镜、胸腔镜等。乳房没有自然通道与外界相通，应归为后者，所以乳房相关手术的内镜系统称为乳腔镜(mastoscopy)。

乳腔镜是一种先进的治疗乳腺良恶性疾病的现代化微创外科技术，是继微创外科腔镜技术的发展中又开辟的新领域。20 世纪后期临床外科学的重大进步之一是微创外科理论逐渐成熟和作为微创外科重要标志的腔镜手术的迅速发展。在乳腺外科发展进程中，创伤小、保留功能和注重美容是近年主要需求趋势。乳腔镜手术以其独特的技术优势和治疗效果，在乳腺外科领域中体现了良好的应用价值，获得了患者及家属的满意评价。

第二节　乳腔镜设备和手术器械

一、乳腔镜的手术设备

该系统由腔镜、摄像头、冷光源、监视器、气腹机、高频电凝器以及图像记录仪等主件组成，与常规腹腔镜系统主体一致。

二、乳腔镜的专用手术器械系统

乳腔镜手术有其自身的特殊性：①乳房和腋窝解剖学上是实质组织，本身不存在腔隙，需人为创建操作空间；②不易形成稳定的 CO_2 气体空间；③解剖层次复杂，特别是腋窝部血管神经和脂肪淋巴组织多；④手术操作空间狭小。因此，乳腔镜专用手术器械系统包括有各种用途的腔镜、可视牵开器、电分离钳、电剪、超声刀、专用穿刺椎鞘、淋巴结取出钳等。

1. 各种腔镜　10mm 30°或 0°腔镜主要用于完全乳腔镜下的乳房部分或全乳切除、乳腔镜腋窝淋巴结清扫手术等。长臂、短臂均可，但由于不规则的乳房或腋窝操作空间，最好选择长臂 30°腔镜。

4mm 30°或 0°短臂腔镜可置入可视牵开器中，用于乳腔镜辅助的乳房部分或全乳切除以及乳房重建。在乳腔镜腋窝淋巴结清扫时，切除的较大体积脂肪淋巴组织不易从 5mm 操作 trocar 缸中取出，这时可以将 4mm 30°或 0°短臂腔镜置入操作 trocar 内，用作观察，另从 10mm trocar 缸中放入淋巴结取除钳，取出已切除的脂肪淋巴组织。

2. 穿刺椎鞘由于乳房手术操作空间较小，最好选择短臂的穿刺锥销。另外，乳房表面或腋窝部薄层皮肤与 trocar 之间不可能达到腹腔镜时腹壁皮肤与 trocar 那种紧密程度，所以操作孔的 trocar 最好选择带螺纹者。现在市场上各种进口和国产一次性穿刺椎鞘均可替代使用。

3. 各种带把手的可视牵开器、剥离棒和电凝吸引器主要用于乳腔镜辅助下的乳房部分或全乳切除以及乳房的重建塑形等。

4. 各种超声刀主要用于乳腔镜辅助或完全腔镜下的乳房部分或全乳切除以及乳房的重建塑形等。超声刀的使用会使术中出血大大减少，加快手术速度，减少对周围组织的损伤。

5. 各种分离钳、分离电剪、吸引器和抓钳主要用于乳腔镜辅助或完全腔镜下的乳房部分或全乳切除、乳房的重建塑形以及腋窝淋巴结清扫等。

6. 腋窝脂肪抽吸专用吸引器头（顶端钝圆、开口在侧方）主要用于乳腔镜腋窝淋巴结清扫等。人工流产使用的 8 号吸引头是一个较好的替代物。

第三节　乳腺良性肿瘤乳腔镜下辅助切除术

乳腺良性肿瘤是女性常见的疾病，近几年发病率趋于年轻化。随着人们对生活质量和审美要求的不断提高，乳房作为实质性器官、美的一部分，人们不但要求手术彻底治愈乳腺疾病，而且对手术切口及美容效果要求越来越高，希望在不影响乳房功能的情况下，以美学的标准原则保持乳头、乳晕位置和形态，以保证术后有良好的美学效果。乳房微创手术得益于腔镜技术的产生，是目前较先进的手术技术。

根据腔镜的使用情况可分为完全腔镜手术和腔镜辅助手术。完全腔镜手术所有操作均在腔镜下完成，腔镜辅助手术则是直视下操作和腔镜下操作协同完成手术。腔镜辅助手术只需做一处切口，可以为乳晕旁或腋区切口，手术前，用彩笔在乳房表面标记出肿块位置，以乳晕为起点，向肿瘤方向做扇形标记，范围要超过肿瘤 1.5cm 左右。麻醉采用局部浸润麻醉，先用 1% 利多卡因 20ml 在乳腺与胸大肌之间行浸润麻醉，然后用 0.5% 利多卡因 30 ~ 40ml 在乳晕及其周围行浸润麻醉，轻轻按摩 2 ~ 3 分钟使麻醉充分。根据肿瘤部位在乳晕做一 2.5 ~ 3.0cm 的弧形切口，沿预先标记的界线进行分离。在皮下脂肪与乳腺之间有一较明显的间隙，沿这一间隙分离，几乎不出血，但脂肪含量多的乳房这一间隙不明显，需仔细寻找，小心分离。分离到预定范围后，在扇形的两角各缝一7号丝线，由助手提起使皮肤与乳腺分离造成一潜在腔隙，在肿物表面的乳腺缝一牵引线，术者与助手向相反的方向牵拉。放入5mm 0°腔镜，电剪及超声刀交替应用，将肿物切除。由于术者与助手的牵引作用，使肿物切除变得容易。用3-0可吸收线缝合残腔后，用6-0美容线缝合乳晕弧形切口，术毕加压包扎。

第四节　乳腔镜辅助乳腺全切除术

乳腔镜乳腺全切除术的适应证主要是巨大男性乳房发育，乳房不大的女性，乳腺多发良性病变(如纤维囊性增生症、乳头状瘤病)及Ⅱ期以下乳腺癌不愿或不宜保乳者。

一、乳腔镜辅助皮下乳腺全切除术

手术体位与选择的切口有关，切口大小一般为5~7cm。如为恶性病变，切口可选病变处梭形切口，如为良性病变，切口选在乳晕或乳房外侧胸壁弧形切口，此时患者应取仰卧位或侧斜卧位，手术侧肩胛部稍微垫高20°~40°，患肢消毒后包裹置于头架侧，术中可随时变换体位，必要时调节手术床的倾斜度以便于操作。

全麻后，先自切口处直视下尽可能向四周分离皮瓣。如为恶性病变，先局部切除肿瘤，保留较薄的皮瓣，良性病变只切腺体，保留全部皮下脂肪。当直视下无法继续分离时，改用乳腔镜辅助。应用拉钩牵开皮肤，建立开放式操作空间，经切口伸入乳腔镜、超声刀和分离钳进行皮下和乳房后间隙的分离，良性病变保留胸肌筋膜，恶性病变则连同筋膜一并切除，最后分次或整块切除全部乳腺组织，冲洗止血后放置引流管。恶性肿瘤如需行腋窝清扫，可经原切口或腋窝另做切口进行清扫，也可行乳腔镜腋窝清扫。

二、全腔镜皮下乳腺全切除术

患者取对侧斜卧位20°~40°,患肢消毒后包裹置于头架侧。在胸侧壁距乳腺边缘3~5cm纵向做3个穿刺孔，观察孔位于一端，主操作孔和副操作孔相互靠近，以便术毕将两切口连通后取出腺体组织。全麻术前以记号笔标出手术分离范围。置入穿刺鞘前，先建立操作空间。操作空间的建立有两种方法：一是经穿刺孔直接以血管钳或剪刀在皮下分离出间隙；二是经穿刺孔注射溶脂剂后吸脂建立操作空间。置入穿刺鞘后，充气至0.800~1.07kPa(6~8mmHg)维持，以超声刀分别分离乳房后间隙和皮下脂肪层，整块切除全部乳腺腺体，分次经操作孔取出。冲洗止血后，放置引流管经穿刺孔引出固定，术后接持续负压吸引。

良性病变和早期恶性病变无须腋窝清扫和放疗的患者，在行腔镜皮下乳腺切除术后可行一期假体置入乳房成形。由于假体置于胸大肌后，体积有限，所以更适合乳房较小者，大乳房者在行皮下乳房切除术后由于皮肤过多，会造成下垂，影响美学效果。对不放置假体的患者和男性乳腺发育的患者，要注意保持皮瓣厚薄均匀一致和修整皮瓣四周的皮下组织厚度，使术后保持平整的外观和良好的手感。

三、并发症及其防治

乳腔镜皮下乳腺全切除术由于分离皮瓣范围较广，术中要可靠止血，术后需做好负压引流或加压包扎。同时操作中应掌握好乳头乳晕处皮瓣的厚薄，防止乳头乳晕缺血坏死及肿瘤残留。拉钩牵拉皮瓣时注意用力勿过度，防止皮缘缺血坏死。腔镜皮下乳腺全切除术较以往单纯乳房切除和常规直视下皮下乳腺切除术切口更小、位置隐蔽，在美学效果上有较大的进步，更便于术后整形，但手术难度有所增加。

第五节　乳腔镜腋窝淋巴结清除术

一、乳腔镜展现其微创功能和美观优势

腋窝淋巴结清扫是乳腺癌临床分期和判断预后的重要步骤。常规腋窝淋巴结清扫后不仅腋窝处有大的切口瘢痕，而且并发症发生率相对较高，主要包括长期淋巴水肿、上肢肿胀、疼痛、感觉异常，以及肩部运动受限等。其发生原因多与血管、淋巴管以及神经等的损伤有关。

1. 腋窝处淋巴组织广泛切除会导致淋巴引流障碍。

2. 腋窝解剖过程中对腋静脉有粗暴的机械刺激，导致内膜损伤或形成血栓。

3. 静脉周围组织大块结扎或修复时缝合处遗有缩窄瘢痕压迫腋静脉可导致上肢水肿等都是上肢水肿形成的重要原因。从胸前壁皮肤连续至腋窝附近的切口瘢痕不仅影响美观，也不同程度地影响了肩关节正常的活动。

借助腔镜显像系统的放大功能，乳腔镜腋窝淋巴结切除或清扫(mastoscopic axillary lymph nodedissection，MALND)手术解剖清晰，可以确认和保留腋窝重要的血管神经结构，最大限度地避免对腋窝血管淋巴管和神经的损伤。手术只需在腋下部位打3个小孔，MALND术后全身情况和关节活动恢复明显加快，最大限度减少了常规腋窝淋巴清扫手术后一些并发症的发生和功能性损害。因此，MALND在保证手术安全可靠和肿瘤切除的前提下，获得了良好的功能和外形效果。

二、乳腔镜腋窝淋巴结清除术临床评估

自从Suzanne等1993年报道采用脂肪抽吸术可完成MALND后，已有多个中心采用相同方法对该技术的可行性和安全性进行了验证评价。该方法是将一定量的脂肪溶解剂注入腋窝皮下，待脂肪充分溶解后用吸引器将溶解的脂肪组织抽出，注入CO_2气体使之形成乳腔镜操作空间。为了探讨乳腔镜腋窝淋巴结清扫术的临床效果，Salvat等进行了一项随机对照研究，比较了乳腔镜手术与常规手术进行乳癌腋窝淋巴结切除的结果。乳腔镜手术组将150ml的脂肪溶解液注入患者腋窝，待抽吸溶解的腋窝淋巴结周围脂肪组

织后将 CO_2 注入其中，行乳腔镜腋窝淋巴结切除术。结果表明，乳腔镜操作组的手术时间明显长于常规手术组，前者平均手术时间为 60.9 分钟，后者为 33.3 分钟；但两组患者在住院时间、手术并发症、淋巴结大小、切除淋巴结数目等方面均无显著差异。乳腔镜手术组切口明显缩小，美容效果好，患者更易于接受。

已有系统的研究证实，MALND 手术的切除淋巴结个数、术后症状、引流时间、引流液量等指标，与常规开放性腋窝淋巴结切除手术组相比均无显著差异，而长期并发症如上肢功能障碍、严重的疼痛、水肿以及与活动有关的并发症乳腔镜手术组比常规手术组明显减少。脂肪抽吸不会改变淋巴结的病理学特征，不会影响淋巴结切除的质量。此后，采用脂肪抽吸及乳腔镜进行腋窝淋巴结清扫的临床应用不断有新的报道。目前，这一技术已成为乳腔镜腋窝淋巴结清扫的最常用的方法。国外有学者认为，MALND 手术太费时。如果经过 10 例以上的学习曲线，手术时间就会大大缩短，甚至比常规开放性腋窝淋巴结切除的手术时间还要短。当然，正确的手术径路、术者对腋窝解剖的熟悉和腔镜下精细的操作技术才是基础。如果在腋窝淋巴结切除开始之前，合理安排脂肪溶解液注射和抽吸的时间，就不必浪费溶脂的等待时间。

验证一项新的外科技术，需要客观评价其实用性、长期效果及其并发症，并与常规手术方法相比较。有学者认为抽脂术可能会破坏淋巴结的完整性并增加肿瘤扩散的机会，同时脂肪溶解亦有一定的不良反应。为避免由抽脂术引起的肿瘤扩散等问题，1999 年 Kamprath 等在未行抽脂的情况下进行了 MALND，采用锐性分离法代替脂肪抽吸术，结果表明，腔镜下腋窝锐性分离方法同样安全可靠。2001 年 Malur 等采用相同的技术对 100 例浸润性乳腺癌施行乳腔镜腋窝淋巴结清扫手术，结合文献资料，MALND 有很好的美容结果，同时患者术后对手术局部的不良感觉较少。Kuehn 等比较了 53 例乳腔镜乳腺癌腋窝淋巴结清扫及 396 例常规手术方法切除的结果，并进行了较长时间的随访。其评价指标包括术中指标(手术时间、切除淋巴结个数)、术前和术后症状，近期并发症(引流时间、引流液量)及远期并发症(切口周围及上肢疼痛、麻木、上肢运动功能及水肿等情况)，并对两组上肢并发症的发生率及严重性进行了比较。结果发现，乳腔镜组平均淋巴结个数为 17 个(10～28 个)，术后引流液的量平均 372ml，上肢水肿发生率为 23.5%(8/34)，上述指标与常规手术组相比均无显著差异。而长期并发症如上肢功能障碍、严重的疼痛、水肿以及与活动有关的并发症乳腔镜手术组比常规手术组明显减少。由此得出结论，乳腔镜腋窝淋巴结清扫术美容效果好、远期并发症较少。

三、乳腔镜腋窝淋巴结清扫术的应用解剖

1. 神经

(1)肋间臂神经：由第 2 肋间神经外侧皮支的后支和第 1、第 3 肋间神经的外侧皮支(有时还包括臂内侧皮神经)组成。肋间臂神经于前侧胸壁交界处，即胸长神经前 2～3cm 处穿过肋间肌和前锯肌，向外侧行走于腋静脉下方的脂肪组织中，横穿过腋窝，于背阔肌前方穿臂固有筋膜进入上臂内侧，分布至上臂内侧及背侧皮肤，向下可达鹰嘴附近。肋间臂神经是 MALND 术中最先碰到的主要结构，其位置表浅。当腋窝充气、置入腔镜后，稍加分离蜘蛛网状结构，在腋窝中部即可“遭遇”横跨于腋窝腔、类似“横梁”的 1～3 根较粗的肋间臂神经，切忌以为无用的结构而剪断。常规腋窝淋巴结清扫术中常将其切

除，导致患者患侧上臂内侧感觉障碍，如麻木、疼痛、烧灼感或痛温觉迟钝等。受累范围15cm×6cm～5cm×4cm，感觉异常发生率达47.5%，疼痛发生率为26.5%，部分患者的感觉障碍难以恢复。保留肋间臂神经能使患臂内侧感觉障碍，如麻木、疼痛、烧灼感或痛温觉迟钝等的发生率大幅度减低。

(2)胸长神经：起自臂丛神经根部的C_5、C_6、C_7节段脊神经，位置深且隐蔽，从腋顶深处钻出，沿胸侧壁下行分布到前锯肌。手术时应提起胸廓外下方与腋窝底部交界最深处的脂肪组织，使胸长神经似电线样被拉紧后，剔除周围的脂肪和淋巴组织。

(3)胸内侧神经：起自臂丛内侧束，行于腋动脉和静脉之间，再穿过胸小肌，从胸小肌的中上部穿出到达胸大肌。由于胸大、小肌之间没有其他致密性纤维条索，腔镜下该神经显示良好，不易受损，可避免发生胸大肌瘫痪萎缩，保持胸前局部外形和功能。

(4)胸背神经：起自锁骨下部的臂丛神经后束，达腋静脉下方时位于肩胛下血管的内侧，随后向外下行走，以锐角斜跨于胸背血管上方，和胸背动脉伴行，支配背阔肌。它们"躺"在腋窝后壁，后方为肩胛下肌和背阔肌。

2. 血管

(1)腋静脉：越过肋间臂神经，从气腔中央直指腋窝顶部推进腔镜，在肋间臂神经的前下方即为腋静脉中部。当脂肪抽吸特别充分时，腋静脉清晰可见；若腋静脉周围脂肪抽吸不够彻底，应根据腋静脉解剖学走行，小心分离其表面的脂肪、纤维组织和腋血管鞘，即可显露颜色呈蓝色的腋静脉，其上方为腋动脉、有搏动，其上后方为白色的臂丛。腋静脉清楚暴露后，用电剪带电夹住剪断向下的小分支，保留粗大的分支为肩胛下血管；胸外侧静脉应予保留。

(2)肩胛下血管：腋窝部腋静脉中段略向底部、再向下方走行的片状条索为肩胛下血管，其主干长2～3cm，发出转向外后的旋肩胛动脉及向下延伸的胸背血管。

(3)胸外侧动脉和腋静脉胸小肌后段：胸外侧动脉发自腋动脉，沿胸小肌外缘向下行走至前侧胸壁，常有1～3条分支，并分出许多细小血管支配乳房和胸肌，在手术解剖分离过程中易出血，需特别小心，否则会影响视野。常规开放性腋窝淋巴结清扫术是将其全部切断。它们直径较粗易于保留，其细小支可以用电剪带电剪断，以防出血影响视野。随后可向内侧清扫胸小肌后方腋静脉下方的脂肪和淋巴组织(即第Ⅱ水平淋巴结)。

3. 上臂淋巴回流　腋窝淋巴结切除术后，上肢淋巴出现长期水肿恢复的可能性很小。产生的主要原因可能是术中切断了上臂的淋巴回流径路。上臂的淋巴通过一细小淋巴管，在腋静脉靠上臂处与腋静脉平行并汇入腋静脉。在乳腔镜微创切除腋窝淋巴结同时，为进一步降低上肢淋巴水肿的发生，应特别注意避开腋静脉外侧靠上臂的局部区域，不强求此处的分离，以保留上臂引流至腋静脉的淋巴管。如果此处有淋巴结转移，腋窝必定出现广泛转移淋巴结融合，手术方式应另当别论。

综上所述，乳腔镜腋窝淋巴结切除术特殊的手术视野，保留了原本十分隐蔽的腋窝解剖结构和肋间臂神经、胸内侧神经、胸外侧血管、胸上腹静脉和上臂淋巴回流，充分体现了乳腔镜腋窝淋巴结切除术的微创和功能效果，这是常规开放性腋窝淋巴结切除术所不易做到的。

掌握乳腔镜腋窝淋巴结清扫手术的应用解剖，可加快手术速度，减少手术失误，降低并发症的发生率。乳腔镜腋窝淋巴结清扫术的开展提高了外科治疗乳腺癌的手术技术含量，必将带来某些传统外科理念的变革。

四、乳腔镜腋窝淋巴结清扫手术技术

腋窝淋巴结清扫是目前乳腺癌治疗和判断预后的必要部分，但由此引起的上肢淋巴水肿和疼痛、感觉异常、肩关节活动受限等是影响乳腺癌患者术后生活质量的重要因素。常规开放性腋窝淋巴结清扫术中的一项繁琐工作就是分离切除腋窝部大量脂肪，手术时需从腋窝周壁以及血管、神经周围钝锐性剥离纤维脂肪组织。1996 年法国学者首次报道腔镜腋窝淋巴结清扫术之后，先后有不同国家开展此项手术。国内 1997 年首次报道，2003 年后腔镜在腋窝淋巴结清扫和前哨淋巴结活检术等方面的应用陆续报道。基于脂肪抽吸术的 MALND 技术在腋窝部位脂肪被溶解、抽吸后，放入 trocar，充起气腔，原本实性的腋窝变得似蜘蛛网状结构、肿大的淋巴结就像蜘蛛悬挂在网上，通过器械很容易完成操作。同时，腔镜可抵达狭窄的腋窝并放大局部视野，手术解剖清晰，对肋间臂神经、腋静脉、胸长胸背神经、胸内侧神经以及腋窝淋巴脂肪组织的识别和保护作用更确切，有利于进行腋窝淋巴结清扫，保证了手术安全可靠。当然，精细的腔镜下操作技术、术者对腋窝细致解剖结构的熟悉和正确的手术流程才是手术顺利进行的基本保障。

1. 适应证

(1)无腋窝手术史。

(2)无腋窝放疗史。

(3)临床检查、超声和 X 线检查腋窝淋巴结分期≤N_2。

(4)肿大的淋巴结与腋血管、神经无明显粘连者。

2. 禁忌证

(1)腋下有广泛淋巴结转移，融合成团。

(2)肿大淋巴结侵犯皮肤。

(3)既往有腋窝手术、放疗史。

3. 术前准备

(1)一般术前检查与常规手术要求相同。

(2)伴有可能影响手术的心、肺疾病，以及高血压、糖尿病、严重贫血和出凝血功能障碍等疾病者，应在伴随疾病得到控制或改善后实施手术。

(3)术前 1 天皮肤清洁，剔除腋毛。

(4)术前谈话，签署手术知情同意书。

4. 麻醉方式　同常规手术一样，进行气管内插管全身麻醉。

5. 体位　取仰卧位，术侧肩部垫高，必要时使手术床进一步向对侧倾斜，以方便腔镜下手术操作。上肢消毒并用无菌巾包裹，根据术中情况变换体位。

6. 手术过程

(1)吸脂膨胀液的配制：腋窝溶脂的效果对腋窝淋巴结清扫有重要作用，溶脂效果好能显著提高清扫速度，溶脂不满意时腋窝脂肪较多常导致清扫时间延长，因此溶脂液配制也较为关键。溶脂液配制为 0.9% 氯化钠溶液约 250ml + 蒸馏水 250ml + 2% 利多卡因 20ml + 1% 肾上腺素 1ml。其中低渗溶液主要使脂肪组织膨胀。利多卡因不作为麻醉剂，主要促使脂肪液化，便于吸脂。有研究发现，术中尝试过不加利多卡因，发现溶脂效果明显低于加利多卡因者。肾上腺素是为了收缩血管、局部止血。

（2）溶脂：溶脂液配制完毕后自定位好的操作孔进行腋窝皮下注射膨胀液。注射范围内侧达胸大肌外缘，外侧到背阔肌前缘，上界为腋顶部腋窝外皱襞，下界到背阔肌与前锯肌夹角处。先注入皮下脂肪层，再向腋窝深部、胸大肌后方脂肪层内注射。注射前注意回抽注射器以防止注入血管内。注入量根据患者局部脂肪量的多少决定，共注射300～500ml。注射后可进行局部按摩，促进溶脂液向周围弥散，充分达到溶脂效果，10～15分钟后抽吸。

（3）操作孔的选择：一般腋中线乳头平面下方、背阔肌前缘及乳房外上象限近胸大肌外侧缘，呈三角形。操作孔的位置与患者身体情况稍有差异，以便于腋窝任一位置进行操作。一般以中间操作孔作为观察孔放入镜头，其余操作孔与观察孔距离约5cm。操作孔选择不当易留下死角，致清扫不彻底。在术中可根据要求，选择任一孔作为观察孔。

（4）吸脂：溶脂后自操作孔处切开，首先以较细的吸脂头吸除腋下溶解液化的脂肪，中心负压吸引或电动吸引器均可。然后，以中号刮宫头进行局部液化脂肪吸出，需掌握一定力度。首先吸皮瓣附近脂肪，吸脂层次距离皮肤0.5～1cm，皮瓣太薄刮挫皮肤易致术后皮瓣坏死。再以较粗型号吸脂头抽吸腋窝深部脂肪，沿胸壁进入胸大肌后方，可以吸引胸大肌、胸小肌之间脂肪，进入腋顶部吸引胸小肌后脂肪。沿背阔肌内侧向上到腋顶部，可以吸引背阔肌与前锯肌之间以及胸长神经和胸背神经周围的脂肪。吸脂过程注意动作轻柔，不要刮挫组织。

吸脂完成后在腔镜下检查手术野，如发现吸脂不够充分，可重复吸脂直至形成满意的操作空间。

（5）置入Trocar：吸脂结束后，置入Trocar并固定。首先置入10mm 30°腔镜镜头观察吸脂情况，以电凝器切断Trocar口附近腋腔纤维组织，扩大操作空间。

（6）腋静脉的显露：吸脂后在镜下腋腔纤维组织形似蜘蛛网，切断纤维组织间隔后扩大操作空间。辨认胸大肌边缘，于胸大肌后方分离寻找腋静脉，大多数腋淋巴结伴行在腋静脉周围或胸背血管周围，腋静脉的显露是手术顺利进行的关键。

（7）清扫脂肪组织及淋巴结：以电凝器或超声刀沿腋静脉清扫其周围及下方脂肪组织及淋巴结。由于腋窝大部分脂肪组织已吸除，剩余脂肪组织较疏松，清扫较为方便。

（8）胸背血管、神经的显露：清扫腋静脉周围脂肪组织后，继续向下分离，寻找并显露胸背血管及神经，沿胸背血管向下显露至胸背神经附着于背阔肌处。清除胸背神经外侧脂肪组织及淋巴组织，注意勿损伤深部的旋肩胛血管。

（9）清扫胸背神经、胸长神经间淋巴组织：自腋静脉下方沿胸壁寻找胸长神经向下分离全程显露胸长神经。以电凝器或超声刀自腋静脉下方将胸背神经、胸长神经之间的脂肪、淋巴组织逐步切除。该步骤操作过程中注意勿损伤横跨的肋间臂神经，如果转移淋巴结较多影响操作或淋巴结与神经粘连较紧密，可予以切除。部分自胸背血管至胸壁的分支如影响操作可予以切断。至此已将腋窝第Ⅰ站淋巴结基本清扫完毕。

（10）显露腋静脉第二段：分离胸小肌与侧胸壁，显露胸小肌后方脂肪组织。沿腋静脉向内侧分离，清除胸小肌后方及腋静脉下方淋巴、脂肪组织，清扫第Ⅱ站腋窝淋巴结。

如疑有第Ⅱ站淋巴结转移，则继续进行第Ⅲ站淋巴结清扫。

(11)第Ⅲ站淋巴结清扫：显露胸小肌内侧缘后，以分离钳将胸小肌内侧脂肪组织向外牵拉，以超声刀分离、切除。分离时注意勿损伤头静脉。腋静脉第二段由于位置深、空间小，操作较为困难。如果该部位血管损伤出血后处理困难，因此如果有较多或明显肿大第Ⅲ站淋巴结转移可能难以通过腔镜彻底清扫，必要时术中转为开放手术清除。

(12)胸肌间淋巴组织清扫：以电凝器或超声刀分离胸大肌、胸小肌，注意保护胸前神经外侧支，沿胸大肌由外向内进行分离，清除胸肌间淋巴、脂肪组织。保留胸肩缝血管和胸前神经内侧支。

(13)处理腋窝淋巴组织：腋窝淋巴组织处理完毕后再处理乳房。如果不适合保留乳房手术者，可做包含肿瘤在内的小梭形切口切除乳房，然后取出腋窝淋巴组织，冲洗手术创面，放置引流。如果行保乳手术，根据肿块部位，外上象限者可经切口取出腋窝淋巴组织。如切口位于其他象限者，可适当延长 Trocar 口取出腋窝淋巴、脂肪组织。

(14)标本处理和送检：腔镜手术完毕后，吸脂液用双层纱布过滤，寻找淋巴结；将清扫的腋窝淋巴结从纤维、脂肪组织中分离出来，计数并全部送病理检查。

五、术后并发症及处理

1. 皮下气肿　腋腔充气压力过大时可致腋窝周围形成皮下气肿。一般压力保持在 6～8mmHg 可以避免。如发生皮下气肿，术后挤压肿胀皮肤将气体排入腋腔，再经负压吸引排出。少量气体可自行吸收。

2. 腋静脉损伤　对腔镜下腋腔解剖不熟悉时，可能误将腋静脉当作普通分支血管而损伤。因此，行腔镜腋淋巴结清扫需高年资乳腺外科医师，同时经长期学习培训掌握腋腔镜操作技术。

3. 胸长神经、胸背神经损伤　损伤原因同腋静脉损伤，主要归因于操作不熟练和对局部解剖不熟悉。

4. 腋腔积液　与常规手术相比较少发生，术后腋腔放置引流可避免。

六、术式评价

乳腔镜下腋窝淋巴结清扫术的特殊手术视野，实现了腋窝解剖结构的清晰暴露，大大减少了常规腋窝淋巴结清扫术并发症的发生。随着手术技术日臻成熟完善，能够达到微创、功能和美观三重效果，受到医患双方欢迎。然而，乳腔镜腋窝淋巴结清扫术不同于传统的腹腔镜手术，其手术操作空间较小，解剖层次复杂，腋窝部血管、神经、脂肪、淋巴组织多，给手术增添一定难度。手术技术要求高，需要借助于一些特殊手术器械，一直被认为是腔镜操作的盲区，技术本身存在一定难度，主要表现在：①腋窝部解剖学上是实质组织，本身不存在腔隙，需人为创建操作空间；②不易形成稳定的 CO_2 气体空间，影响手术操作；③解剖层次复杂，腋窝部血管、神经、脂肪、淋巴组织多；④手术操作空间狭小，操作时相对较困难；⑤由于需溶脂、吸脂等术前准备工作较多，手术时间比开放手术为长。因此，熟悉乳腔镜腋窝淋巴结清扫术操作的各个环节和手术特点，才能加快手术速度，同时避免并发症的发生。

从美容效果上讲，传统的腋窝淋巴结清扫术常常在切除乳房后进行腋窝处理，手术切口需要足够长度或者保留乳房手术时需在腋下另做切口。随着微创外科的发展，腔镜技术在乳腺疾病中的应用日益广泛，与传统外科手术比较优势主要体现在：手术时不需在腋下另做切口，仅以几个戳口便可完成手术；改良根治患者乳房切除时不需过长的切口便可完成，有较好的美容效果。

乳腔镜腋窝淋巴结清扫术的开展提高了外科治疗乳腺癌的手术技术含量。伴随着乳腔镜腋窝淋巴结清扫术的成熟以及逐步推广和应用，在改变部分手术方法的同时，必将带来某些传统外科理念的变革。

第六节　乳腔镜辅助内乳淋巴结清除术

乳房的主要淋巴引流途径包括腋窝淋巴结、锁骨下淋巴结、锁骨上淋巴结、内乳淋巴结，部分淋巴液可经两侧乳房间皮下的交通淋巴管引流至对侧乳房，乳房深部的淋巴液可经深部淋巴管引流向肝脏。对于乳腺癌而言，最重要的淋巴结是腋窝淋巴结和内乳淋巴结，它们是乳腺癌淋巴转移的第一站。

乳腺癌内乳淋巴结是否转移与患者的预后明显相关，内乳淋巴结转移者其预后明显差。新版 AJCC 肿瘤分期手册特别强调内乳淋巴结在乳腺癌分期中的重要作用。内乳淋巴结活检对获取乳腺癌全部分期信息和制定较合理的治疗方案非常重要，弥补了现行腋窝前哨淋巴结活检的不足。尤其是当腋窝淋巴结阴性时，淋巴显像检查和核素法探测前哨淋巴结有时发现“热点”位于内乳区，但不能判定是否为转移，也缺乏有效的外科手段获取这些淋巴结。内乳淋巴链切除对于内乳淋巴结转移的患者来说也起到治疗作用。

乳腺癌原发病灶被清除后，内乳淋巴结癌转移可能是锁骨上淋巴结和全身远处转移的来源之一。当前用扩大根治术获取内乳淋巴结的方法已较少采用，目前临床上缺少对内乳区淋巴结转移状况的准确诊断方法，仅根据肿瘤部位进行内乳区的放射治疗存在一定的盲目性。无内乳淋巴结转移的患者实施放射治疗显然不必要，并且增加了肺部并发症。如何用简便安全的方法明确内乳淋巴结的转移状态，是临床工作中迫切需要解决的难题。对经乳腺淋巴显像检查内乳前哨淋巴结显像的乳腺癌患者，采用经肋间隙内乳区前哨淋巴结切除术，发现如内乳前哨淋巴结位于肋间可通过常规手术方法切除活检，而位于肋骨后方的淋巴结不切除肋软骨常无法直视手术，手术难度较大。因此，结合腔镜技术行内乳前哨淋巴结活检术可以大大简化手术操作，活检率达到 100%，将会解决乳腺癌内乳前哨淋巴结转移的诊断问题。腔镜技术的发展为通过微创技术获取内乳淋巴结提供了可能，为乳腺癌内乳淋巴结清扫手术探索了新的方法。

第七节　乳腔镜前哨淋巴结活检术

前哨淋巴结是原发肿瘤引流区域淋巴结中的特殊淋巴结，是原发肿瘤发生淋巴结转移所必经的第一批淋巴结。前哨淋巴结作为阻止肿瘤细胞从淋巴道扩散的屏障，其临床意义已受到人们的重视。前哨淋巴结活检术的临床应用使腋窝淋巴结没有转移的乳腺癌患者避免腋窝淋巴结清扫，从而避免了相应的手术并发症如上肢淋巴水肿等，大大地提高了患者的生活质量，因此受到人们的关注。

随着前哨淋巴结活检技术的日臻完善，使我们能更准确地判断乳腺癌患者的 TNM 分期，指导我们对患者进行综合治疗，预测患者预后。传统 SLNB 受切口和腋窝脂肪等因素干扰，影响 SN 的识别，降低其检出率；且由于淋巴结所在位置的影响，高位淋巴结不易检出,同时影响患者的美容效果。最近一些学者报道了乳腔镜前哨淋巴结活检具有较高的辨认率和明显的美容优势。此此外,当前哨淋巴结活检后需要进行腋窝清扫时,乳腔镜手术将是很有价值的方法。这一技术能够利用原切口而不需扩大切口完成手术。1999 年 Tsangaris 首次报道乳腔镜前哨淋巴结活检术,与传统前哨淋巴结活检术比较,其手术创伤小,术后手术瘢痕小,并发症少。经乳腔镜前哨淋巴结活检,因为术前充分吸除腋窝脂肪,建立腋腔后,由于无脂肪干扰及腔镜的放大作用使术野清晰,观察范围广泛,因此检出率较高。前哨淋巴结活检与乳腔镜腋窝淋巴结清扫在了解腋窝淋巴结转移状态、准确临床分期的同时取得了与常规手术相同的手术疗效,且可减小手术创伤、减少并发症，并具有更佳的美容效果，有可能成为 SLNB 的微创方法。通过最小的损伤以提高 SLNB 的敏感性是乳腺癌治疗的一大挑战。但是，这一技术开展的时间较短，尚不够完善。

第八节　乳腔镜下男性乳腺发育的切除术

男性乳腺发育症(gynecomastia，GYN)是常见的男性乳腺疾病，又称男性乳腺增生症或男子女性型乳房，在男性乳腺疾病中最为常见。临床上多采用药物治疗，但对一些乳房外形已女性化的患者往往需手术治疗。传统手术方式的缺点是切口大，术后瘢痕影响外观，会给同样注重胸部外观的男性患者造成较大心理压力。而乳腔镜手术技术为乳腺疾病的治疗，特别是为 GYN 的外科治疗带来了新的方法和较好的美容效果。

一、麻醉和体位

行气管插管全身复合麻醉。取仰卧位，上肢外展 90°，患侧肩背部垫高，调整手术床使手术侧抬高 15°。

二、操作步骤

1. 吸脂和放置 Trocar　在乳腺边缘外上侧、正外侧及外下侧(各相距约 5cm)分别取 0.5cm、1.0cm 及 0.5cm 3 个切口，用气腹针在乳腺皮下及乳腺后间隙均匀注入溶脂液(配方：生理盐水 250ml:蒸馏水 250ml:2% 利多卡因 20ml:肾上腺素 1mg)约 500ml。溶脂 10~20 分钟后用带侧孔的吸引管插入乳腺皮下及后间隙充分吸脂；经前述切口分别置入 2 个 5mm 和 1 个 10mm Trocar 并充入 CO_2 气体，维持充气压力在 10mmHg(1mmHg = 0.133kPa)。

2. 乳腔镜操作技术　充分吸脂后真皮下血管网可保持完整，腺体与皮肤之间只有 Cooper 韧带和乳头后方的大乳管与皮肤和乳头相连，而后间隙只有腺体边缘与周围筋膜连接。在 30° 10mm 乳腔镜监视下用电钩和抓钳游离皮下并切断 Cooper 韧带；切断乳头后腺体及大导管时为避免破坏乳晕皮下的血管网需保留乳头后腺体约 0.5cm 厚；游离乳腺后间隙并沿腺体边缘依次切断外侧、外上、外下、内下、内上及内侧与周围筋膜的附着组织，完整切除腺体，术中遇有较大血管出血时用电凝止血。

3. 标本取出　用止血钳把乳腺组织拉至 10mm 切口处切成小条后完整逐一分块取出(不需扩大切口)，标本送常规病理检查。

4. 冲洗和引流　彻底冲洗并再次检查止血；乳腺残腔内置引流管，经外下方 Trocar 切口引出并固定，其他两处切口缝合。

5. 术后处理　胸部加压包扎，引流管行负压引流，引流量 <10ml 后拔除引流管。

三、注意事项

GYN 可见于任何年龄患者，以青春发育期最为多见，在年轻男性中乳房发育的发生率高达 38%。多数可自行或经短期药物治疗缓解，但有下列情况时需行手术治疗：①乳腺直径 >4cm，持续 24 个月不消退者；②有症状者；③可疑恶性变者；④药物治疗无效者；⑤影响美观或患者恐惧癌变要求手术者。传统开放的乳腺切除术是在乳腺表面做切口，存在创伤大、术后胸部瘢痕明显、影响外观等缺点。随着人们生活水平提高，对美学、生活质量要求也相应增高。20 世纪 80 年代以后，随着微创外科的不断发展，腹腔镜技术的日益完善，腔镜手术已不再局限于在腹腔等空腔中进行，开始转向在无腔或潜在腔隙区域进行，腔镜技术开始应用于乳腺外科。

1992 年 Kompatscher 最早用腔镜技术将降乳术后乳房内挛缩假体取出。由于腔镜下乳腺切除术具有切口小、术后胸部外形及美容效果明显等优点而深受患者欢迎。

手术的关键是：①开始手术前要在胸壁确定好游离切除的范围(平卧位结合立位，用标记笔画出乳腺组织降突出胸壁的范围)，不要把皮下脂肪组织误认为乳腺组织而被切除；术中助手在皮外按压协助定位；②在乳头处要保留一定厚度的腺体组织，一是保证血供，防止乳头坏死；二是可防止乳头下陷，保证外观自然。可用手指向上牵拉乳头的方法帮助游离。这是凭手感的操作，需一定时间的训练和经验积累。

乳腔镜手术应用于乳腺疾病的治疗，其意义不仅仅在于为乳房手术增加了一种新的方法，而是使乳腺外科向微创、美容方向发展，相信这种术式在我国将会有较好的应用前景。

第十二章　乳房缺失的重建术

第一节　乳房再造术

一、概述

自古以来，女人的乳房不仅仅作为第二性征的代表，女性乳房有其特殊的意义。她不单单归属于女人所有，她属于男人、属于家庭、属于社会。乳房的意义随着时代的改变而改变，她是神圣的。人们对于乳房从来没有像现在这样重视，因此，患乳腺癌的妇女在得知不得不切除乳房时，给她们带来的不仅仅是形体上的缺陷，更重要的是内心的痛苦。

自从认识乳腺癌以来，对于乳腺癌的治疗方法首选是手术切除，目的是彻底根治。随着社会的进步、科学的发展，治愈疾病并不是唯一的目的，还需要保持或恢复患者机体的完整性，提高患者的生活质量。

乳房重建是在手术切除乳房的同时或切除乳房后若干年又重建一个新乳房，使患者恢复其身体的完整，不致因患乳房肿瘤切除乳房造成身体残缺而影响生活质量。

乳房重建手术是科学与艺术、技术的综合，是多学科相互协作的产物。在保证彻底治疗肿瘤的前提下，通过乳房重建而达到完美的效果。虽然在我国乳房重建外科起步较晚，但是我们有众多医术精湛的医师和大量的病例，相信乳房重建在我国会按照东方女性的特征走出自己的乳房重建之路，她会迅速而蓬勃地发展起来。

二、分类

乳房重建分为假体植入乳房重建和自体组织乳房重建。

1. 假体植入乳房重建　是在完成乳房切除术后，直接放入一个大小、形状适合，质量可靠的乳房假体，或者是先放入扩张器，待扩张到满意的大小时再换成永久性的乳房假体。延期扩张器/假体植入乳房重建和即刻重建方法相同，切口在原手术瘢痕处。目前，一种可调节式乳房假体正在被越来越多的使用，即在乳房切除后即刻放入可调节式乳房假体，术中可注入部分液体，术后一段时间或几个月，扩张其剩余体积后拔掉远处注水阀，不用再换假体。

2. 自体组织乳房重建　是用自己身体其他部位的皮肤、脂肪、肌肉组织重建一个和健侧乳房形态、大小相似、自然、柔软的新乳房。自20世纪90年代以来应用自体组织移植再造乳房成为主流，有背阔肌肌皮瓣、下腹直肌肌皮瓣（TRAM）、臀大肌肌皮瓣和局部胸腹部皮瓣等方法。

三、手术适应证

1. 乳房先天性发育不良者。

2. 因感染、烧伤、异物、肿瘤切除术后造成的一侧或两侧乳房缺失。

3. Ⅰ、Ⅱ期乳腺癌手术，有即时再造乳房要求者。

4. 乳腺癌根治术后2年以上，无复发迹象，有乳房再造要求者。

5. 身体主要器官无器质性病变，如严重心肺功能不全、凝血功能障碍、高血压等，要求再造乳房者。

四、手术禁忌证

1. 绝对禁忌证　指不管患者有无重建乳房的愿望，不论病情是否允许，均不宜施行乳房重建手术者。

(1)全身状况不能耐受重建手术者。

(2)患者有严重的心理障碍或精神失常者。

(3)患者与家属(尤其是配偶)的意愿难以一致者。

(4)重建乳房的术区有肿瘤残留者。

2. 相对禁忌证　指在某种情况下不应行乳房重建术者，但可根据患者的意愿等适当灵活选择手术者。

(1)肿瘤本身偏晚，有高复发危险因素，预计患者存活时间短者。

(2)乳房切除术后6个月以内，患者正处于放、化疗等抗癌治疗期间。

(3)大面积胸壁放射性损伤者。

(4)瘢痕体质者。

(5)未发育成熟的女性。

(6)妊娠、哺乳期乳腺癌患者。

(7)年老体弱的妇女。

五、乳房再造方法的选择

乳房再造方法的选择应根据患侧和健侧乳房的情况决定。首先检查患侧乳房切除术后瘢痕的形态、方向与增生程度，皮肤松紧度，胸大肌是否保留，锁骨下区及腋窝部组织缺损情况等。同时应检查健侧乳房丰满和下垂程度，乳房形态，以及患者的年龄，一般身体状况，腹部和背部以前的手术瘢痕。参考患者对健侧乳房是否有增大、缩小、下垂矫正等要求。一般情况下大部分患者拒绝对健侧乳房进行手术操作。

背阔肌肌皮瓣或扩大背阔肌肌皮瓣的优点是皮瓣设计灵活，可修复锁骨下凹陷与腋前皱襞畸形，尤其是联合假体进行乳房再造时，能够很好地恢复乳房的体积与形态。肌皮瓣供区瘢痕隐蔽，因协同肌的作用，背阔肌肌皮瓣转移术后一般不会产生明显的功能障碍。适合于几乎所有的即刻乳房再造的患者和保乳手术需部分乳房再造的患者。

TRAM乳房再造手术可以满足几乎所有类型的乳房再造要求，其组织量大，再造乳房的形态自然，有一定的丰满和下垂程度，可以达到和健侧完全对称，特别对乳癌根治术后，组织缺损量大，胸部仅留一层皮肤，不能应用假体等其他再造方法者TRAM尤为适用。缺点是手术创伤较大，有时会造成严重的手术并发症。

乳房再造前应进行一次全面的肿瘤学方面的检查。乳房再造手术不应妨碍肿瘤学治疗原则。如发现有全身转移或局部复发，则不宜进行乳房再造手术。

第二节　背阔肌肌皮瓣乳房再造术

一、概述

背阔肌肌皮瓣是身体转移幅度最大的肌皮瓣，可通过肩前、颈部皮下隧道，转移到颈部或额面部，也可转移至前臂中部、肘关节及上臂，还可转移至胸前进行乳房再造。由于该肌皮瓣组织厚度大，血运充沛，尤适用于乳腺癌根治术后锁骨下方显著塌陷患者的修复与再造。

二、相关解剖

背阔肌肌蒂皮瓣是以背阔肌为中心的肌皮瓣，背阔肌是三角形的阔肌，是身体转移幅度最大的阔肌，该肌皮瓣可通过肩前、颈部皮下隧道，转移到颈部或颌面部，也可转移至前臂中部、肘关节、上臂及胸前。由于该肌皮瓣组织厚度大，血运丰富，尤适用于乳腺癌根治术后锁骨下方显著塌陷患者的修复与重建。

背阔肌可分为起始部的腱膜、终止部的肌腱和两者之间的肌腹。背阔肌起始部腱膜起自 6 ~ 12 胸椎棘突及所有腰椎棘突、骶椎的棘突上韧带及髂骨后部，还有数个肌点起自 9 ~ 12 肋骨的外侧面。肌纤维斜向外上方，肌腹扁平宽大，逐渐集中，经腋窝后壁、肱骨内侧绕至大圆肌前面，止于肱骨小结节嵴。

背阔肌的主要功能是使上臂内收、内旋及后伸。切取该肌后其功能可以由胸大肌、大小圆肌、肩胛下肌与三角肌等代偿，不致引起明显的功能障碍。

Delay 将背阔肌周围可利用的脂肪组织分为 5 个区：①Ⅰ区是位于皮瓣的皮肤部分与背阔肌之间的组织，任何形式的背阔肌肌皮瓣都包含这部分脂肪组织，由肌皮穿支血管供血；②Ⅱ区是去除皮肤部分，背阔肌肌皮瓣表面的脂肪组织，和Ⅰ区一样由肌皮、肌脂肪穿支血管供应，该部分面积大，可利用的脂肪组织看似菲薄但累积组织量也很可观，假定一侧背阔肌的面积为 $450cm^2$、肌肉表面有 0.5cm 厚的脂肪、脂肪总量可达 225ml；③Ⅲ区为肩胛脂肪区，位于背阔肌的上内侧缘，作为肌瓣的延续，可以折叠使用，增加肌皮瓣的体积，该部分沿背阔肌内上缘向头侧走行，由发自背阔肌的小穿支血管供应；④Ⅳ区为背阔肌前缘的脂肪区，位于背阔肌外侧缘的前方 3 ~ 4cm，由背阔肌发出的小穿支血管供血；⑤Ⅴ区为髂骨上脂肪区，位于髂嵴上方，是背阔肌下缘的延续，由背阔肌的肌脂肪穿支血管供血，该部分位于皮瓣最远端，背阔肌在此移行为腱膜部分，因此，该区血供最为脆弱。

三、背阔肌肌皮瓣的设计

以胸肱联合下方 1.5cm 处为腋动脉发出的肩胛下动脉为标志，此为上点，以背阔肌在髂嵴附着处为下点，两点之连线即该肌皮瓣的轴线；肌皮瓣的前缘相当于腋后线位置，即背瓣肌前缘，后缘可按需要而确定，通常设计 10 ~ 12cm 宽，以便供区拉拢缝合，最宽可达 18 ~ 20cm，长度一般以不超过背阔肌为度。

四、背阔肌肌皮瓣转移乳房再造术的适应证及禁忌证

1. 适应证

(1)锁骨中点经乳头至乳房下皱襞的距离，健侧、患侧相差约 7cm；胸骨中线经乳头至腋前线的距离，健侧、患侧相差 7cm 者，适合应用背阔肌肌皮瓣转移乳房再造术方法。

(2)以前曾行腹部手术限制了横行腹直肌皮瓣(简称 TRAM 瓣)转移者。

(3)下腹部软组织量有限者。

(4)应用 TRAM 瓣乳房重建术失败者。

(5)乳房再造术后仍希望妊娠者。

(6)一侧乳腺癌切除术后用 TRAM 瓣重建，另一侧又发生乳腺癌再次要求再造乳房者。

(7)部分乳房切除或Ⅰ期、Ⅱ期乳腺癌行放射治疗后要求重建者。

2. 禁忌证

(1)行乳腺癌根治腋窝淋巴结清扫时胸背血管和神经已损伤者。

(2)曾行膝关节融合术或因创伤、脊髓灰质炎造成下股力量减弱的患者，如果行乳房再造术切取背阔肌可能造成半侧骨盆抬高而影响其步态者。

(3)背阔肌对使用轮椅的患者活动起协同作用，它的丧失将对截瘫患者的轮椅活动带来不便，对这类患者应该考虑选用其他组织瓣代替。

(4)曾有开胸手术造成胸后外侧瘢痕，预示肌肉血供受阻断者。

五、麻醉

采用全麻。

六、手术操作

1. 切口设计　术前根据乳房切除术时所采用的切口和患者的愿望，站立位设计背阔肌肌皮瓣及其胸部切口。如果不取立位与健侧对称设计的话，一转卧位，健侧乳房就往头侧移动，在此基础上设计再造乳房下皱襞，其再造的乳房就会偏向头侧，恢复到立位就会出现左右不对称。乳腺癌手术的切口瘢痕如果是横形或自前胸部正中斜向外下方时，则背部背阔肌上皮岛的方向也画成横形或斜方向，也可用纸片或胶片印模后在背部设计。根据患者背部皮肤松弛的情况，尽量使背部供区能一期拉拢缝合，前胸部的手术伤口呈纵形时，背部皮岛也纵形采取。用手指抓起皮肤确认最大切取的宽度。

从胸骨旁乳房切除部的皮下凹陷到创缘的距离，在背部则是背阔肌前缘到皮岛的宽度。在靠近筋骨嵴和腰背正中线，背阔肌移行为腰背筋膜，此处皮下脂肪少，不可能采取较厚的组织，故必须注意皮岛不要太靠近后正中线。对纵形皮瓣、皮岛的长度要比由旋转轴点到前胸设计的乳房下皱襞线距离要长些，这样能获得充分的组织量。

2. 皮瓣切取

(1)按设计画线，自背阔肌前缘切口进入，达背阔肌前缘后在肌下层钝性分离，因

背阔肌与前锯肌之间有一层疏松结缔组织较易剥离，翻开背阔肌后容易见到胸背动、静脉及其分支。带蒂转移一般应由前向后、自下而上剥离，如看到胸背动脉进入肌肉即可，不必仔细解剖蒂带的神经血管束。此法是简单易行、安全可靠的手术方法。因所需肌皮瓣大小不同，所以分离肌肉和皮瓣范围可按所需大小切取。胸壁缺损较多时可切取较大面积的肌皮瓣。在远端靠近髂骨嵴部分，尽量将腰部的脂肪附带入肌皮瓣切取，即使不用置入物也多能再造大的乳房。

（2）掀起背阔肌肌皮瓣：背阔肌皮瓣分离完后，往腋窝部掀起。在腋窝部，肌的主要营养血管胸背动静脉由肌的内面，距背阔肌前缘 1 ~ 2cm 的内侧紧贴行走，剥离时注意不要损伤。有时从背面较难看清，若转从前胸部瘢痕切除后的创面来看就比较容易看清，还看不清时也可沿腋窝横纹做横形切口。

3. 背阔肌肌皮瓣转移　以上部肌腱与胸部血管神经束为蒂，将所设计的背阔肌肌皮瓣完全分离，并仔细检查肌皮瓣的远端出血情况，若血运良好则证明肌皮瓣已分离成功。依照设计切开受区皮肤，正中部分离到胸骨缘原皮下组织被切除而产生凹陷的地方，远端到设计的乳房下皱襞线稍靠下，外侧方剥离不要与背阔肌分离部相通。瘢痕皮肤只切除表皮，下面的瘢痕可残留少许以利于皮瓣的固定。分离好后将肌皮瓣通过腋窝部皮下隧道转移至前胸部，将肌皮瓣做暂时固定，再将创面铺无菌巾保持清洁，以备变换体位。

4. 封闭背部创面及变换体位　背阔肌皮瓣供区仔细止血洗净，缝合供皮瓣区，置入负压引流管，背部创面缝合后，再将体位变成仰卧位，仰卧位时将头部及下肢稍稍摇高成“V”形体位，以尽量接近立位，便于观察左右对称性，重新消毒后继续手术。

5. 仰卧位再造乳房　剥离胸大肌下间隙，将背阔肌皮瓣肌肉上缘与胸大肌缝合，为使再造的乳房外形良好，必要时可在背阔肌皮瓣的肌肉侧做荷包缝合。乳峰的形成，取仰卧位边观察左右对称性边形成乳峰，当背阔肌皮瓣难以到达预定位置时，可在腋窝部将胸背动静脉的前锯支结扎切断，并将肌肉向肱骨分离，则背阔肌皮瓣就容易移动了。将背阔肌皮瓣试着往乳房部贴近，把脂肪厚的部分往后折叠，边形成乳峰边作临时固定，如果大体形状可以的话，则将近端埋植入锁骨下凹陷部，并在上部和胸骨侧将背阔肌皮瓣固定。一边观察乳房的左右对称性，一边根据需要将背阔肌皮瓣附带的脂肪从周围拉拢，约束固定。将背阔肌皮瓣皮肤剩余部的表皮去除，翻转埋入，形成厚的乳峰。只有当组织量有剩余时才可舍去，但没应用硅胶置入物时，一般不会有组织剩余。形成中应经常推挤健侧乳房，以模仿立位时的状态来观察乳房的大小和形状。如背阔肌肉瓣较小而胸壁缺损较多，可在背阔肌皮瓣下方植入硅胶囊假体，一般 120 ~ 160ml 可满足。肌肉下置入乳房假体，重建乳房下皱襞，调整皮岛的位置，放置引流并缝合切口。

6. 硅胶置入物的埋入固定　定型式乳房切除术后常有锁骨下和腋窝部的凹陷，这个部位需要填入较多的组织，故形成乳峰的组织量常显不足，必须同时置入硅胶假体。此时，转移后背阔肌皮瓣的外侧暂时不缝合，首先测量需要多少大小的置入物。测量可用扩张型硅胶置入物和组织扩张器注入 0.9% 氯化钠注射液来进行。如果没有这些物品，也可用手术手套注水代替之。大小决定之后，可置入假体。因假体光滑容易造成位置移动，故置于左右对称的位置之后将假体周围的肌皮瓣与胸壁牢靠地缝合固定。之后再缝合背阔肌皮瓣外侧，于腋窝部置引流管，缝合封闭创面。如果锁骨下、胸部缺损严重，而且背部皮肤也不那么松弛，不能切取宽阔的皮岛时，背阔肌皮瓣即使转移到前胸部也会有张力，甚至不能置入假体。这种时候，可先置入组织扩张器但不注满0.9%氯化钠注射液，待背阔肌皮瓣成活以后，再逐次注水使其膨胀。也可先不置入扩张器，待再造乳头时再置入组织扩张器。缝合完后腋窝部轻轻地贴上纱布，注意不要压迫营养供血的血管，并注意患侧上股的位置，置入乳房假体部位为不使其移动，可用橡皮膏外固定，注意不要过度压迫背阔肌皮瓣。

七、术后处理

1. 换药　术后第1天更换外敷料，并观察背阔肌皮瓣血运。

2. 引流　背部的负压引流量达到24小时内少于20ml时方可拔除，拔除太早有时会形成血肿。腋窝的引流一般待48~72小时，引流量较少时方可拔除。

3. 胸罩的穿戴固定　胸罩从背阔肌皮瓣存活1个月起穿戴，注意有钢丝衬的胸罩有压迫背阔肌皮瓣之虞，要免用。置入硅胶假体的病例要经常按摩以预防包膜挛缩形成。

第三节　腹直肌肌皮瓣乳房再造术

一、概述

腹直肌肌蒂皮瓣。乳房重建术，是一取材组织量大、操作方便的手术。而且对于腹壁松弛的患者可同时进行腹壁整形。由于取材组织量较多，重塑的乳房形态良好，一般不用加乳房假体。腹直肌肌皮瓣是以腹壁上动、静脉为蒂，该动静脉相吻合经过肌皮支进入下腹壁的皮肤。腹壁上、下动脉的吻合支有少数病例不完善，特别是作乳腺癌根治术中结扎了胸廓内动脉的病例，或是术后作放疗造成胸廓内动、静脉损害的病例，不宜选择此肌皮瓣。另外，横梭形皮瓣两端的皮肤或皮下组织易发生血运障碍，处理不妥时可发生重建乳房的皮肤坏死。

二、应用解剖

腹直肌是位于腹前壁正中线两侧，上宽下窄，上起于剑突与5~7肋软骨前面，下端止于耻骨体及耻骨联合。腹直肌位于腹直肌鞘内。左右两侧腹直肌鞘在中线处形成白线。我国女性腹直肌平均长度为35.0cm，上、中、下部分的宽分别为6.0cm、5.5cm、5.3cm左右。厚度0.8~1.0cm。腹直肌腱鞘完整。腱鞘在脐下5.8cm，耻骨联合上9.6cm处形成半环线，此线以下无腱鞘。

腹直肌肌皮瓣血液供应主要来自腹壁上、下动脉。腹壁上动脉为胸廓内动脉的延续，在第7肋软骨穿出，通过腹直肌后鞘，从腹直肌后方进入腹直肌肌质内，后向下走行至脐附近与腹壁下深动脉分支吻合。该动脉起点外径1.5mm，腹壁下动脉为髂外动脉的分支，斜向上内方绕腹直肌外缘在半环线前穿出腹直肌后鞘进入腹直肌，向上走行。

该动脉起点外径为2.5～3.0mm。腹壁上、下静脉与同名动脉伴行，腹直肌由 $T_{6\sim12}$ 脊神经与 L_1 神经呈节段性分布支配。

腹壁上、下血管发出肌皮穿支。供应腹直肌表面的皮肤和皮下组织。另外，腹壁浅血管、旋髂浅血管、第一腰动脉前支皮支也提供腹直肌表面的血供。并与肌皮穿支与脐周围有丰富的吻合支。保留脐壁上、下血管之一可保证腹直肌肌皮瓣的血供。其血供范围可超越腹直肌的宽度。如保留前鞘能多保留许多小血管，可增加蒂以下供血量，从而增大切取腹直肌两侧皮瓣的范围。

三、适应证

1. 适用于乳腺癌根治术后或扩大根治术后，组织缺损量大(通常较健侧缺少8cm以上)，胸部仅留一层皮肤或胸大肌明显萎缩者，不能应用假体等其他再造方法者。

2. 无生育要求并且腹壁有足够组织量的中等肥胖妇女。

3. 有下腹部正中瘢痕的患者，蒂部对侧的血液供应受到影响，阑尾切口瘢痕不影响皮瓣血供，腹直肌横断切口瘢痕则不能行带蒂转移。因此，保留胸大肌的乳腺癌改良根治术后，除阑尾切口外，无其他腹部瘢痕的患者是单蒂TRAM皮瓣的良好适应证。乳腺癌根治术或扩大根治术后，以及有下腹部正中瘢痕的病例，应选择双蒂TRAM、垂直腹直肌肌皮瓣(VRAM)或附加血管吻合、游离移植等术式。以附加血管吻合的手术方式为首选。

四、禁忌证

1. 未生育或有生育要求的患者。

2. 消瘦、没有足够腹壁组织的患者或曾接受过腹壁脂肪抽吸术的患者。

3. 存在严重的系统疾病如严重的心脑血管疾病、高血压Ⅲ级(极高危)、病理性肥胖、胰岛素依赖型糖尿病、吸烟、自身免疫性疾病等，均可增加手术并发症。

五、肌皮瓣设计

1. 横向肌皮瓣　是以对侧或同侧腹直肌为蒂，向腹中部或下部横梭形切取腹直肌及局部的组织。因为妇女肥胖是以脐以下脂肪堆积为特点，一般以脐下横梭形皮瓣为佳。有时亦可取以脐为中心的中脐部横向肌皮瓣，这种方法是可切取足够的组织重建乳房。肌蒂岛状皮瓣中心的皮肤宽度一般与乳房切除时切除皮肤的最大宽度相适应。长度应达两侧的髂嵴内侧3cm左右，以保持供区修复后的自然。

下腹横梭形肌皮瓣设计：以两侧髂前上棘的连线为横轴线，以脐为横梭形切口的上顶点，下顶点为脐至耻骨联合上缘上xcm处，x的数值据所需皮瓣的宽度而定，其中心宽度与乳房“桃形”皮肤切口下端(最宽处)宽度相等。我们体会，一般在8～10cm即可。

2. 纵梭形肌皮瓣　纵向肌皮瓣是以对侧或同侧腹直肌为蒂，纵梭形切取腹直肌及局部的组织。一般上起自锁骨中线与肋弓的交点，下可至耻骨上缘(可根据所需肌皮瓣的大小调整)。以腹直肌中心为肌皮瓣的轴心，内侧以腹白线为界，外侧可根据所需皮瓣的大小而定，最大厚度为8cm。我们取此皮瓣中心宽度最大为8cm，修复腹壁均无困难。取此垂直瓣皮肤及皮下组织可宽于腹直肌而不影响皮瓣血运。其他方法同横梭形瓣。此种皮瓣有良好的血供，组织厚度较大。但重建手术后早期腹部有一定的不对称性。

六、麻醉

全身麻醉。

七、体位

仰卧位。

八、手术操作

1. 将乳腺肿瘤手术与乳房重建术有机地结合设计两者的切口，乳腺癌的皮肤切口以尖朝向腋窝的“桃形”为佳，即切口上端在腋前皱襞内侧，内、外侧及底线围绕着乳房的边缘。可能时尽量保留乳头乳晕。乳腺良性肿瘤或低度恶性肿瘤应取胸乳切口的皮下乳房切除术。

2. 按乳腺肿瘤手术的要求完成乳腺癌根治术、改良根治术或全乳切除术，冲洗术野，更换手术器械和敷料。

3. 切取肌皮瓣　以下腹横梭形皮瓣为例。我们常规取肿瘤对侧腹直肌为蒂。沿术前的设计，切开皮肤、皮下组织，将脐部作圆形切开并保留。蒂对侧皮瓣深达腹外斜肌腱膜深面，蒂侧腹直肌下端应在腹壁下动脉进入腹直肌鞘下方切断。妥善结扎切断腹壁下动脉。

充分游离对侧浅筋膜以上腹壁，完成岛状皮瓣的游离。然后向上解剖腹直肌蒂，并在腹直肌前鞘浅面将整个腹壁向上翻起，及在剑突下斜向患侧乳房区戳隧道，将此肌皮瓣引自胸部，以蒂侧在下将蒂对侧皮瓣适当去表皮化并将其顶点部分脂肪切除，塑形重建乳房。乳头乳晕如缺失，可同时行乳头乳晕重建，亦可Ⅰ期重建。

4. 供区的修复　将脐周切开使其连于腹壁，下拉腹壁后在适当位置打洞引出使脐重建，在下腹供区将外侧保留的前鞘与白线加强缝合以防止术后发生腹壁疝，逐层修复腹壁。乳腺术区及腹壁术区分别置负压引流。术毕加压包扎时，在重塑乳房的四周围以纱布垫，加压应适当。

九、术后处理

1. 保持负压引流通畅，48 小时后如果引流液的量在 10～15ml/d 以下，可予拔除。

2. 术后 24～36 小时，除去加压包扎，并密切注意皮瓣血供情况。

3. 保持大便通畅，半卧床 4 天后再考虑下床活动。

十、并发症

腹直肌肌皮瓣乳房再造术后最主要的并发症是皮瓣坏死以及供区腹壁疝形成。腹直肌肌皮瓣乳房再造术后的并发症主要取决于适当的病例选择和手术者的操作方法和经验。应该充分认识到，绝大多数术后并发症是可以避免的。

1. 皮瓣坏死　处理皮瓣坏死的最佳方法是避免发生。单蒂 TRAM 皮瓣根据血供的优劣分为 4 区：Ⅰ区位于腹直肌表面，血供最好；Ⅱ区位于蒂部对侧腹直肌表面，血供次之；Ⅲ区位于腹直肌蒂的外侧，与肌肉蒂同侧，血供又次之；Ⅳ区位于蒂部对侧腹直肌的外方，肌肉蒂的对侧，与Ⅲ区对称，血供最差。临床实践证明单蒂 TRAM 所能安全携带的面积约占整个皮瓣的 60%，选择单蒂 TRAM 时，应将皮瓣的Ⅳ区和部分Ⅲ区切除。术中预计会发生皮瓣坏死时应将腹壁下血管与腋部血管吻合。TRAM 皮瓣血运障碍早期仅表现为静脉回流不畅，皮瓣瘀血，术中应显微吻合血管，如果术后第 2 天发现静脉瘀血，应再次在手术室打开切口，将腹壁下血管与腋窝部血管吻合。皮瓣坏死发生后，待坏死界限清楚，彻底清创，去除坏死组织，重新塑形。清创时应将皮瓣重新舒展，切除坏死组织，重新塑形。对坏死组织范围较大，塑形后再造乳房体积过小者，可二期皮瓣下置入乳房假体。在坏死界限不清时，应局部给予抗感染治疗，待坏死界限清楚后，再作清创。

2. 腹壁软弱和腹壁痛　腹壁软弱表现为腹壁整体膨隆，腹壁疝则因腹壁局部张力过低，腹内组织经此部位疝出。采用肌肉内分离技术，保留较多的腹直肌前鞘，鞘膜双重缝合，清醒前吸痰，及时拔除气管内插管，术后防止便秘、咳嗽等腹内压急剧增高，腹部加压包扎，以及术后 3 个月至半年穿着弹力绷带裤等措施有助于防止腹壁软弱和腹壁疝的发生。腹壁软弱和腹壁疝发生后，患者应穿着加强型弹力裤，直到二期手术矫正。方法同腹壁疝修补术。

3. 切口裂开　部位多位于受区皮瓣边缘和缝合时张力过大的供区。在设计供区皮瓣时，应考虑供区能够直接拉拢缝合为度。受区的瘢痕组织边缘应尽量切净。边缘有部分坏死时，应保留缝线，避免过早拆除，起到拉拢伤口的作用，防止创面扩大。切口裂开后伤口换药，二期愈合；较大的创面，肉芽组织长出后，创面植皮修复，也可根据情况，切除瘢痕组织，新鲜创面直接缝合。

4. 皮瓣下积液　可穿刺抽吸或局部引流。

5. 再造乳房形态不良　主要是皮瓣塑形方法不当造成，可二期针对不同的畸形，适当调整。

第四节　横位胸腹移位皮瓣乳房再造术

一、概述

背阔肌肌皮瓣与腹直肌肌皮瓣手术的创伤较大，均需在远离乳腺癌的术区另作切取组织的手术，一些患者不能忍受此类手术或不愿接受这种“拆了东墙补西墙”的手术。横位胸腹易位皮瓣无论在一期乳房重建或二期重建。均有患者较易接受的独特优点。但有取材量受限和重塑乳房形状较难尽意的不足，多需与假体植入联合应用，尤适用于乳腺癌手术曾行游离皮片植皮、乳腺癌术后曾行放射治疗的二期乳房重建术。

二、适应证

1. 乳腺癌根治术后经术后放疗，或局部缺损过大行皮片移植，或局部术后存在较大瘢痕组织。

2. 因患者年老体弱，或存在严重器质性病变不能耐受背阔肌肌皮瓣与腹直肌肌皮瓣手术者。

三、皮瓣设计

横位胸腹易位皮瓣的供区位于胸下部及上腹壁，蒂部包含胸廓内动脉与腹壁上动脉分支，皮瓣面积可达 10cm×14cm，长度如不超出腋中线时，可以进行 90°的即时转移至乳房缺损区。尤其适用于乳房切除术后呈纵向方向瘢痕创面的修复。

四、麻醉

连续硬膜外麻醉。

五、体位

取患侧在上的侧卧位。术区消毒铺巾后，患侧上肢用无菌巾包扎，便于术中移动。

六、手术步骤

按术前画线切取皮瓣，切开皮肤、皮下组织、浅筋膜层，显露深筋膜层，于深筋膜浅层游离皮瓣并向内上方向旋转，填补受区缺损。供区皮肤直接拉拢缝合。术后 4～6 周，行硅凝胶假体置入术，依据健侧乳房大小选择合适假体，以后再行三期乳头乳晕再造术。

七、术后处理

同背阔肌肌皮瓣乳房再造术后。

第五节　健侧乳房皮肤组织复合瓣乳房再造术

一、概述

Pontes 等、国防科工委美容外科医院均报告利用健侧肥大的乳房皮肤组织瓣重建对侧乳房的手术，一期完成，术后外形及乳房感觉均较满意。该法重建乳房后胸部的丰满度明显下降，对中小型乳房者均不适之。

二、适应证

1. 各种原因导致的一侧乳房缺失，健侧乳房较大且无病变者。
2. 由各种原因导致不宜采用其他方法行乳房再造者。

三、皮瓣设计

通过乳头将健侧乳房对半分开，保留内侧蒂部上方胸廓内动脉发出的乳腺穿支，将健侧肥大乳房内侧半设计为供区，剩余乳房向内旋转重塑，组织蒂位于乳房上部，通过胸骨区皮下将复合组织瓣转移至受侧，也向内旋转重塑乳房，切口设计的 A、B 点视体型与原乳房的高度而定。

四、麻醉

连续硬膜外麻醉或全身麻醉。

五、体位

仰卧位。

六、手术步骤

1. 将健侧乳房的内侧作为供区，胸廓内动脉发出的乳房穿支为供应血管。

2. 沿设计线切开健侧乳房皮肤、皮下组织及腺体组织直达胸大肌筋膜，再切开乳房内下缘设计线。将乳腺皮肤组织瓣自下向上分离，至第2、第3肋间水平，即形成可向患侧旋转的皮肤组织瓣。

3. 切除患侧胸部瘢痕，于皮下游离皮瓣，将转移过来的健侧乳腺皮肤组织瓣置于缺损处，乳腺腺体组织与缺损区游离边缘胸大肌缝合固定，去除多余健侧转移组织瓣皮肤后与缺损区皮瓣缝合。将健侧剩余的乳房下部分离后向内上旋转，于胸大肌筋膜上固定，形成健侧新的乳房。

4. 确定两侧乳房组织均已成活后，二期调整乳房位置及形态，使两侧乳房对称。

5. 三期调整两侧乳头乳晕位置使之对称。

七、术后处理

同背阔肌肌皮瓣乳房再造术后。

第六节　臀大肌肌皮瓣乳房再造术

一、概述

臀大肌肌皮瓣乳房再造有两种方法：一是以臀上血管为蒂，携带部分上部臀大肌肌肉和脂肪皮肤组织游离移植进行乳房再造；二是以臀下血管为蒂携带下部臀大肌部分肌肉和脂肪皮肤组织游离移植进行乳房再造。该复合组织瓣组织量大，不需要乳房假体，供区瘢痕较腹直肌肌皮瓣和背阔肌肌皮瓣隐蔽，是一种切实可行的乳房再造方法。但可能是由于术中变换体位等原因，不如TRAM和背阔肌肌皮瓣应用广泛。

二、相关解剖

1. 臀上动脉起源与走行　臀上动脉起源于髂内动脉，其主干经梨状肌上缘穿臀中肌走行于臀大肌内，沿途发出肌皮穿支支配相应区域的皮肤。臀上动脉起始处的外径为2.30±0.02mm，臀上动脉常有两条伴行静脉，外径分别为2.00±0.03mm及2.20±0.02mm。

2. 臀下动脉起源与走行　臀下动脉起源于髂内动脉，其主干经梨状肌下缘穿臀中肌走行于臀大肌内，沿途发出肌皮穿支支配相应区域的皮肤。臀下动脉起始处的外径平均为2.20±0.02mm，臀下动脉常有两条伴行静脉，外径分别为1.80±0.03mm及2.00±0.03mm。

3. 皮肤的穿支血管分布情况　臀大肌区域可见多条穿支血管，单侧穿支血管数量为 10～15 支，长度 3～8cm，其外径为 1～1.5mm。较大的穿支血管集中在坐骨旁及臀大肌中央部分，有时可见两条穿支是在肌肉内或肌肉深部汇合在一起，这些穿支血管穿过臀大肌及筋膜直接供应相应部位皮肤，并在真皮下互相吻合成网。

4. 穿支血管起源　穿支血管主要起源于臀上及臀下动脉，臀上动脉的穿支主要分布于臀大肌上外侧部位。臀下动脉的穿支主要分布于臀大肌中下及外下部位。第 4 腰动脉的末端终止于臀大肌内上部位。

5. 感觉神经与穿支的关系　往往有数条来自腰神经背支的臀上皮神经越过髂嵴在髂后上嵴外侧穿出深筋膜，向臀部走行，与血管穿支密切相邻，支配臀部皮肤感觉。如用于乳房再造与皮瓣一同切取，可与受区第 4 肋间神经的侧支相吻合。

三、手术前设计

1. 臀上血管臀大肌肌皮瓣乳房再造　患者取站立位，标画出两侧乳房下皱襞和胸部分离范围。

2. 取同侧臀大肌肌皮瓣进行移植　用多普勒血流探测仪测定臀上血管走行，以臀上血管走行为轴心标画出上部臀大肌肌皮瓣。肌皮瓣呈梭形，髂后上棘与股骨大转子尖的连线为皮瓣轴心线，线中上 1/3 处为臀上动脉出梨状肌上缘处。根据需要画出皮瓣大小范围。一般长 24～25cm，宽约 8cm。

四、麻醉

采用全身麻醉。

五、手术操作

1. 臀上血管臀大肌肌皮瓣乳房再造

(1)麻醉后，让患者取侧卧位，按手术前设计切除胸部瘢痕，游离皮瓣。受区用于吻合的血管有胸廓内血管、胸肩峰血管和其他腋血管的分支，以胸廓内动、静脉最为常用。胸廓内血管离胸骨旁线约 1cm，紧贴肋软骨膜。臀上血管臀大肌肌皮瓣乳房再造显露血管时应先用骨膜剥离器剥开第 5 肋软骨前面的肋软骨，用咬骨钳咬去肋软骨，然后用小剪刀剪开后面的肋软骨膜，显露胸廓内动静脉，胸廓内静脉较细，不宜做血管吻合时，应取下肢隐静脉移植到腋静脉，或取上肢头静脉移位与皮瓣血管吻合。

(2)患者取侧卧位，患侧向上。先切开皮瓣上缘和外侧缘，于臀大肌外侧股骨大转子上方，钝性分开臀大肌，在臀大肌和臀中肌之间向骶骨方向钝性分离。在臀大肌和臀中肌间隙能见到 2～4 支臀上动脉浅支血管走行于肌肉深面。小心分离臀上动脉浅支血管蒂部，尽量保留臀下神经束的神经分支，然后全部切开皮肤游离肌皮瓣，通常有一条动脉，两条静脉。切取肌皮瓣，缝合供区，调整体位平卧，将皮瓣转移到胸部受区，在显微镜下分别将臀上动脉、静脉浅支与胸廓内动静脉吻合。皮瓣塑形，去除多余的表皮。

2. 臀下血管臀大肌肌皮瓣乳房再造

(1)臀大肌肌皮瓣范围：皮瓣下缘位于臀沟处，上缘位于臀大肌表面，皮瓣宽约 10cm，呈纺锤形或新月形，皮瓣下缘长于上缘，以便供区缝合时瘢痕呈弧形与臀沟一致。

(2)患者俯卧位切开皮瓣下缘，切取部分臀大肌，防止臀大肌切取过多引起功能障碍，由远及近分离皮瓣，注意防止损伤坐骨神经。皮瓣切取后，供区拉拢缝合，调整体位于仰卧，重新消毒铺巾。将肌皮瓣移植到胸部受区，在显微镜下吻合动静脉。受区血管可以选择胸肩峰血管、胸背血管和胸廓内血管，必要时上肢头静脉移位到胸部与皮瓣静脉吻合。

六、手术后处理

1. 密切观察皮瓣血运　发生血运障碍时及时处理。处理方法同一般显微外科手术，必要时清除吻合口血栓，重新吻合。

2. 手术后取平卧位，压迫臀部供区。7 天后可自由活动。

3. 手术后 2 ~ 3 天拔除引流管，手术后 5 天可采用坐位。

七、手术后并发症的防治

1. 血管并发症，包括静脉吻合口血栓形成、静脉瘀血及动脉缺血。
2. 全部皮瓣坏死。
3. 部分皮瓣坏死。
4. 深静脉血栓形成。
5. 乳房处皮瓣部分裂开。
6. 脂肪液化。
7. 臀部活动障碍。

主要见于手术后早期，经功能锻炼后，大多会消失。

第七节　乳房再造术并发症及其处理

乳房再造术后常见的并发症有：皮瓣、肌皮瓣的坏死，血肿或血清肿，局部感染，术后两侧乳房不对称，腹壁疝及瘢痕增生等。

一、皮瓣或肌皮瓣坏死

皮瓣或肌皮瓣坏死主要原因是皮瓣切取范围较大，超出了供血范围，造成皮瓣缺血坏死。也见于手术操作时损伤血管或因少数血管解剖位置异常而误伤引起。

1. 血运障碍的临床表现　轻度血运障碍时皮瓣呈紫红色，重者伴有水疱，更为严重时呈紫黑色，位置多在皮瓣或肌皮瓣远端或边缘，一般于术后 2 ~ 3 天出现，渐加重并范围扩大，5 ~ 6 天后稳定。皮瓣颜色呈紫红色或伴有水疱者可渐恢复正常，表皮在 14 天后干燥结痂后可自愈。皮瓣呈紫黑色者最后多形成皮瓣坏死，坏死部分逐渐分离脱落，导致手术不同程度失败。

2. 血运障碍的处理与预防

(1) 严格掌握皮瓣或肌皮瓣的设计，慎重考虑皮瓣的比例、范围。

(2) 手术操作过程中，严格无菌观念，遵循无创技术原则，避免损伤供区血管，彻底止血。

（3）转移皮瓣、肌皮瓣时注意防止扭曲及过度牵张。在设计与术中应使皮瓣长度足够，不致牵张，而在转移皮瓣或肌皮瓣时切不可粗心大意而致使扭曲，应使其位置自然顺应。

（4）术后敷料包扎确实，引流通畅。

二、皮瓣或肌皮瓣下血肿或血清肿

乳房再造术后出现皮瓣或肌皮瓣下血肿、血清肿并发症的发生率为2%。其主要原因为术中止血不彻底或患者凝血机制较差，血管结扎线松脱，术后引流不通畅，敷料包扎过松或移动等。

1. 临床表现　一般于术后4～5天皮瓣的皮肤可呈浅黄色，多在血肿较小时出现。如血肿较大，则血肿部位局部有胀痛、压痛，伴低热，术后吸收热时间可延长5～6天。浅表血肿皮肤可呈棕色，触之有波动感及压痛。

2. 处理与预防　对已发生的皮瓣或肌皮瓣下血肿或积血需及时进行处理。血肿明显时，应拆除缝线，彻底清除血凝块，冲洗后重新缝合，局部放置引流，加压包扎固定。切忌反复用粗针头穿刺，以防止继发感染，增加患者痛苦。如为表浅积血，也可拆除血肿附近皮肤缝线1～2针，将积血放出并放置引流。此种类型的积血与血肿一般无须再次手术止血。

预防皮瓣或肌皮瓣下血肿或积血，主要在手术中注意以下几个方面：①术中止血要彻底，较大出血点应予结扎或缝线，小的出血点应予电凝止血；②在应用皮瓣或肌皮瓣再造乳房的最低位切口缝线处应放置胶管引流，术后引流可采用负压持续吸引或用注射器间断抽吸，48小时后将引流管拔除。引流管质地不应过软，包括敷料松紧度要适度，以保证引流通畅。

三、腹壁疝

应用腹直肌肌皮瓣再造乳房时，腹壁修复不佳，可能出现腹壁疝。表现为供区腹壁渐凸起，形成腹壁疝囊。因此，加强下腹壁的修复，减低术后腹壁张力是防止术后发生腹壁疝的有效措施。此外，腹壁切口部位的血肿和感染也是造成腹壁疝的原因。

术中腹直肌肌皮瓣切取后，将腹壁外侧联合腱与对侧腹直肌前鞘拉拢缝合以加固下腹壁尤为重要，如缝合后张力过大，可考虑加用疝修补网片以加固腹壁。

术后应用腹带加压包扎下腹部，采取屈髋、屈膝半卧位10～12天，以减轻腹部张力，有效防止腹壁疝的发生。

四、局部感染

在乳房再造过程中，感染多发生在皮瓣或肌皮瓣形成的新的再造乳房远端的缝合皮缘，常与远端血运较差或张力过大有关。临床表现为局部皮肤充血潮红，轻度肿胀，拆线后切口裂开及有渗出物。出现局部感染后应及早拆除缝线，充分引流，防止扩散。可局部应用抗生素纱条换药，创面理疗可加速伤口愈合。

预防措施应有以下几点：①重视无菌技术，严格无菌操作；②充分做好术前准备工作，如全身清洗、备皮、注意皮肤感染灶的处理等；③减少术前住院时间对防止交叉感染也有一定帮助；④应用抗生素；⑤按无创技术操作，要爱护组织，动作要轻柔，减少不必要结扎。止血要可靠，防止出现血肿，缝合时避免出现皮下“无效腔”，还应注意充分引流等。

五、其他并发症

1. 双侧乳房不对称　如设计的皮瓣或肌皮瓣组织较小，术后再造的乳房会较健侧相应较小，可二期进行硅凝胶乳房假体置入术，或将健侧乳房相应进行缩小整形术。

2. 再造乳房纤维化　多由于皮瓣或肌皮瓣下放置乳房假体后产生，再造的乳房十分坚硬，为包绕假体的纤维囊挛缩所致，可行纤维囊切开取出，更换稍小体积的假体从而避免再次出现纤维囊挛缩。

3. 切口瘢痕　再造乳房周边会呈现一圆形缝合瘢痕，如伴有瘢痕增生，应采取以下措施：①胸部加压包扎 3 ~6 个月，创面愈合后即开始加压，可控制瘢痕增生；②药物注射疗法；③局部贴用瘢痕软化贴；④放射疗法。

第八节　乳头乳晕的重建术

一、概述

目前，乳头乳晕重建的方法很多，但总的说来，所有重建的方法，均未达到满意的程度。因此，对于乳腺癌患者来说，如果患者有乳房重建的要求，如果可能，应尽量设法保留乳头乳晕。随着乳腺癌的研究进展，手术乳腺癌外科治疗多数病例可保留乳头乳晕的观点已被多数学者所接受。

乳头乳晕再造是乳房再造全过程的一部分，但有相当的一部分患者仅要求行单纯的乳房再造，而拒绝行乳头乳晕再造。乳头乳晕再造一般在乳房再造术后 6 个月进行，这时再造乳房的组织经过吸收形变等过程，形态已相对稳定。目前乳头乳晕再造最常用的方法为局部皮瓣法，该方法简单易行，但再造的乳头可随时间的推移，逐渐回缩变小甚至消失。故应用局部皮瓣法再造乳头时应使再造的乳头较健侧为大，随时间推移渐对称。乳晕再造一般采用文身着色法，可取得逼真的效果。

二、适应证

在乳腺肿瘤手术必须切除乳头乳晕时，乳头乳晕的重建可与乳房重建同时进行，如需埋植假体则应分次进行。乳头乳晕的先天性畸形或形态不完整，也是重建的手术适应证。拟重建乳头乳晕的部位血运必须正常。

三、术前准备

患者站立位或坐位，两臂自然下垂，两肩部水平。画出前正中线及健侧锁骨中点与乳头连线，以健侧乳头为参照点，以前正中线为中点，画出患侧乳头位置，并参照健侧乳晕画出患侧乳晕范围。

四、麻醉

0.5%利多卡因局部浸润麻醉。

五、体位

平卧位。

六、手术方法

1. 乳头乳晕再移植术　该手术是在行乳房切除时，将患侧乳头乳晕完整地切下，以全层植皮的方式移植到下腹等部位，待二期行乳房重建时再移植回来。此种方法仅适用于乳头乳晕确无病变的患者。尤其是乳腺癌患者，因此造成癌的种植性转移是“丢车保卒”之举，是医生的严重失误。故对乳腺癌患者，无论有多大的把握，乳头乳晕移植术还是不用为好。

2. 阴唇、阴囊皮肤移植术　女性可用小阴唇皮肤、小阴唇基部皮肤及大阴唇基部皮肤移植重建乳头乳晕；男性用阴囊外侧的皮肤移植。

手术步骤：以对侧为参照，确定重建乳头乳晕的位置及乳晕的大小，尽量取得一致。定位画线后切除重建乳晕区的皮肤，用盐水纱布覆盖创面，准备接受游离组织移植。

自阴唇切取半圆形全厚组织一块，将切取的组织块沿皱襞的间隙剖开展平，成为圆形的复合组织片。然后将其游离移植到准备好的乳房真皮床上，并于中央部做荷包缝合，以使局部的组织隆起形似乳头。局部打包，稍加压包扎。

3. 部分健侧乳头乳晕游离复合组织移植重建术　在单侧乳头乳晕缺失，而对侧乳头乳晕较大者可用此法。重建乳头乳晕的定位及组织移植床的准备同前。健侧乳头乳晕的切取可用以下两种方法。

(1)切取下(或外侧)半乳头乳晕：以乳头中心水平(或垂直)切开乳头乳晕。在乳晕的真皮下(带薄层皮下组织)，将下(或外)半部乳头乳晕游离用于对侧的重建，将上(或内)半部乳晕的两侧行皮下剥离，向下牵拉缝合。将切下的乳头乳晕同法缝合成圆形移植于乳头缺失区的真皮床上。

(2)乳头乳晕分离切取：切取健侧乳晕的外周部分，切下健侧乳头的一半，作为复合组织移植于对侧。剥离健侧外侧切缘的乳房皮肤。直接与留下的乳晕缝合，直接缝合乳头。健侧乳头乳晕复合组织移植到位后，局部缝线打包加压包扎。

此外，还有切取大腿上内侧皮肤、耳后皮肤及面颊黏膜做成乳晕，取耳垂或脚趾做成乳头，其内用耳软骨或硅橡胶假体支撑；以及用中厚皮片分次重叠移植形成乳头的方法重建乳头乳晕。这些方法重建的乳头乳晕与健侧差别较大，一般只用于双侧乳头乳晕缺失的同时重建。在烧伤所致乳头缺损的情况下，可取烧伤瘢痕皮肤进行移植重建。

七、术后处理

术后包扎应注意防止乳头受压，在敷料中央开孔，将乳头置于其中，缝线1周拆除。同时密切观察乳头血运，如出现局部颜色发白或青紫，应及时对症处理。

第九节　植入假体的乳房重建术

一、概述

植入物修复是应用乳房假体对乳房进行再造，其适应证比较严格，一般仅适合于再造乳房体积较小，局部有良好软组织覆盖，年轻，不愿意牺牲身体其他部位组织的患者。将假体植入乳房切除后的皮瓣下或者胸大肌后方。假体乳房再造的并发症一般有局部皮瓣坏死、伤口裂开、假体破裂、假体移位、感染及包膜挛缩。当然，最终的解决办法是将假体取出而改用自体组织行乳房再造。肿瘤患者的根治后乳房再造修复中，严格的适应证是手术成功的关键。我们提出的单纯假体植入的指征是：健侧乳房体积小于250ml，无明显下垂的患者。虽然患侧乳腺腺体部分缺损较大，但皮肤缺损相对较少，单纯假体植入即可取得满意效果。

乳腺癌术后乳房假体再造，可以分为即刻再造和延期再造。即刻再造时，乳房假体的容量选择应该再增加50～100ml。由于乳腺癌根治术后，皮肤较少，放入假体后张力较大，若放入较大的假体后，容易造成皮肤血运障碍。近年来，在美国，进行术后即刻乳房重建的患者，常见的术式是放置扩张器，其次是假体植入，肌肉及血管蒂的移植并不常见，只占全部的10%。

二、适应证

假体植入手术成功的关键是对适应证的掌握。主要适合于：①中等或较小体积、乳房没有明显下垂的患者；②以往未行放疗或术后不需放疗者；③患者不适合或不愿意接受如自体组织重建等复杂手术的患者。

现在，我们应用可调式双囊假体，进行乳腺癌改良根治术后即刻乳房再造。该方法主要解决了单囊假体即刻乳房再造所出现的乳房隆起不良的问题。

同时，通过对手术方式的改进，解决了部分假体植入的并发症，如假体移位，阶梯状畸形等问题。可调式双囊假体外层为硅胶假体层，内层为硅胶盐水混合物构成的可调节囊。通过可以放置于皮下的“注水泵”系统，可以向内层囊注水，以调节假体容量。

假体适合人群为体积小的乳房重建者；局部有良好的软组织覆盖者；不愿意牺牲身体其他部位自体组织的年轻患者。也适用于联合自体组织瓣成形术。

三、假体置入方法及位置

一般将假体置于乳房切除后的皮瓣下或胸大肌下。如果乳房切除后，局部组织不能提供足够的腔隙以容纳所需假体的大小，可先置入皮肤扩张器，术后定期注水，待形成足够的腔隙后再手术，将扩张器更换为乳房假体。这种方法损伤小，不在身体的其他部位留下痕迹，是目前使用最广泛的方法。

在扩张器外加用聚丙烯网，可明显保护扩张的皮肤，使其获得良好的生物力学性能。扩张器模拟法可协助选配适当体积的乳房假体以及置入位置。

四、假体对体检的影响

盐水及硅凝胶假体两者都不透X线。近几年X线技术已有明显改进，被假体隐藏的乳腺组织量，已减少到最小。仅有10% ~20%的乳腺癌，不能被X线所发现，而大多数乳腺癌是由患者或医师触诊时发现，假体实际上增加了触诊的方便性。

五、假体内填充物的选择

具有良好生物相容性、无不良反应的理想的生物材料。包括硅凝胶生物膨胀凝胶、三酰甘油（甘油三酯）、玻璃酸等，生物膨胀凝胶和三酰甘油是目前研究的热点。三酰甘油具有很好的生物相容性、抑菌性、X线透光性、黏性，物理特性于硅凝胶和生理盐水之间。

1. 注射聚丙烯酰胺水凝胶（PAHG） 其作为填充物，具有操作简单、创伤小、安全等优点。但注射后出现血肿、感染、早期炎症反应、多点注射发生结节状硬块等并发症，而且取出困难。曹孟等改变以往的多点注射法，采用一针注射法，在乳腺后间隙形成一整体的水凝胶池，经过按摩塑形后，使其基本定型，一旦出现并发症，注射材料比较容易取出，被认为是具有科学性的可行之法。另有报道，乳房假体术后如形成严重纤维包膜挛缩，用PAHG置换假体来处理，效果令人满意。

2. 乳房重建的材料有自体组织、假体或两种结合应用 虽然目前国际乳房重建的趋势是选用自体组织移植，但自体组织移植乳房重建手术时间长，创伤大，手术复杂，许多乳腺癌患者难以接受，治疗顺应性差。另外，东方人与西方人对乳房的重视程度不同。西方人把乳房缺失等同于女性性别特征的丧失，而中国女性在性别特征的维护中，则往往更看重头发与皮肤等外露部位。因此，在选择乳房重建方法时，中国女性往往选择创伤小、住院时间短、术后恢复快的假体置入乳房重建。假体置入即刻乳房重建的手术效果取决于以下3个因素：①保留皮肤的情况；②皮肤切口的位置及切口的方向；③假体的选择及放置的层次。在行保留皮肤乳腺切除时，皮瓣下至少应保留0.5cm厚的皮下脂肪，分离皮瓣时应防止深浅不一而损伤真皮下血管网，导致皮瓣坏死，影响手术效果。肿块位于乳房上极时，应纵向或斜形设计根治切口，减少皮肤纵向上的缺损，使重建乳房保持一定的垂感，防止乳房不对称。肿块位于乳房下方，应用Mentor光面假体置入重建乳房较为困难，因为肿瘤根治需切除部分皮肤，置入假体后，重建乳房的下极因皮肤缺失而隆起不够，外形不佳。此种情况可考虑应用可扩张假体，利用其扩张功能，解决软组织不足，使重建乳房呈现自然的垂感。

3. 选择假体参考因素 最重要的参考因素是假体的基底直径，另外可参考切除乳腺组织的重量来确定选用假体的大小。假体置于皮下时，重建乳房下极丰满，并呈现自然垂感，重建乳房外形较好，但假体直接置于皮下，增加了假体外露、感染、包膜挛缩的机会。因此，应尽可能使假体表面有完整的肌肉覆盖。假体置于肌层下方时，易使乳房下皱襞出现上骑（high riding）现象，因此肌层下分离应向下超越原乳房下皱襞1 ~2cm。Mentor光面假体置入法乳房重建具有简便、易行的特点，易于患者接受，适用于皮肤软组织覆盖较好、对侧乳房较小并没有明显下垂的病例。对侧乳房大（切除乳腺组织的体积超过250ml），或伴有下垂，或乳腺癌根治术后皮肤软组织缺损较多的病例，单纯置入假体很难取得满意的效果，可考虑一期放置软组织扩张器，先行软组织扩张，再行二期手术，取出扩张器，重新放置假体。

Becker可扩张乳房假体，外层25%为硅凝胶，内层75%容积可注入生理盐水，用于临时扩张，通过其扩张器功能，能解决软组织不足问题。其本身为假体，术后无须置换，最终手术效果与扩张器置入——假体置换法相同，因此它结合了假体置入法一期乳房重建和扩张器置入——假体置换重建法的优点，更易为患者接受。其容量在一定范围内可以调节，重建乳房大小易于控制，极大方便乳房重建。本组病例选用可扩张假体置入，通过术后逐渐注入生理盐水，逐步扩张假体表面皮肤、肌肉，放置一段时间后，抽出过量注入的生理盐水，使重建乳房呈现一定的下垂感，效果令人满意。

六、手术注意事项

手术需要注意的内容包括以下几点：完成乳腺癌改良根治术后，继续进行假体乳房重建。运用的是胸肌后假体植入法。首先是“假体腔”的游离。假体腔的主要特点首先是满足重建乳房容量；其次是保证假体周围肌肉覆盖的完整性，保障各方张力均等。仅游离胸大肌的外层缘，将胸大肌和胸小肌间的潜在间隙分开，从这个间隙中，从内侧间断切断胸大肌的止点，保证了胸大肌表面胸肌筋膜的完整。游离该腔隙，上达到第二肋间，下达乳房下皱襞。继续游离部分前锯肌。前锯肌游离的主要目的是扩展假体腔的容量。于胸大肌和前锯肌后，放入可调式双囊假体。将假体表面覆盖上胸大肌，并缝合胸大肌和前锯肌，形成完整的“假体腔”。根据根治术后皮肤的紧张程度，小量地进行调节囊的扩张（一般10～50ml）。

七、手术步骤

1. 假体腔的形成　①游离胸大肌外侧缘：分离胸大、小肌间“假体腔”腔隙；②从内部间断切断胸大肌止点，上到第二肋间，下达乳房下皱襞；③外侧分离部分前锯肌。

2. 于胸大肌、前锯肌后，放入可调式双囊假体。

3. 首先放置未注水假体（假体呈未充盈状态）。

4. 手术步骤　根据改良根治术后皮肤状态，将假体小量充盈（注入生理盐水10～20ml）。

5. 将注水壶放入皮下。

6. 假体表面覆盖上胸大肌，并缝合胸大肌和前锯肌，形成完整的“假体腔”。

传统根治术并不特别注意皮瓣向下游离的范围，仅仅是以乳房下皱襞为范围，为保证肿瘤清扫范围，绝大部分患者游离范围超过乳房下皱襞，破坏了其结构。在继续行假体植入时，向下游离“假体腔”时，会继续游离到乳房下皱襞下2cm，同时从外面切断胸大肌下缘及部分内侧缘。放入假体后，再重新将肌肉下缘与乳房下皱襞皮下筋膜缝合固定。传统手术的弊病，造成了严重并发症的产生。术后效果不满意。

传统的手术方法导致重建外形不美观的主要并发症包括：假体下移、假体上移、阶梯样畸形和重建乳房不对称等。这些术后外观的产生是医生和患者均不能接受的。

八、并发症

1. 假体下移和假体上移　假体下方肌肉的切断后，使得下方的肌肉力量强度大大降低，会导致假体沿胸壁下滑，出现假体下移。为了解决下移问题，国内的学者曾经提出过将剥离的腔隙下界仅达乳房下皱襞上缘，结果又出现术后由于胸大肌向上收缩、压迫，致使乳房下皱襞韧带上界与假体之间形成一潜在腔隙，造成假体上移的现象。

2. 阶梯样畸形　“乳房下皱襞”关键结构的破坏，造成的另一个严重的并发症是，术后“阶梯状畸形”的产生。即患者原本的乳房下皱襞和假体下缘不能相互重叠，而出现分层。类似“双下巴”样的形态。使得重建乳房不存在真实感。

3. 重建乳房不对称　改良根治术后皮肤紧张度过大，胸大肌肌肉不能充分拉伸。皮肤和肌肉的双重压迫使得假体不能充分隆起，重建的乳房不仅过小，而且高度不够。或者由于瘢痕原因，造成重建乳房畸形。部分严重患者穿衣修饰后，都能看出明显的不对称。术后效果很不满意。

九、并发症处理

为了彻底解决并发症的问题，我们在两个方面对手术进行了改良。其一是“肌胸罩”式假体植入法，强调了假体腔的肌肉覆盖率；其二是保留和重建乳房下皱襞，解决了乳房下皱襞结构缺失，胸大肌下缘断端重新缝合层次不清，结构不牢固的问题。

1. “肌胸罩”式假体植入法的建立，保障了假体四方张力均等，可以解决假体移位。无论是开始的“假体下移”，还是后来出现的“假体上移”，其主要原因，在于放置假体的肌肉腔系不完整的，假体四周的肌肉力量不均衡。假体上方肌肉力量大，则假体上移。假体下方薄弱，重力作用则导致假体下移。所谓的“肌胸罩”就是保证放置乳房假体的腔隙四周均有肌肉覆盖，保证腔隙的完整，四方张力均等。手术的改良在于行肿瘤根治术时，仅仅游离胸大肌外侧缘，同时尽可能地保留胸大肌内侧及下方的胸肌筋膜，经过胸大肌的下方切断胸大肌下、内侧止点。切断后，使得胸大肌断端仍与胸肌筋膜相连，形成了假体囊的内壁和下壁。也就是将乳房下皱襞韧带上界之胸大肌止点部分剥离（不超过上、下界之中线）。使得上、下、左、右四个方向均有肌肉支撑，放入假体后，再重新缝合前锯肌、胸大肌边缘，使得假体的表面重新覆盖肌肉。形成了完整的“肌胸罩”。

将前锯肌进行部分游离，使假体一部分被胸大肌覆盖，一部分被前锯肌覆盖，最后将胸大肌和前锯肌进行缝合。同时解决了假体腔容量问题和肌肉覆盖不完整问题，最终形成完整的六面“肌胸罩”。

2. 乳房下皱襞结构的保护与重建　乳房下皱襞结构是由乳房下皱襞韧带、致密结缔组织、疏松脂肪组织及真皮所组成。其中乳房下皱襞韧带是其关键组成。这条韧带是独立于乳房其他韧带的独立纤维组织实体，由腹直肌筋膜中部、腹外斜肌腱膜、外侧的前锯肌筋膜聚集而成，作用是支持乳房下皱襞结构和保持其位置相对固定。

在行肿瘤根治术时，多数外科医生习惯于在向下游离皮瓣的时候，超过乳房下皱襞2cm，使得乳房下皱襞韧带彻底地被破坏。继续行传统假体植入时，从外侧切断的胸大肌断端，因缺乏坚韧结构支撑，只能缝合于皮下疏松脂肪层，无法有效闭合假体腔。假体下方基本无支持结构，假体下移势在必行。

“阶梯状畸形”的产生，是由于假体下端和乳房下皱襞不能完全重合，肌体自身下皱襞和假体下端在表皮产生的皱褶，呈现“双下巴”样或“台阶”样。使得重建的乳房丧失了真实感，也是乳房重建失败的重要原因。

“保护乳房下皱襞结构”就是在行肿瘤根治术时，向下游离皮瓣达到乳房下皱褶中部，摒弃了向下超过下皱襞2cm的习惯性做法。在行“假体腔”游离时，将乳房下皱襞韧带上界之胸大肌止点部分剥离(不超过上、下界之中线)。减少游离范围的改良方法，使得假体下方有了肌肉、韧带等坚韧结构支撑，不仅是使“肌胸罩”保持完整的重要环节，同时完全避免了“阶梯状畸形”的产生。

部分患者肿瘤距离乳房下皱襞过近，根据安全性考虑，不能保留下皱襞结构，向下游离的范围会遵照传统做法，将范围扩大到乳房下皱襞下2cm。胸大肌下缘只能和皮下组织简单缝合，假体下方外露，假体表面不能完全被覆盖，造成“阶梯状畸形”。

为了解决这一部分患者的问题，国际上比较流行的做法是采用“脱细胞真皮基质”即所谓的“生物补片”进行下皱襞的重建。价格十分昂贵，很难为我国妇女所接受。

国内一般采用自体去表皮组织，进行下皱襞重建。自体去表皮组织，为自体组织，不存在组织相容性问题，去表皮化后，真皮层组织具有相当的强度，完全可以满足修复和对抗假体下滑力的需求。将该组织修剪成合适的大小，两端分被缝合在胸大肌下缘和原乳房下皱襞韧带上，形成新的乳房下皱襞。新的下皱襞完全和假体下缘重合，很好地解决了“阶梯状”畸形的问题，大大降低了医疗费用。其次根据我国国情，我们对该假体调节囊的使用方法稍作了改变。由于我国妇女乳房体积较小，一般 < 500ml，通常为250 ~ 320ml，根治术后皮肤相对缺损较大，皮肤张力更高。据此，我们一般选用200ml假体 + 200ml调节囊的双囊可调假体，术中仅将调节囊注入10 ~ 50ml生理盐水，在术后10 ~ 14天早期开始间断注水，每2周加注20 ~ 50ml盐水，进行缓慢扩张，达到满意效果后，再多注入50ml生理盐水，扩张过程共4 ~ 6个月。之后抽出过量注入的生理盐水，使重建乳房呈现一定的下垂感。

4 ~ 6个月后，皮肤和肌肉达到满意扩张度后，根据患者意愿可以取出注水壶、注水管及连接器。也可以终身保留该套注水装置，随时对乳房假体的体积进行调整。

取出时，一般患者坐位，于镜前观察双侧乳房的大小及是否对称后，在无菌条件下抽出部分用于过量扩张而注入的生理盐水，调整至双侧乳房对称。此时重建乳房可有轻度的下垂感。再观察3 ~ 4周，若外形满意，局麻下取出注水壶、注水管及连接器。

用可调式双囊假体，进行即刻乳房再造，扩大了假体植入乳房重建的手术适应证：①它结合了扩张器置入和假体成型，可以一次达到满意效果，避免了二次手术，更易为患者所接受；②盐水调节囊的设计，使得该假体的体积可在一定范围内调节，也就是再造乳房的大小易于控制，极大地方便了乳房再造，特别是解决了乳腺癌术后乳房皮肤缺损而造成的再造乳房过小问题；③双囊假体的外层是传统的硅胶物质，内层是凝胶和生理盐水的混合物，不仅保持了传统假体坚挺且富于弹性的优点，更由于凝胶层的存在，使得植入后的假体手感，与自身组织的相似性大大提高；④注水阀的设计使得假体的容量可以通过生理盐水的注入或抽取得到调节，初次的小量盐水注入，不仅可以缓慢扩张患侧乳房皮肤，同时还给患者对假体存在提供了适应的时间。后期当皮肤达到所需扩张的要求后，大量盐水的再次注入，使得患侧乳房可以达到和对侧乳房相当的容量。缓慢长时间对乳房假体重量的适应，使得患者肩背部肌肉及上肢活动的能力得到了锻炼和发展，避免了一次成形的患者，尤其是再造乳房容量相对较大的患者肩背部肌肉的劳损；⑤后期效果更好。经过多次的注水，达到了满意效果后，可以去除注水阀。也可以不去除注水阀，随着患者年龄的增长，对侧乳房下垂、萎缩等生理变化出现后，还可以通过注水阀进行假体容量的调节，使得双侧乳房达到比较一致的效果。

第十节　乳头内陷的矫正术

一、概述

乳头内陷是指乳头不突出于体表，而呈内陷状。发病率尚无确切的报道，大部分是由先天性原因造成，也有继发于外伤、炎症、乳房成形术者，当然也可作为乳腺癌的症状之一。

因乳头内陷而造成哺乳困难，经过妊娠、分娩之后希望治疗者较多，但作为单纯整容问题而求治的病例也在增加。

乳头内陷矫正手术方式较多，其基本要素有两点：一方面应彻底松解引起内陷的挛缩组织，包括纤维束和乳腺导管；另一方面必须重塑乳头形态。无论手术方法如何变化，第一要素基本相同，只是重塑乳头的方法不同。

二、临床分型

临床上将乳头内陷按程度不同分为 3 种类型：①Ⅰ型，乳头颈部存在，用手可以将内陷的乳头挤出；②Ⅱ型，乳头全部陷于乳晕中，可以用手挤出，乳头没有颈部；③Ⅲ型为重度内陷，乳头完全埋于乳晕下方，用手无法将乳头挤出。

三、治疗

（一）非手术治疗

对内陷轻者，用手法经常牵拉乳头，或持续负压吸吮可望得到改善，由此有人报道采用注射器管来吸吮，另外产妇经常使用的吸乳器也是实用有效的。吸出乳头后保持 15 ~ 20 分钟，每天数次，坚持进行。持续 3 个月以上无效者，则需手术治疗。

（二）手术治疗

对未婚或希望将来能哺乳的患者，考虑到术后的乳腺功能，希望选择保留乳腺管术式。事实上保留乳腺管的术式很难取得预想的成功，特别是乳腺管缩短严重的病例。对术前采用手法牵拉没什么效果的病例，必须说明有切断乳腺管的可能性。

1. 适应证

（1）中、重度的乳头内陷。

（2）乳头内陷经非手术治疗无效者。

2. 禁忌证

(1)局部有炎症或溃疡者。

(2)对手术效果有不切实际的要求者。

3. 麻醉　局部麻醉。

4. 手术方法

(1)乳晕皮肤菱形切除法

①以缝线牵引乳头，在乳头四周的乳晕内设计4个放射状分布的菱形切口。切开皮肤和皮下组织。

②在乳头下方仔细分离松解，切断过紧的平滑肌纤维和结缔组织，充分解除导致内陷的牵拉力，注意不要损伤乳腺导管。

③环绕乳头根部行皮下荷包状缝合，结扎不可太紧，以免影响乳头的血液循环。将菱形切口一一缝合。

这种方法的缺点是：术后乳头和乳晕的缝合创口在一条直线上，愈后瘢痕收缩可能影响手术效果的稳定。

(2)三角形乳晕皮肤切除法(Skoog氏法)

①在乳晕部，以乳头为中心画出直径约3cm的圆圈，于圆圈内外标出互相错开的四组等边三角形切口。

②将三角形切口内的皮肤和皮下组织切除。牵拉剥离松解乳头等步骤与乳晕皮肤菱形切除法相同。

③先将与乳头相连的4个矩形瓣互相缝合，包裹乳头使之延长突起；再将外围的四个三角形创面尽量缝合，以使圆周创缘向内推进缩小，便于与乳头根部的创缘相缝合。

此法中乳头根部的环形缝合可以起到荷包缝合的作用，且乳头乳晕的缝合不在一条直线上。

(3)星月形乳晕瓣矫正法

①用3－0尼龙线或1号丝线在乳头的上、下方缝合2针，使凹陷的乳头被牵引出乳晕表面。

②在乳晕内下象限设计星月形乳晕皮瓣(0.6～1)cm×(1.5～2)cm，其大小根据乳头凹陷程度及乳头大小而定。

③切开乳头下边缘，分离及切断乳腺管间的纤维束，纠正乳头内陷，如还不能使乳头复位，则切断部分乳腺管或大部分乳腺管。

④在乳头内下方设计(0.6～1)cm×(1.5～1)cm大小的乳腺组织旋转瓣，使其充分充填于复位的乳头下方空隙。

⑤在乳头颈做一荷包缝合，以固定旋转的乳头组织瓣，保证其充填在乳头下的空隙内，防止其疝入乳头颈下方。

⑥将星月形乳晕瓣缝合于乳头下缘的切口内，使其成为乳头颈的一部分。

(4)乳头剖开法

①用缝线或小拉钩牵引乳头，使乳头外翻，通过乳晕和乳头垂直于皮肤做一横行切口。

②牵拉乳头，在直视下切断造成乳头内陷的纤维束，这些纤维束主要是肌束，也可能是发育不全的乳腺导管。当这些纤维被全部切断后，乳头即失去回收的张力，可以保持在外翻的位置。

③切开部分乳腺组织并向外牵出。

④分层缝合切口，第一层缝在腺体组织表面，使乳头基部充实；第二层靠近乳头基底把两半的肌纤维束牵拉在一起，使乳头保持外翻；第三层合拢两半乳头，最后间断缝合表面切口。

(5)V－Y成形法

①以乳头为中心，在乳晕部作半径为3cm的圆圈，在圆圈内分别作四个互相对应的“V”形切口。

②缝线牵引乳头，经“V”形切口充分松解紧张的乳晕下平滑肌纤维。

③分别作V－Y推进式缝合。此法适合于轻度乳头内陷。

(6)Sellheim氏法

①在内陷乳头的周围做菊花状的切开。

②切除小三角形的乳晕皮肤，牵拉剥离，上提乳头。

③将与乳头相连的各瓣相互缝合，于乳头根部做皮下荷包口状缝合，于乳晕两侧各切除一块三角形皮肤，以缩小乳头根部的周径，最后缝合切口。

缺点：在乳晕两侧的乳房皮肤上会留下核形的皮肤切口。

(三)术后乳头悬吊固定法

1. 其方法是在乳头前端部分采用螺旋形钢丝、注射针和圈形枕垫、注射器的橡胶球等。如无特殊器材，可将胶布芯摞起来置于海绵垫上，再将牙签或棉签棒横架其上，把乳头牵引线吊在上面，伤口观察和消毒也很方便。悬吊要持续3～4周，解除固定后使用吸乳器对保持矫正效果也很有用。

2. 切断乳腺管术式　已生育不考虑哺乳的女性，或局部炎症反复发作，瘢痕牵拉造成严重内陷的患者，手术中主要是充填乳头游离后的无效腔。Broadbent将乳腺组织形成组织瓣来填充，Haeseker和Teimourian则采用去表皮的皮瓣法。

(四)注意事项

1. 避免术后发生感染　乳头内陷难于清洗，细菌易寄生繁殖，不少病例术前存在慢性炎症。术前必须对局部进行充分的冲洗和消毒，有炎症者要等炎症控制后才能手术。

2. 术后乳头内陷复发　矫正术使乳头凸出，但拆线时或拆线后1～2周乳头内陷重现。可能是由于乳头内陷严重，手术时在乳头下方分离不彻底，未将过紧的平滑肌纤维及结缔组织切断。对于乳头内陷复发者，可先用吸奶器负压吸引，如1周后乳头仍内陷，可考虑再次手术。再次手术的时间应在第一次手术满半年后。

3. 术后乳头坏死　多由于为了切断过紧的平滑肌纤维和结缔组织，而将供应乳头的大部分神经血管切断，或由于荷包缝合时结扎过紧引起乳头血运障碍所致。当发现乳头血运不好时，应及时将荷包放松。一旦发现乳头坏死，需待坏死组织完全清除，伤口愈合后，择期行对侧乳头组织游离移植术或小阴唇皮肤软组织游离移植术。

4. 术后乳晕变小 由于手术须将部分乳晕皮肤切除或乳晕皮肤移植延伸为乳头，使乳晕变小。术前应将手术后乳晕会变小的情况告诉患者。

5. 继发性乳头内陷 要注意分析引起继发性乳头内陷的原因，最常见的原因是乳腺癌肿的发生。

第十一节 悬吊乳房的乳房缩小术

乳房缩小整形术包括矫正乳房下垂，因此，任何一项乳房缩小整形术都可用来矫正乳房下垂，并根据具体情况作必要的调整。乳房下垂矫正手术方式有多种，根据下垂程度、乳房形态、皮肤松弛程度以及患者意愿等因素综合考虑，以选择最佳手术方式。

一、乳腺组织悬吊法

1. 适应证 适合于轻中度乳房下垂以及假性乳房下垂。

2. 手术操作

(1)标定乳头乳晕新位置。

(2)在乳头与标定位置之间做弧形切口，在乳腺组织表面向上剥离，形成皮瓣。

(3)牵开皮瓣，将下垂的乳腺组织上提用7号丝线固定于胸大肌筋膜上。

(4)向下牵引皮瓣，在标定的乳头、乳晕位置开窗。

(5)除去与皮瓣重叠部分的乳晕外的表皮及部分真皮，相当于中厚皮剥除。

(6)将乳头乳晕缝合于新定位置，皮瓣下缘与重叠区创面下缘缝合。

二、经乳晕切口乳腺组织悬吊法

1. 适应证 适应于轻度乳房下垂和假性乳房下垂。

2. 手术操作

(1)标定新乳头乳晕位置。

(2)绕原乳晕下缘和新乳晕上缘做椭圆形切口。

(3)固定乳房，切开皮肤，去除乳晕外皮肤的表皮层，在皮下潜行剥离至乳腺组织上缘及胸大肌筋膜。

(4)用7号丝线将乳腺组织缝合3~4针，固定于第2肋水平的胸大肌筋膜上。

(5)止血后，间断缝合乳晕切口，由于去除了弯月形皮肤，外围切口缘较乳晕缘长，缝合时采用对等缝合法，以避免出现不对称的皱襞。

三、乳房真皮固定法

1. 适应证 适用于中度乳房下垂。

2. 手术操作

(1)患者坐位，举臂过头，下垂乳房随之上移，当移至恰当位置呈现良好外形时，于胸前无移动皮肤上标记乳头和乳房下皱襞的相应水平位置。

(2)标出乳房中轴线，沿此线设计一菱形区域，其上端位于新乳头部位，下端位于原乳房下皱襞处，菱形的短径垂直于中轴线，位于新设计的乳房下皱襞线上。

(3)在菱形区域内乳晕之外，按中厚皮剥除表层皮肤。

(4)沿新乳晕两侧纵形垂直向下绕过乳晕做切口，稍作游离，以使乳头松动，向上推移，缝合乳晕上缘。

(5)缝合乳晕下缘后，从菱形短径一端皮肤进针，穿下部真皮后，从短径另一端皮肤出针，收紧打结，创区内真皮、脂肪、腺体等组织即向内向上翻转填充到乳房内。

(6)确定形成新的乳房下皱襞位置后，在其下方将多余的皮瓣纵向切开。

(7)新形成乳房下皱襞线下悬垂的多余皮瓣，经切除其表面的中厚皮片。

(8)皮瓣向内卷折，以真皮面相贴缝合。

四、Arie－Pitanguy 乳晕周围及纵形圆锥皮肤切除法

1. 适应证　适合于这种手术方法的患者是，当术后乳头到乳房下皱襞的距离在 8cm 以内时才进行手术。如果距离超过 8cm 以上，采用这个术式则不只是术后乳头的位置太高，还有乳腺下垂的复发。这种手术方法没有沿乳房下皱襞横行切开线，纵向切开线其术后瘢痕一般较轻，呈现肥厚性瘢痕者少。

2. 切口设计

(1)设计时患者取立位或坐位，将铁棒贴于乳房中线，用两侧的乳房将铁棒包入，再从乳晕部到乳房下皱襞分五等份画横线标记。

(2)放开两侧抓住的部分，则以乳房中线为中心出现对称的五个点，需确认两对称点和线的距离是等距离。把各点纵向连接起来就成为纵圆锥形。

(3)当这个纵圆锥形窄小的时候，其尖端在乳房下皱襞上，宽的时候则常超过下皱襞。当超过下皱襞的时候，就适合于下面的术式，即乳晕周围、纵形圆锥皮肤切除法。宜将圆锥形上部(乳晕部)的三角形改为圆形皮肤切除，其理由是当三角形宽的时候，在顶点产生的“猫耳”被延长，超过乳晕的宽度就会在乳晕外出现不必要的伤口。所以使其成为圆形则“猫耳”被纳入新的乳晕之内。

3. 手术操作

(1)首先将乳晕外圈的表皮环行切除露出真皮层，接着将乳晕下的倒三角形皮肤剥离，使脂肪层露出。

(2)乳晕外圈切口行圆周状的深层切开，在外侧剥离 5～10cm，如同时需行隆乳术时，在此处靠下三角形外侧切开深部，由胸大肌外侧进行肌肉下剥离制成穴腔。在体积小的乳房，三角形切口外侧几乎不剥离就可进行深层的皮下缝合。临时缝合时可以先把新的乳头乳晕也包埋进去，则在相当于乳晕上缘部位必定形成猫耳。接下来，在胸骨上凹向左右乳头方向和剑突下部横行各贴附一根 20cm 长的线让患者上身抬高 45°～60°把上述的 3 根线用蚊式钳之类的连在一起，形成一个等边三角形来决定新乳头的位置，使左右对称。如果决定新的左右乳头点位于包含乳头的猫耳内侧，可用乳晕测定仪以新乳头点作为中心决定新的乳晕圆周用甲紫标记好，这时比最初的 38mm 要稍小些，在乳晕测定仪的内圈决定。将新的乳晕直径变窄的理由是不让新的乳头乳晕太平坦，而稍稍呈膨隆形，以及是为了防止过度紧张造成乳晕血运障碍。

(3)乳头乳晕开窗与缝合：一般从乳晕下皱襞算起纵向 5～6cm 长缝合固定。

五、Robbins 法(乳晕周围及纵横圆锥皮肤切除)

1. 适应证　适于较严重下垂及肥大乳房，特别是乳头乳晕需要移动的距离在 8cm 以上病例，要进行乳腺组织的部分切除和广范围的皮肤切除。术式可按照适应于乳房肥大缩小术的各种方法。但在乳头乳晕下垂显著的重度乳房下垂者，因乳头乳晕移动距离较长，为了保证该部位的血供和感觉，推荐蒂在下部法。

2. 切口设计

(1)首先沿乳房中线和乳房下皱襞画线，新的乳头乳晕预定在这条纵线上。点 A 从锁骨中点算起为 19～21cm 并做记号，把这个位置预定为新的乳头乳晕位置，此点大多在距乳房下皱襞 1～2cm 的上方。

(2)决定"V"高度。从点 A 往下约 7cm 在乳房中线上定一点，示指指尖压在上面，用拇中指把内外侧皮肤包埋使之合起来。在对合点上分 4～5 处用甲紫划横线。手指抽出之后把 A 点作为顶点就成了倒 V 的顶点，以乳房中线为轴在两边对称性地画出左右长 5cm 的 V 线把它的左右终点定为 B、C 点。乳房中线与乳房下皱襞的交点定为 D，比较 C、B、D 点就能够大致想象出术后的乳房形状。B、C 点以及定位时乳房下皱襞内、外侧的终点 E、F 和乳房下皱襞连接起来的范围是皮肤切除的部位。最后以乳头为中心画一个新的乳晕周围。乳房小的时候，自乳头用 2～3cm 的半径画半周，乳房大的时候，则跟乳晕外侧会合。从 3、9 点的位置向乳房下皱襞画两条 6～7cm 宽平行的垂线下去，将这个部位作为下蒂。

3. 手术操作

(1)沿设计线上切开皮肤，先将乳晕周边部及下蒂部的皮肤仅剥离表皮。

(2)接着在其他部位的皮肤、乳腺组织一起从肌膜上切除，或乳腺量少希望形成大乳房的时候，则这一部分不切除而往上方移动，作为容量来利用。皮瓣下方在筋膜上进行剥离，要能够顺利地使两皮瓣移动。

(3)含有乳晕的下蒂瓣同时在筋膜上掀起，以乳房下皱襞为基础形成带蒂瓣。蒂的厚度最低要保持在 15mm。

六、内置式乳罩术

内置式乳罩术，即经乳晕周围双环形切口置入内置式乳罩以固定乳房的一种新型手术方式，手术效果稳定，内置式乳罩系一种高分子化学材料，具有良好组织相容性和高度稳定性。

(一)适应证

各种不同类型或不同程度的乳房下垂者。

(二)禁忌证

1. 重要脏器有器质性病变，不能耐受手术者。
2. 有凝血功能障碍者。
3. 对手术效果有不切实际要求者。
4. 精神病患者。

5. 乳腺有炎症、疼痛或有异常分泌物者。

6. 乳腺有异常肿块者。

7. 妊娠期或哺乳期者。

（三）手术操作及程序

1. 切口设计　以乳头为中心，在乳晕周围设计双环形切口，内环直径为4cm，为新乳晕的大小；外环直径较内环直径大3～5cm，外环可呈圆形或椭圆形。如乳房皮肤较多或松弛明显，可在乳房外侧设计“S”形附加切口。

2. 麻醉方法　对体积正常或稍大于正常的乳房下垂者，可选用局部浸润麻醉加静脉镇静复合麻醉；对乳房萎缩伴下垂，同时需行胸大肌下隆乳术者，以及中重度乳房肥大、乳房下垂而需要采用内置式乳罩技术者，可采用全麻或高位硬膜外麻醉。

3. 手术操作

（1）真皮环或帽的形成：沿内外环切口线切开皮肤至真皮层，除去两环间的表皮，形成真皮环或帽，保护真皮下血管网。

（2）乳房皮肤与腺体间的剥离：沿外环切开真皮、皮下组织至乳腺包膜，在包膜浅面注射肿胀液后，沿此平面向四周剥离至乳腺边缘。

（3）多余乳腺组织的切除：从真皮环或帽的内、外、上三个方向切除多余的腺体组织，使剩余腺体呈圆锥形。如腺体组织多余不太显著时，可只切除外上方呈月牙形的少量乳腺组织。在切除多余乳腺组织时，要保留乳腺后胸肌筋膜，以免损伤腺体后血管网。

（4）内置式乳罩的形成与固定：测量真皮环或帽边缘至乳腺边缘的距离，根据测量的数据将规格为15cm×15cm的聚丙烯单丝网片裁剪成相应宽度的弧形网片。将网片置于腺体表面，对合网片的两端，缝制成顶环小、基底环大、呈圆锥形的内置式乳罩，使其顶环直径与真皮环或帽的直径相当，基底环直径与欲塑形的乳腺基底相当。用1－0丝线将内置式乳罩基底周边与腺体边缘附近的胸部肌肉、肋骨膜缝合，顶环边缘与真皮环或帽的边缘缝合，将乳腺组织固定在胸壁的正常位置上。通过调整两侧内置式乳罩的顶环和基底环直径、网片宽度及缝合固定位置等，完成对乳腺组织的塑形，并使两侧对称。

（5）假体置入：如需同时植入假体，可经胸大肌外缘或者腋窝入路，将假体植入胸大肌下。在植入假体前，应将胸壁上用来固定内置式乳罩基底的缝线缝好备用，待假体植入后，再行内置式乳罩的固定，既可避免损伤假体，又便于对乳房形态进行调整。另外，也可手术后6个月进行隆乳术，选择经腋窝切口将假体植入到胸大肌下。

（6）乳房多余皮肤的切除：两侧乳房已在正常位置呈挺拔、饱满的半球形或半圆锥形。牵拉乳房表面的皮肤，确定皮肤切除量，环形切除多余的皮肤。

（7）放置负压引流管：术区创面充分止血，放置负压引流管，经腋窝小切口引出。

（8）切口缝合：荷包缝合缩小外环，使之与内环直径相当。分皮下和皮肤两层完成两环形缝合。

（9）术区处理：接好负压引流管后，术区置多层敷料、胸带塑形并加压包扎。

（四）注意事项

1. 采用内置式乳罩技术时，术后要注意对乳房的塑形加压包扎，以包扎3周时间为宜，以防积液。如有积液，可用注射器抽吸后，继续加压包扎。乳晕周围因荷包缝合所产生的皮肤皱褶大多在术后 3 ~6 个月消失，同时乳房的外形及手感亦可恢复至良好状态。

2. 切除的乳腺组织与皮肤应适量，不宜过多，以免影响乳房的塑形。可先少量切除部分乳腺，用内置式乳罩将乳房包裹固定后，如发现乳腺组织确实过多，再适量切除。切除皮肤前可先荷包缝合外环，收紧乳房皮肤，根据乳晕大小，环形切除多余的皮肤。

3. 重视对术后并发症的预防及处理。术后并发症有血肿、感染、乳头乳晕坏死、皮肤坏死、两侧乳房不对称、形态异常、乳头乳晕感觉异常、切口瘢痕以及下垂复发等，其预防及处理措施与乳房缩小整形术并发症的预防及处理基本相同。

4. 如果患者乳房体积偏小，可在矫正乳房下垂的同时或半年后行隆乳术。不宜单纯依靠乳房假体隆乳术来矫正中重度乳房下垂，否则，术后乳腺与假体脱节，易形成双峰乳房。

第十三章　乳腺癌术后辅助内科治疗

第一节　辅助化疗

一、淋巴结状态与辅助化疗方案的选择

1. 淋巴结阴性　对淋巴结阴性患者，应掌握适应证，根据预后指标判断，有针对性地对有高度复发危险性的患者进行术后辅助化疗。近年研究结果表明，腋淋巴结阴性患者术后5年生存率、复发率及死亡率分别为70%～85%、25%～30%和15%～30%；10年分别为75%、40%～45%和25%～30%，即70%的病例仅用手术治疗即可治愈，术后辅助化疗仅对30%的患者可能受益。迄今提出的相关预后指标很多，比较肯定的有肿瘤大小、组织病理学、受体状态、DNA倍体或含量及癌基因扩增等。一般认为，患者年龄<35岁、肿瘤直径>2.0cm、核分级为Ⅲ级、脉管瘤栓、ER阴性、Her－2基因高表达及S期细胞比例明显增加的患者应考虑给予术后辅助化疗。

对复发风险很低的患者，应根据风险－受益分析来考虑是否用他莫昔芬(tomoxifen，TAM)治疗，包括对降低最初10年的复发率、保乳术后同侧乳腺癌复发、发生对侧乳腺癌以及内分泌治疗不良反应进行综合考虑。

2. 淋巴结阳性　淋巴结阳性的患者，即使是内分泌反应肿瘤，其复发风险仍很高，且在肿瘤内存在内分泌耐药性克隆，故一般应考虑、化疗。

无论绝经前或绝经后，化疗均能降低复发率和死亡率，但以绝经前患者更为显著。早在20世纪70年代初，Bonadonna等对淋巴结阳性患者术后随机分为CMF化疗组及对照组，10年后随访结果显示，化疗组优于对照组，无复发生存率(RFS)分别为43.4%和31.4%，总生存率(OS)分别为55.1%和41.3%，其中绝经前患者的RFS显著提高。EBCTCG的最新研究也表明，化疗不但能延长绝经前患者的生存期，而且对绝经后患者亦有效。一组包括75000例乳癌患者的10年随访资料表明，术后辅助化疗可使50岁以下患者的复发率和死亡率分别降低37%和27%；50岁以上则分别为22%和14%。目前公认，对腋淋巴结阳性的绝经前患者，辅助化疗是首选治疗手段。

二、辅助化疗的时机及持续时间

1. 辅助化疗的时机　2005年DBCG(danish breast cancer cooperative group)研究组报道了7501例乳腺癌患者在不同时间开始术后辅助化疗的结果，其中6417例接受CMF方

案的化疗，1084 例接受 CEF 方案的化疗，从术后至开始化疗的时间分为 4 组(1 ~3、4、5 和6 ~13 周)结果显示：以上 4 组术后辅助化疗开始时间早晚对预后和生存期没有明显的影响。

乳腺癌术后是否应给予辅助治疗以及用何种药物或方案治疗与淋巴结状况有关，对淋巴结阴性的患者是否化疗，应依据是否含有复发的高危因素而定。

高危因素：

(1)年轻妇女(特别是 35 岁以下)。

(2)肿块直径 >2. 0cm。

(3)病理高度恶性。

(4)组织学分级为Ⅲ级。

(5)ER 和/或 PR 阴性。

(6)HER -2 过度表达或扩增。

(7)S 期癌细胞比例显著增高。

(8)癌细胞 DNA 含量增高。

(9)异倍体癌细胞含量增高。

(10)脉管瘤栓。

(11)炎性乳腺癌。

(12)妊娠哺乳期癌。

(13)二次手术等。

2. 药物剂量　辅助化疗的疗效与应用药物的剂量有一定的关系，FASG -05(The French Adjuvant Study Group 05)对 565 例乳腺癌术后有淋巴结转移者进行不同剂量的表阿霉素的研究。随机分为两组：

(1)FEC 100(CTX 500mg/m^2, EPI 100mg/m^2, 5 -Fu 500mg/m^2)。

(2)FEC 50(CTX 500mg/m^2, EPI 50mg/m^2, 5 -Fu 500mg/m^2)。

随访 10 年结果(Bonneterre et al. JC0. 2005, Apr 20; 23: 2686 -2693), FEC 100 组和 FEC 50 组 10 年无病生存率分别为 50. 7% 和 45. 3% (P =0. 036)；10 年总生存率分别为 54. 8% 和 50. 0% (P =0. 038)。

然而,加大剂量是否会提高疗效也是有争议的,NSABPB -22 是在相同的阿霉素剂量下(A:60mg/m^2)比较不同剂量的环磷酰胺的疗效,随机分为 3 组:①AC 方案,4 周期,C:600mg/m^2;②AC 方案,2 周期,C:1200mg/m^2;③AC 方案,4 周期,C:1200mg/m^2。

随访 5 年无病生存率分别为 62%、60% 及 64%, 5 年总生存率分别为 78%、77% 及 77%。

由上述临床研究可以看出虽然化疗药物的剂量与疗效有一定的关系，但超过标准的剂量时，疗效并未有提高，相反有可能增加不良反应。

3. 剂量密度　最近几年的研究结果已经动摇了“对淋巴结阳性的乳腺癌患者，术后辅助化疗应采用每 3 周为一个周期”的观点，其依据是 CALGB 9741 的研究结果。该研究比较了剂量密集方案与常规化疗方案辅助治疗乳腺癌的结果，所用药物为阿霉素(A) 60mg/m^2，环磷酰胺(C)600mg/m^2，紫杉醇(P)175mg/m^2。随机分为：

(1)常规序贯给药组：A 每 3 周 1 次(q3w)，4 周期后→P q3w，4 周期后→C q3w，4 周期。

(2)密集序贯给药 + G - CSF 组：A q2w，4 周期后→P q2w，4 周期后→C q2w，4 周期。

(3)联合给药组：AC q3w，4 周期后→P q3w，4 周期。

(4)密集联合给药 + G - CSF 组：AC q2w，4 周期后→P q2w，4 周期。

中位随访 36 个月，入组的 2005 例患者。标准 AC 方案中加入紫杉醇时，与标准的 3 周给药方法相比，2 周剂量密集方案患者的无病生存率(DFS)与总生存率(OS)显著提高，密集化疗较常规化疗的无复发率和死亡率分别降低 26%($P=0.010$)与 31%($P=0.031$)，以上结果提示密集治疗方案显著优于常规辅助治疗方案。

4. 疗程　因术后辅助化疗主要是消灭一些亚临床的微小转移灶，所以需要一定的剂量和恰当的疗程。Bonadonna 等(2005 年)报道了中位随访 25 年的结果，对乳腺癌术后(绝经前患者)应用 CMF 方案化疗，比较 6 个疗程组与 12 个疗程组的疗效并无差别，6 个疗程组和 12 个疗程组的无复发生存率分别为 38% 和 39%；总生存率两组均为 40%。IBCSG 比较 CMF 方案 3 个疗程与 6 个疗程的 5 年生存率分别为 53% 和 58%($P=0.04$)。以上临床研究结果表明：术后辅助化疗以 6 个疗程疗效最好，延长疗程不能提高疗效相反可能会增加一些不良反应。

5. 高龄患者的辅助化疗　Du XL 等 2005 年报道了乳腺癌术后淋巴结阳性的老年妇女辅助化疗的疗效。本研究共入组 5464 例患者，均为乳腺癌术后淋巴结阳性且年龄≥65 岁患者。

研究结果：化疗组和非化疗组除了年龄和激素受体两个因素以外，其他因素对患者的生存期没有统计学差异，65～69 岁接受辅助化疗的患者死亡率明显低于对照组。

结果显示：乳腺癌术后淋巴结阳性且年龄在 65～69 岁的患者接受辅助化疗后生存率提高，而年龄≥70 岁的患者，接受辅助化疗对生存期没有改善。

三、化疗药物与方案的选择

目前普遍采用的化疗方案是含蒽环类药物的 AC(阿霉素 + 环磷酰胺)或 CAF(环磷酰胺 + 阿霉素 + 氟尿嘧啶)以及 CMF(环磷酰胺 + 甲氨蝶呤 + 氟尿嘧啶)方案，NSABPB - 15(national surgical adjuvant breast and bowel project - 15)试验发现 4 周期 AC 方案的疗效与 6 周期 CMF 方案的疗效相等。EBCTCG 对 16 组试验(14000 例)的分析表明，与 CMF 方案比较，使用蒽环类方案能使复发和死亡危险分别进一步降低 11% 与 16%，5 年和 10 年死亡率分别降低了 3.5%(80.2% vs 76.7%)与 4.6%(68% vs 63.4%)。INT 0102 对 2691 例淋巴结阴性的高危患者评价了 6 周期 CAF 与 CMF 方案的疗效，结果表明 CAF 稍优于 CMF，5 年无病生存率(DFS)和总生存率(OS)分别为 85% vs 82%($P=0.03$)与 93% vs 90%($P=0.03$)。

近年来，紫杉醇和多西紫杉醇广泛应用于乳腺癌的术后治疗研究。CALGB9344(cancer and leukemia group B 9344)试验对淋巴结阳性患者先以 AC 方案化疗 4 周期，然后分两组，一组加 4 个周期紫杉醇，另一组则不用紫杉醇。随访 18 个月时两组疗效就有显著差异，常规化疗后加用紫杉醇无病生存率从 86% 提高到 90%($P<0.01$)，总生存率

从95%提高到97%（$P<0.05$）。多因素分析复发率降低22%，死亡率降低26%。然而，随访52个月时，生存率的差异不再显著。2003年发表了最终结果，在AC方案的基础上，加用紫杉醇能使复发率和死亡率分别降低17%与18%。NSABP B－28试验对3060例淋巴结阳性患者随机分为4周期AC或4周期AC加4周期紫杉醇，中位随访34个月，预期3年生存率分别为92%与90%，两组DFS均为81%。2003年美国ASCO会议上报道了中位随访64个月的结果，加或不加紫杉醇组患者的事件数分别为400与461个，风险比为0.83（0.73～0.95，$P=0.008$）；死亡数分别为243例与255例，风险比为0.94（0.78～1.12，$P=0.46$）。

最近，欧洲协作组临床试验（ECTO）比较了早期乳腺癌手术后ADM（A）序贯CMF（A→CMF）、ADM＋TXL（紫杉醇）序贯CMF（AT→CMF）辅助化疗以及AT→CMF新辅助化疗的疗效。结果显示，与A→CMF方案相比，含有紫杉醇的AT→CMF明显提高了患者的5年无进展生存率，而术前与术后辅助化疗的效果则无显著差异。BCIRG 001（breast cancer international research group 001）比较了TAC（75/50/50mg/m^2，q3wk×6）与FAC（500/50/500mg/m^2，q3wk×6）方案辅助治疗淋巴结阳性乳腺癌的疗效。其中745例随机分入TAC组，746例分入FAC组，对受体阳性患者在化疗后口服TAM 5年，中位随访时间33个月。结果表明，TAC方案能够显著提高淋巴结1～3枚阳性患者的DFS（使风险降低32%）和OS（风险降低54%）。2003年圣安东尼奥乳腺癌会议报道了BCIRG 001试验中位随访55个月的结果，总的事件数为399个。其中，TAC和FAC组事件数分别为172与227个，TAC组患者的4年和5年DFS分别为80%与75%，而FAC方案则分别为71%与68%。TAC组患者4年和5年总生存率（OS）分别为89%与87%，FAC方案分别为85%与81%。在HER－2阳性和阴性患者，TAC和FAC的DFS风险比分别是0.61（0.42～0.90；$P=0.0118$）与0.76（0.58～0.99；$P=0.0380$）。这些结果表明，与FAC方案相比，含有多西紫杉醇TAC方案能显著提高DFS和OS，这一方案有可能成为淋巴结阳性的早期乳腺癌的最有效的辅助化疗方案之一。

目前一般认为，对ER阴性等高危患者，可以考虑在辅助治疗中使用含紫杉醇的联合化疗方案；对淋巴结转移为1～3个的患者，含TXT的方案优于不含TXT的方案。

四、剂量密度

在2003年的St. Gallen国际乳腺癌会议上，Piccart教授指出，最近的研究结果已经动摇了“对淋巴结阳性的乳腺癌患者，术后辅助化疗应采用每3周为一个周期”的观点，其依据是CALGB9741的研究结果。该研究比较了剂量密度与常规化疗辅助治疗乳腺癌的结果，所用药物为阿霉素（A）60mg/m^2，环磷酰胺（C）600mg/m^2，紫杉醇（P）175mg/m^2。随机分为：①序贯给药组：A每3周1次（q3wk）→P q3wk→C q3wk（共33周）；②序贯给药＋G－CSF：A q2wk→P q2wk→C q2wk（共22周）；③同时给药组：AC q3wk→P q3wk（共21周）；④同时给药＋G－CSF组：AC q2wk→P q2wk（共14周）。中位随访36个月，入组的2005例中已有315例复发或死亡。在标准AC方案中加入紫杉醇时，与标准的3周给药方法相比，2周剂量密度方案患者的无病生存率（DFS）（危险比＝0.74，$P=0.0072$）与总生存率（OS）（危险比＝0.69，$P=0.014$）显著提高，4年DFS和OS分别为75% vs 82% vs 90% vs 92%，复发率和死亡率分别降低26%（$P=0.010$）与31%（$P=$

0.013)，而每3周同时给药与序贯给药方案患者的DFS和OS无显著差异。以上结果提示剂量密度方案显著优于常规辅助治疗方案。

五、高剂量化疗联合骨髓或干细胞移植

20世纪90年代后期，相继展开高剂量化疗加干细胞移植作为术后高危患者的辅助治疗。1999年Peters报道了874例淋巴结转移≥10个高危乳腺癌患者的研究，所有患者先经CAF方案联合化疗，然后随机接受高剂量化疗加干细胞移植或中剂量化疗加G-CSF支持。5年无复发生存率分别为61%和60%；总生存率分别为70%和72%，均无显著性差别。美国MD Anderson肿瘤中心也报道了78例腋淋巴结转移≥10个高危患者或腋淋巴结阳性≥4个的局部晚期患者，行8个周期CAF方案联合化疗后随机分为高剂量化疗加干细胞移植组或观察组，中位随访6年，发现两组无复发生存和总生存均无显著性差异。最近一期的JCO上，MD Anderson肿瘤中心报道了他们的长期随访结果，表明高剂量化疗仍未显示能够提高患者的长期生存率。另有一些学者的资料则显示高剂量化疗可能有助于提高高危乳腺癌患者的生存率。由于多数研究为阴性结果，因此不建议在临床试验范围外常规使用高剂量化疗联合干细胞移植治疗乳腺癌。

第二节　辅助内分泌治疗

TAM是辅助治疗应用最为广泛的内分泌药物。第一个证实TAM辅助治疗能提高患者生存率的试验由NATO(nolvadex adjuvant trial organization，NATO)于1983年发表。1100余例淋巴结阳性或阴性患者在术后随机分为观察组及TAM治疗组(每天20mg，共2年)，中位随访66个月。结果表明，与对照组相比，TAM能使复发率和死亡率分别降低36%与29%。

EBCTCG于1998年发表了55组共37000例随机临床试验的基本分析结果。口服TAM 5年能显著提高患者的10年无病生存率(DFS)和总生存率(OS)。对淋巴结阳性和阴性患者，能使绝对复发率和死亡率分别降低15.2%与10.9%以及14.9%与5.6%($P<0.000\ 01$)，并能使对侧乳腺癌发生风险降低一半。口服TAM 2年的疗效优于1年，5年优于2年。

NSABP-14试验进一步证实了口服TAM能提高ER阳性、淋巴结阴性患者的疗效，治疗组和对照组患者的4年DFS分别为83%与77%($P<0.000\ 01$)，而NATO试验则表明TAM能提高淋巴结阳性患者的DFS和OS。

关于TAM的给药时间，EBCTCG已经证实5年的效果明显优于1年和2年，但是否5年以上更好呢？在NSABP-14试验中，对无病生存5年的淋巴结阴性、ER阳性患者，再随机分为继续使用TAM或安慰剂5年。结果显示，继续口服TAM并未增加疗效。然而，尚缺乏淋巴结阳性患者使用TAM 5年以上的临床试验结果，但目前一般认为TAM的最佳给药时间是连用5年。

化疗与 TAM 是序贯抑或同时给药为佳？过去，国内外医生对此意见不一。Albain 代表西南肿瘤协作组（SWOG）报道了美国一组乳腺癌大规模Ⅲ期前瞻性随机临床试验结果（breast cancer intergroup trial 0100）。该研究结果表明，序贯性而不是同时给予 CAP（环磷酰胺、阿霉素和氟尿嘧啶）加 TAM 治疗能显著提高乳腺癌患者的 DFS。该试验入组 1477 例：①361 例随机分入单用 TAM 组；②550 例分入 CAF + TAM 同时给药组；③566 例分入 CAF 化疗后再给 TAM 组（序贯组）。结果表明，序贯、同时、单用 TAM 组患者 8 年 DFS 分别为 67%、62% 与 55%，OS 分别为 73%、71% 与 67%。

虽然一些临床试验提示，对绝经前激素受体阳性的高危复发病例，卵巢切除能提高生存率，但由于手术的不良反应以及对患者心理的影响，国外越来越多的患者选用药物性卵巢去势。常用的药物是脑垂体黄体生成素释放激素（LHRH）类似物戈舍瑞林，相对于手术和化疗而言，其疗效较好且毒性较低。

IBCSG（international breast cancer study group）试验结果提示对绝经前或围绝经期患者，如果淋巴结阴性，特别是 ER 阴性或弱阳性时，化疗的疗效较好。相反，如果淋巴结阴性，ER 阳性时，戈舍瑞林与加或不加化疗的疗效相似。

关于戈舍瑞林辅助临床试验，迄今有 ZEBRA（zoladex early breast cancer researchassociation）等 5 组，结果显示：①对 ER 阳性患者，戈舍瑞林与 CMF 方案的疗效（DFS）相似；②戈舍瑞林加 TAM 的疗效优于单用 CMF 方案；③CAF 加戈舍瑞林加 TAM 的疗效优于 CAP 加戈舍瑞林；④CAF 与 CAF 加戈舍瑞林相比，趋势显示后者更有效，但无统计学差异（$P = 0.06$）。

TAM 一直是乳腺癌术后辅助内分泌治疗的主要药物。近年来，新一代芳香化酶抑制剂如阿那曲唑、来曲唑等进入临床试验，试验结果对 TAM 的地位提出了挑战。ATAC（arimidex，tamoxifen alone or in combination）试验（共 9366 例）比较了阿那曲唑与 TAM 用于乳腺癌辅助治疗的疗效。在中位随访 3 年时，两组患者的 DFS 分别为 89.4% 与 87.4%；2003 年的 San Gallen 国际乳腺癌会议上报道了中位随访 47 个月的结果，DFS 分别为 86.9% 与 84.5%。绝对差异从第一次分析时的 2% 增加到第二次分析时的 2.4%，其中受体阳性患者的差异为 2.9%（89.0% vs 86.1%）。中位随访 68 个月，与 TAM 相比，阿那曲唑可明显延长无病生存（阿那曲唑组事件数 575 个，TAM 组 651 个，$P = 0.01$）和复发时间（402 vs 498，$P = 0.05$），而且显著减少了远处转移（324 vs 375，$P = 0.04$）和对侧乳腺癌的发生（35 vs 59，$P = 0.01$）。

意大利学者对 448 例乳腺癌患者在口服 TAM 2 ~ 3 年后，随机分为两组，一组继续用 TAM 至 5 年，另一组则改服阿那曲唑 2 ~ 3 年。中位随访 3 年，两组临床事件数（局部复发、远处转移、第二原发癌以及各种原因引起的死亡）分别为 45 个与 17 个（$P < 0.0002$），提示序贯使用 TAM 和阿那曲唑的疗效优于单用 TAM。

M17 是一组多个国家参加的随机双盲安慰剂对照临床试验。5187 例绝经后早期乳腺癌术后患者，先口服 TAM 5 年，然后随机分为两组，一组患者改服来曲唑，另一组患者服用安慰剂。中位随访时间 2.4 年，结果显示，两组乳腺癌事件数（局部区域复发、远处转移与新发乳腺癌）分别为 75 例与 132 例，4 年无病生存率分别为 93% 与 87%（$P = 0.000\,077$）。这一结果表明，在给予标准 TAM 治疗 5 年后，再用来曲唑 5 年能进一步提高疗效。

国际乳腺组(BIG)1－98试验是关于来曲唑作为绝经后早期乳腺癌辅助治疗与TAM单药或序贯用药对比的Ⅲ期临床试验，入组患者8028例，随机分为4组：A组TAM；B组来曲唑；C组TAM 2年序贯来曲唑3年；0组来曲唑2年序贯TAM 3年。经过26个月的中位随访，无病生存事件风险来曲唑组比TAM组降低19%。当统计中去除非癌死亡时，其结果更加显著(21%)。

依西美坦的结构与天然雄烯二酮相似，是一种不可逆的芳香化酶抑制剂。最近一期的《新英格兰医学杂志》上发表了IES 031的研究结果。与TAM 5年标准治疗相比，在TAM治疗2～3年后改用依西美坦治疗可显著提高绝经后乳腺癌患者的无瘤生存率。IES随机、双盲的对照试验共纳入4742例绝经后受体阳性的乳腺癌患者，在手术后先用TAM 2～3年(每天口服20mg)，然后随机分为两组，一组(2362例)改用依西美坦治疗(每天口服25mg)，另一组(2380例)继续接受TAM治疗2～3年。主要研究终点为无瘤生存期。中位随访30.6个月后，结果显示，依西美坦和TAM组事件数(局部复发或远处转移、对侧乳腺癌或死亡)分别为183与266。与TAM组相比，依西美坦组未经校正的风险比为0.68($P<0.001$)，表明在随机分组后3年时，患者的乳腺癌复发风险下降了32%。两组无瘤生存率分别为91.5%与86.8%，表明依西美坦组患者绝对受益增加了4.7%；以无乳腺癌生存进行分析，显示两组的风险比为0.63(95% CI：0.51～0.77，$P=0.00001$)；此外，依西美坦组无远处转移的生存率也高于TAM(风险比0.66，$P=0.0004$)。共有199例患者死亡，其中依西美坦组93例，TAM组106例。两组之间在总生存率上没有显著差异。依西美坦组的严重毒性反应罕见。依西美坦和TAM组分别有9例与29例发生对侧乳腺癌($P=0.04$)。本研究随访时间较短，有待进一步随访观察以确定依西美坦的最终疗效。

上述结果对受体阳性的绝经后乳腺癌术后用TAM 5年的标准疗法提出了挑战，提示芳香化酶抑制剂可成为乳腺癌辅助治疗的有效药物。

第三节　Her－2阳性患者的辅助治疗

Her－2过度表达见于20%～30%乳腺癌，Her－2阳性提示对CMF方案和TAM耐药，患者预后差。对该组患者，应考虑使用含蒽环类药的联合方案化疗。

针对不同的患者，开展“个体化”治疗，是目前临床研究的热点。有关曲妥珠单抗作为辅助化疗的一系列试验正在进行，研究对象均为术后Her－2高表达患者，包括4项大型随机多中心临床试验，分别为：AC化疗3个月后，曲妥珠单抗联合紫杉醇治疗(NSABP/US小组)；AC－T化疗6个月后，曲妥珠单抗单药治疗(US小组)；在卡铂与紫杉类联合化疗前，用曲妥珠单抗单药治疗(BCIRG)；标准化疗3个月以上后，曲妥珠单抗单药治疗(HERA试验)。以上多中心临床试验总病例数超过12000例，初步结果提示对 Her - 2 乳腺癌患者，加用曲妥珠单抗能够提高 DFS，但对部分患者也增加了心脏毒性。对其远期疗效尚待进一步随访观察。

辅助化疗和内分泌治疗的应用大大提高了乳腺癌的治疗效果。相信随着对乳腺癌研究的深入，新药的不断问世，新的治疗手段的合理应用，将会使更多的患者受益，从而提高乳腺癌患者的治愈率。

第十四章　乳腺癌手术并发症及处理

第一节　术后出血

乳腺手术虽为体表手术，但乳腺癌根治术等手术范围及创伤较大，其术后如果处理不当或患者本身因素仍可出现多种并发症。乳腺手术后出血是常见的并发症之一，多与术中处理欠妥有关。

一、乳腺局部切除术后出血

乳腺良性肿瘤切除、乳腺癌肿瘤切除术、区段切除术、象限切除术等术后出血多是由于术中止血不彻底所致。

1. 临床表现　术后手术部位肿胀，继而有鲜血自切口或引流管溢出，数小时后切口及周围皮肤出现暗紫色。切口内有大量血液积存需及时处理。否则易合并感染。

2. 预防　乳腺部分切除术所致的出血可使全乳房肿胀，多继发感染，继而导致乳房外形的改变，这对于年轻患者来说是很难接受的。同时对于一个外科医生来说，乳腺部分切除术后出血是不应该发生的。因此医生必须加强责任心，积极地预防其发生。首先，术中严密止血，不得有活动性出血；其次，切口应逐层缝合，不留无效腔，必要时术后可用绷带对切口部位加压包扎；最后，对于凝血功能不正常者应做适当处理。

3. 处理　术后数小时内的活动性出血者，应立即打开切口做彻底止血，重新缝合。对于渗血引起者，应清除积血，置放引流管或引流条并重新缝合。对于凝血功能不好引起渗血者，可局部或全身使用止血药物。凡有积血者应适当应用抗生素防治感染。

二、单纯乳房切除或根治术后出血

1. 原因

(1)术中止血不彻底。

(2)术后因剧烈咳嗽或体位变化等，使术中结扎的线结脱落或电凝过的出血点重新出血。

(3)因凝血机制不良等因素导致创面大面积渗血。

2. 临床表现　术后自切口及引流管中出大量鲜血，皮瓣被血液浮起，皮肤肿胀，有瘀血表现。时间久的可因血块液化引起术区积液，合并感染。大量出血者可有血容量不足的表现。

3. 处理　乳房切除术后出血量少、皮下积血较少且引流管通畅时，可对术区做适当的加压包扎，一般出血会自行停止。如有不能控制的活动性出血或皮瓣内有大量凝血块时，应立即再次手术，拆开切口，清除术野内的积血和凝血块，生理盐水反复冲洗创腔，找到出血点进行电凝或结扎。有时出血的血管断端回缩入肌肉内，结扎比较困难，可进行缝扎止血。如因出血所致血容量不足，可给予补充胶体和晶体，严重的可适当给予输血。

第二节　术后积液

一、概述

皮下积液是指术后术区皮瓣与胸壁或腋腔间有液体积存，是乳腺肿瘤手术后常见的并发症，尤其是乳腺癌根治术后。

二、原因

1. 术区引流不通畅，术区内正常的渗出液不能及时引出而积存在创腔。

2. 术区创面有出血，初期血液凝固形成血凝块，不能引流出。随后血凝块液化形成积液。

3. 伴发感染，炎性渗出液不能及时引流出也可形成积液。

4. 较大的淋巴管损伤而形成淋巴瘘，如存在引流管引流不畅可造成积液。引流管过早拔除。患者老年或患有糖尿病等全身性疾病，延迟创腔愈合。

三、临床表现

术区内局部的积液表现为积液部位肿胀，压迫时有囊性感。有血性积液时局部呈青紫色，若合并感染者局部可出现红肿热痛。积液范围较大时，可使大面积的皮瓣浮起，如处理不及时或不合理，浮起的皮瓣可发生红肿或缺血性改变，腋窝积液较多时，可合并患侧上肢水肿。

四、处理

皮下积液的处理应根据积液的部位、量的多少、积液的面积及性质有不同的处理。

1. 引流管未拔除时出现的局部积液，一般常因引流管置放位置不当或引流不通畅引起。如果积液区接近引流管，且引流管通畅时，可自皮肤表面推移挤压调整引流管的位置和方向，使积液区与引流管相通。此类情况，一般妥善处理后积液可消除。如果积液量较大且引流管不通畅时，可拔除原引流管，另取积液低位重新置放引流管。再次置放引流管放置时间一般需要根据皮瓣愈合情况来定，一般需要 7 ~ 14 天。

2. 引流管拔除后出现的小面积积液，一般指积液区 <3cm。如果位于腋窝之外的积液，可用无菌注射器将液体完全抽出，使皮瓣与胸壁贴合，然后局部加压包扎。一般抽

吸1～3次后积液消失。如果皮瓣已经完全存活、积液面积较小时可不予处理，待其自然吸收。

如果积液直径3～5cm者，可采用切开引流术。于积液区下缘或外缘切口，自切口置放橡皮引流条至积液区，待皮瓣与胸壁粘连紧密时可拔除条。临床发现，引流切口不建议取原切口，尤其积液区与腋窝相通时，一般不建议此种方法。积液区面积超过5cm时，应重新置放负压引流。于积液区下缘切开放置引流管（多用一次性尿管、一次性胃管或一次性吸痰管为宜），外接负压引流器。一般放置时间为7～14天，拔除引流管的时间依据积液区皮瓣与胸壁的贴合情况来定。

积液面积>10cm者为大面积积液，多由于渗液较多或负压引流不通畅引起。这种情况可导致皮瓣不能与胸壁粘连，影响皮瓣血供，如处理不及时或不合理，可引起切口感染、皮瓣缺血坏死等严重后果。

在临床工作中发现，如果积液区位于腋窝处且与腋腔相通时，不论积液面积多大，一般建议重新置放引流管，外接负压引流。此类情况不宜行切开引流术。因切开处会因腋窝皮瓣张力的原因，切口不断变大，且迁延不愈。如果合并感染，可根据情况全身或局部使用抗生素。

五、预防

1. 术中注意彻底止血，减少术后渗血量、大血管出血的可能性。

2. 正确合适地放置引流管　引流管放置位置及方法是决定引流管通畅与否的重要一步，也是预防积液发生的关键。早年郑州大学第一附属医院的乳腺癌根治术后仅放置一根引流管，一般放置于背阔肌前缘，术后积液比较多，以胸骨旁及胸大肌表面较常见。现在，乳腺癌根治术后一般放置一根橡胶引流管，创腔内部分劈开成两根，其中一根放置于背阔肌前缘，上至腋窝，另一根沿皮瓣下缘放置，内至胸骨旁，引流管外接负压引流器。有少数病例仍可发生积液，一般多位于胸大肌外缘、腋顶处。多由患者术后不配合医嘱进行肩关节的制动引起。

引流管放置的时间应根据患者的情况灵活掌握，不建议一概而论。一般引流液不超过15ml/d，持续3天以上，腋窝皮瓣贴合较好时可考虑拔除引流管。如果引流液持续较多，应推迟拔管时间。如果引流液出现血性多表明有血凝块；若引流液有脓性或浑浊且伴异味多考虑感染发生；若引流液为乳糜性则应考虑为淋巴漏。

术后正确的处理可预防积液的发生，如尽量避免皮肤过度紧张或过度松弛，若皮肤过度紧张应给予植皮，手术切口设计时尽量避开腋窝；引流管的放置需注意位置，因有一根可引流腋窝方向的引流管；术后加压包扎的技巧也很重要，务必将腋窝因手术形成的凹陷进行填塞加压，使皮肤与腋窝组织紧贴，减少积液的机会；术后3～4天时换药查看皮瓣情况，如有积液或引流管不通畅应及时处理，仍可争取正常愈合拔管的时间；拔管的时间确定要综合患者的情况，若术后早期有积液史，拔管时间要比同样情况的延迟1周左右；如果患者有糖尿病、高血压等，患者体形偏胖，即使术后血糖控制好，没有积液病史，仍需根据情况延迟拔管。

第三节　保乳术后切缘阳性

随着对乳腺癌生物学特性认识的改变，以及乳腺癌早期诊断方法的改进和放、化疗方法的进步，使乳腺癌保乳手术不但可以开展，而且势在必行。乳腺癌的保乳手术没有绝对的适应证，大多根据患者的愿望、乳房的相对大小(肿块)、病灶的部位、数目、三维的范围来决定。如何保证肿瘤完整切除，又有满意的外形，而且不增加复发率和转移率，一直为国内外所关注。目前，人们均认为切缘的组织学评价对预测乳腺癌保乳手术后局部复发的危险性有重要价值，减少局部复发的根本措施之一是保证切缘阴性。国外文献报道，手术切缘阴性者术后 5 年复发率为 3% ~4%，阳性者为 12% ~20%。

目前，广泛导管内成分(EIC)是公认的分析和预测复发风险的主要指标。EIC 是病理学上的界定，术中快速病理检查对 EIC 的检出是有价值的。术中快速病理检查切缘阳性行追加扩大切除 59 例，其中术后病理诊断水平切缘阳性者为 14 例，年轻者(≤35 岁)($P=0.044$)，EIC($P=0.035$)和浸润性小叶癌($P=0.002$)有显著性差异。术前钼靶摄片对检出 EIC 也具有参考价值，顾雅佳等认为，恶性微钙化与 EIC 之间存在明显的相关性，单纯钙化、钙化伴肿块及钙化最大直径范围≥3cm 这 3 项指标对临床判断 EIC 的特异度和阳性预测值均较高。通过术前初步判定 EIC，进行合理的切除范围设定，可以进一步减少术中快速病理检查的水平切缘阳性率。如术中病理证实 EIC 阳性，最好行乳房切除术，或将原来的肿瘤区域再切除以排除多灶性肿瘤残留。在本研究中，术中快速病理诊断切缘阴性而术后病理切缘阳性病例中(假阴性)，乳头状腺管癌有增多趋势($P=0.053$)，EIC 和年轻者有显著统计学意义($P=0.003$ 和 $P=0.035$)。因此，术前通过钼靶摄片、超声、MRI 等检查正确了解癌的进展范围，尤其应积极行三维 MRI 检查诊断乳管内的进展情况及对多发肿瘤、可疑的乳腺结节行术前针吸活检等组织学诊断，对具有上述危险因素者，需慎重选择保乳手术或切除范围的设定。

有文献报道 35 岁以下的年轻病例、EIC 淋巴结阳性等为乳房内复发的危险因素。影响切缘阳性的因素即年轻(≤35 岁)、EIC、乳头腺管癌、浸润性小叶癌均为乳房局部复发的危险因素。表明切缘阳性与保乳术后乳腺癌局部复发密切相关。发现并排除影响切缘阳性的危险因素，就可以减少保乳术后局部复发率。

第四节　术后伤口感染

无菌切口感染发生率为 1.8% ~2.2%。乳腺癌术后原发感染少见，但因手术创面大，术后发生皮下积液、伤口裂开、皮瓣坏死等所致的继发感染均统计在内，因而乳腺癌手术切口感染率则大大高于无菌切口感染率。

乳腺癌切口感染原因，除与手术室飞沫、患者所带细菌及无菌操作技术不当有关外，还与手术并发症所致继发感染有关。

切口感染的预防措施有：

1. 严格遵守无菌操作。

2. 术中注意基本操作技术的运用，做好术前准备和术后处理。

3. 手术前后合理使用抗生素。

4. 增进患者抗感染的能力。

一旦切口感染，在早期感染炎症期时，应及早采取局部物理治疗和有效的抗生素治疗，使不发生脓肿；若已形成脓肿则应切开脓肿并充分引流。

第五节　术后皮瓣坏死

一、概述

乳腺癌根治术手术范围大，术后皮瓣坏死是常见的并发症之一，国外报道发生率为10% ~60%，国内报道发生率为51% ~71%。皮瓣坏死是全乳切除或乳腺癌根治术后常见的并发症。

二、原因

皮瓣的血供障碍切缘周围的皮瓣血供主要来自其与胸壁紧贴后形成的血供联系。

1. 术后早期皮下积液　根治术后皮瓣血供来自基底周围皮下血管网的血供和皮瓣与胸壁贴近后形成的新的血供联系。一般大面积游离皮瓣后，术后局部皮肤的血供除了来自真皮质毛细血管网外，还依靠皮下与其依附的胸壁之间的新生毛细血管的供应。当长时间大面积积液时，皮肤与胸壁间失去联系，而积液导致的感染等使真皮毛细血管发生水肿、栓塞或纤维化，从而引起血供的障碍，导致皮肤的坏死。此类原因是临床皮瓣坏死最常见的原因。

2. 游离皮瓣不当　乳腺癌根治术要求游离皮瓣的面积大，一般上至锁骨下，下至腹直肌上缘，内至胸骨旁，外至背阔肌前缘。游离后的皮瓣的血供只能依靠真皮层内的毛细血管网。游离皮瓣是乳腺癌根治术的重要操作，按根治术的要求，切开皮肤后剥离皮下脂肪的范围为距离切缘4 ~5cm，厚薄以真皮层完整为度，然后逐渐变厚至手术切除范围。当游离皮瓣不当，如皮瓣过薄或厚薄不均，可能导致真皮层的毛细血管网被破坏或剥离面太大影响皮瓣血供来源，从而造成皮瓣坏死。

皮瓣的合理设计很重要，皮肤切口设计合理，横切口张力小，皮下血管损伤少，皮瓣易与其下方的组织粘连，有助于防止术后皮下积血、积液、皮瓣漂浮和淋巴液渗出。

3. 皮瓣过紧　乳腺癌手术需切除过多的乳房皮肤，如因肿瘤过大而需切除过多的皮肤，可使皮瓣张力过大，从而发生血供障碍而造成切口附近的皮肤缺血坏死。

4. 不当的压迫　乳腺癌根治术皮瓣缝合后常规皮瓣外加压包扎以防止皮瓣下积液，

如果敷料填塞不实或绷带包扎过紧或过松均会引起皮瓣的血供障碍，导致皮瓣坏死。

5. 亚甲蓝注射部位　随着乳腺癌前哨淋巴结活检技术的临床广泛应用，亚甲蓝注射不当导致的皮肤坏死也比较常见。多因注射亚甲蓝操作不当所致。建议亚甲蓝应注射于乳晕周围或肿瘤表面的皮下组织内，若注射于皮内则很易引起注射部位的皮肤坏死。

6. 其他　患者有其他一些基础疾病，如糖尿病、肝肾疾病及年龄、吸烟等与皮瓣坏死有一定的关系。

三、临床表现

1. 表皮坏死　常因皮肤张力过大或压迫过度引起，多发生于切口的中部，术后24小时内可见表皮红肿、光亮；24～48小时后表皮坏死，并与真皮层分离，之间有液体渗出形成水疱。水疱间可相互融合，形成大面积的表皮下积液，如处理不当或合并感染，之后表皮层可变性坏死，暗红色逐渐变成黑色干痂，干痂脱落后可形成创面。

2. 全层皮肤坏死　多由于皮肤严重缺血所致，术后24小时缺血区呈现皮肤苍白，逐渐出现水肿或呈青紫色。3～7天后坏死区域与周围正常皮肤的界限逐渐清晰，坏死皮肤失去光泽、弹性，坏死区周围皮肤红肿。1周以后坏死区皮肤逐渐呈黑色，质地变硬，与周围皮肤分离，坏死区皮下多有脓性分泌物。

四、预防

合理的术中操作及术后处理是预防皮肤坏死的关键，应注意预防。

1. 严格掌握手术适应证　对于局部晚期乳腺癌患者，应先给予新辅助化疗，待肿块缩小后再手术，这样可以提高手术切除率，同时可以防止皮瓣坏死。

2. 合理的手术切口设计　纵切口在缝合时，由于横向的皮肤张力大，缝线打结时皮肤牵拉过紧可导致皮肤的血供障碍，张力过大的皮瓣不易与胸壁形成血管网，可导致全层的皮瓣坏死。而横向切口就比较合理，其与胸部皮纹方向一致，皮肤缝合时纵向的张力可以得到最大的缓冲，皮瓣张力减低，皮肤血供好，不易坏死。

3. 皮瓣不能过薄　游离皮瓣时，应在皮肤与浅筋膜之间进行锐性分离，充分保留真皮层的毛细血管网。术中操作应精细，避免粗暴牵拉皮瓣造成皮瓣血供的损伤，微血管痉挛形成血栓，从而影响皮瓣的血供。

4. 避免张力过大　缝合切口时应避免皮肤张力过大，如皮肤不够时，可适当游离周围皮肤，如果仍张力过大应予植皮。勉强对拢缝合必然导致皮肤紧致，影响其血供，增加皮瓣坏死的发生率。

5. 正确地包扎　放置负压引流管后创面加压包扎时，腋窝、锁骨下区等凹陷处使用棉垫填塞，这样既能消除创面无效腔，又能减轻组织水肿，有利于皮瓣静脉回流和成活。术后24小时为皮瓣真皮血管网即其下组织间毛细血管建立吻合的关键时间，因此术后第1次打开敷料换药的时间尽可能延长，如无特殊情况，我们主张术后72小时第1次换药。

6. 及时处理并发症　如患者有积液应及时处理，有低血压、循环障碍或有缺氧症状时应对症处理，避免其导致的皮瓣坏死。

五、处理

根据皮瓣坏死的深度、范围，有不同的处理办法。

1. 表皮坏死　术后早期若有皮瓣缺血表现，可用微波治疗机等进行局部理疗，改善血压循环。若局部形成较大水疱后，可用无菌针头将积液抽出，使表皮与真皮贴合，预防水疱的进一步扩大。若表皮已完全坏死，切忌过早去除。

2. 全层坏死　切口区皮肤全层坏死时，若面积较小，可将坏死皮肤剪除，然后通过换药等措施使皮下肉芽组织健康生长，之后表皮可经周围组织爬行至创面，闭合创面。大面积坏死时，通过周围皮肤爬行遮盖创面比较困难，一般需要植皮。

第六节　植入假体术后位置改变

1. 原因　胸大肌下置放乳房假体，由于肌肉收缩运动易导致假体上移或偏向两侧。经腋路胸大肌下隆乳术，因手术径路由上向下进行，增加假体上移的机会。术后早期过度撞击乳房局部；假体置放腔或假体内用激素类药物，易使周围组织变薄，假体向下移动、下垂，术中置放腔分离不当，或置放腔过小，假体易向组织薄弱处移动。

2. 处理　一旦发现假体位置已有移动，通过外部加压包扎不能改善，只有再次手术矫正，重新分离置放腔或关闭部分置放腔取出含有激素的假体。

3. 预防　术中假体置放腔的分离必须完全，注意检查有无残留纤维条索。胸大肌下的置放腔要分离成胸大肌、皮下腔隙，超出胸大肌下方及内下方起点；术中若有假体上移需再次检查分离腔，不可以加压包扎处置；术前标画对称，术中受术者体位端正，对预防不对称的假体位移亦有作用。

第七节　置入假体术后伤口感染

1. 原因　一般认为乳腺导管与外界相通，其内潴留细菌尤其是非典型性分枝杆菌不易清除，当手术损伤乳腺导管或乳腺组织时增加细菌污染机会。

2. 症状　局部红、肿、热、痛伴全身发热。

3. 处理　发生感染应及时取出假体，植入区持续引流，也可用抗生素控制感染。

4. 预防　应避免手术损伤乳腺导管或乳腺组织，腋路胸大肌下置假体可避免损伤乳腺，减少污染。术前周密准备，术中严格无菌操作，术后应用抗生素。

第八节　组织扩张器破裂

扩张器破裂的发生概率较小，一般是由于手术前扩张器即存在破损而未检查出来或埋置的过程中误损伤所致，少数是由于注射壶与扩张囊较近，注水时刺穿扩张囊，或者是扩张器本身存在质量问题，扩张后期受外力挤压后从薄弱处破裂。所以手术前应检查扩张器是否完好无损，并在埋置过程中注意保护防止误损伤，埋置时将注射壶远离扩张囊，包扎时用纱布卷隔开，防止移位靠近扩张囊，扩张后期避免受外力挤压。

第九节　转移皮瓣的乳房再造术后的皮瓣坏死

皮瓣或肌皮瓣坏死主要原因是皮瓣切取范围较大，超出了供血范围，造成皮瓣缺血坏死。也见于手术操作时损伤血管或因少数血管解剖位置异常而误伤引起。

一、血运障碍的临床表现

轻度血运障碍时皮瓣呈紫红色，重者伴有水疱，更为严重时呈紫黑色，位置多在皮瓣或肌皮瓣远端或边缘，一般于术后 2 ~ 3 天出现，渐加重并范围扩大，5 ~ 6 天后稳定。皮瓣颜色呈紫红色或伴有水疱者可渐恢复正常，表皮在 14 天后干燥结痂后可自愈。皮瓣呈紫黑色者最后多形成皮瓣坏死，坏死部分逐渐分离脱落，导致手术不同程度失败。

二、血运障碍的处理与预防

1. 严格掌握皮瓣或肌皮瓣的设计，慎重考虑皮瓣的比例、范围。

2. 手术操作过程中，严格无菌观念，遵循无创技术原则，避免损伤供区血管，彻底止血。

3. 转移皮瓣、肌皮瓣时注意防止扭曲及过度牵张。在设计与术中应使皮瓣长度足够，不致牵张，而在转移皮瓣或肌皮瓣时切不可粗心大意而致使扭曲，应使其位置自然顺应。

4. 术后敷料包扎确实，引流通畅。

第十节　术后乳头乳晕坏死

1. 原因　忽略保留乳头、乳晕的血供，致术后发生乳头乳晕部分或全部坏死。

2. 症状　术后乳头乳晕皮肤颜色苍白或发绀，以后可出现散在的小水疱，1 周后出现乳头乳晕皮肤发硬、发黑。

3. 预防　术中注意在乳晕周围做切口形成真皮蒂时，切口的深度需和表皮皮片或中厚皮片的切口相同。手术时要尽量避免广泛地剥离皮瓣，剥离时要尽量使用刀或剪进行锐性剥离，少用或不用钝性剥离。术中应注意保留乳头乳晕的血供，可以是利用来自乳晕周围皮肤的真皮下血管网，形成与乳头、乳晕相连的水平真皮双蒂、垂直真皮双蒂、上方真皮单蒂、下方真皮单蒂、外侧斜行真皮单蒂或内侧斜行真皮单蒂等。或者在乳头乳晕周围环切不靠真皮蒂，只靠乳头乳晕下面的腺体，即腺体蒂来施行缩乳术。

采用真皮双蒂或单蒂施行缩乳术中，蒂部不可过薄，最好保留全部输乳管和一部分腺体，采用真皮单蒂施行缩乳术时，蒂的长、宽比例一定要长度不能超过宽度的 1 倍。利用腺体蒂施行乳头乳晕环切缩乳术时，蒂部上移的距离不能太大，更不能有压迫或扭转，因为乳头乳晕深动脉和静脉都是微血管。此外亦不能将腺体自胸肌表面掀起，以免损伤腺体深部的血管。

第十一节　术后伤口瘢痕增生

增生性瘢痕好发于损伤深度伤及真皮的创伤。增生性瘢痕与正常瘢痕的病理组织差别，仅在于瘢痕深部胶原纤维的增厚，排列不规则，或呈波澜形，或缠绕成绳索状。胶原蛋白的合成代谢超常持续进行，超过分解代谢的速度，在相当长时间内，形成大量胶原纤维，增生性瘢痕的修复需要软化瘢痕结缔组织，逐渐抚平增生部分，不宜采用手术及注射激素等方法。

再造乳房周边会呈现一圆形缝合瘢痕，如伴有瘢痕增生，应采取以下措施：①胸部加压包扎 3 ~6 个月，创面愈合后即开始加压，可控制瘢痕增生；②药物注射疗法；③局部贴用瘢痕软化贴；④放射疗法。

第十二节 术后上肢水肿

上肢水肿可在术后数天甚至数年后出现，肿胀部位往往在上臂，亦可在前臂或手背。发生率在5.5%～80%，因诊断标准不一致，手术范围及方法不同，因此各家报道不一。早期上肢水肿为凹陷性，后期因为皮下大量纤维组织增生，皮肤变硬，肿胀为非凹陷性。上肢淋巴水肿发生后，可以引起疼痛、形体改变、功能障碍，并可继发感染，甚至出现淋巴管肉瘤。国际淋巴学会将其分为三期：Ⅰ期，上肢呈凹陷性水肿，肢体抬高则水肿消失；Ⅱ期，水肿为非凹陷性，上肢组织有中度纤维化，肢体抬高水肿不消失；Ⅲ期，象皮肿，上肢呈软骨样硬度，皮肤外生性乳头状瘤。

根据水肿的范围和程度也可分为三度：Ⅰ度，上臂体积增加<10%，一般不明显，肉眼不易观察出，多发生在上臂近端内后区域；Ⅱ度，上臂体积增加为10%～80%，肿胀明显，但一般不影响上肢活动；Ⅲ度（重度），上臂体积增加>80%，肿胀显著，累及范围广，可影响整个上肢，并有严重的上肢活动障碍。

原因：①淋巴回流受阻：主要由于行腋窝淋巴结清扫后，阻断了上肢淋巴回流的主要通路，日久引起皮肤及皮下组织增厚、水肿及纤维组织增生；②间质蛋白质浓度升高导致胶体渗透压升高，加重液体积聚；③静脉回流障碍：腋静脉属支破坏严重或较大的腋静脉属支被结扎，腋窝瘢痕压迫，静脉炎症、手术操作、输液、化疗等因素引起静脉内膜的炎症、纤维化及管壁的增厚，甚至管腔闭塞、手术操作、局部炎症、血液疾病及肿瘤栓子等许多因素引起的静脉栓塞；④乳腺癌术后上肢血流增加，液体滤出增多，加重淋巴回流负荷；⑤其他：乳腺癌患者红细胞聚集增加及自主神经系统功能紊乱等可能在淋巴水肿的发生中起一定的作用；⑥术后长期腋下积液、感染、腋窝广泛转移、放疗、术后上臂活动延迟、术后肿瘤复发均可导致或加重上臂水肿。

预防及处理：预防上除应尽力避免上述导致水肿发生或加重的因素外，同时应避免术后患肢进行过重的体力劳动及受伤或感染。一旦发生水肿，各种非手术治疗和手术治疗的疗效均有限：①抬高患肢、适当锻炼、局部按摩及理疗均可促进回流；②应用弹力绷带压迫或压力泵促进回流；③饮食上应控制食盐的摄入；④神经节封闭以解除血管和淋巴管的痉挛，改善循环功能；⑤药物治疗如香豆素、利尿剂的应用；⑥手术包括大网膜移植术、淋巴管吻合或淋巴管和静脉吻合等也有报道，但疗效不佳。

第十三节　术后患肢功能障碍

肩关节活动受限国内有人报道其发生率约在0.19%。由于受限程度及诊断标准尚未明确，临床上其发生率应远较这一统计数据为高。

原因主要是手术范围内尤其是腋窝瘢痕挛缩：①切口太靠近腋窝可能为造成瘢痕挛缩影响肩关节活动的主要原因；②术后肩关节活动太晚；③患者为瘢痕体质；④术后放疗；⑤贫血、低蛋白、糖尿病等使切口延期愈合，加重瘢痕形成；⑥腋窝皮瓣坏死、感染、皮下积液等容易引起腋窝纤维化，从而影响肩关节功能；⑦腋窝皮瓣游离太薄影响肩关节的功能。

预防及治疗：手术切口选择恰当、腋窝皮瓣游离不要太薄、术后恰当的肩关节功能锻炼以及避免切口腋窝皮瓣坏死、感染、皮下积液等均可减轻术后瘢痕挛缩。当发生瘢痕挛缩导致肩关节活动受限时，一般有以下处理方式：①如肩部活动轻度受限，可嘱患者加强功能锻炼，如出现"冰冻肩"，则应在康复科医生指导下进行系统的康复训练；②如切口进入腋窝，形成弓形瘢痕，并限制肩关节活动时，可行"Z"形成形术，以改变腋窝瘢痕的方向；③如腋窝瘢痕严重挛缩，简单的"Z"形成形术不能恢复肩关节功能时，应切除瘢痕，施行中厚皮片移植。

第十五章　特殊类型乳腺癌

第一节　炎性乳腺癌

一、概述

炎性乳腺癌(inflammatory breast cancer, IBC)又称为癌性乳腺炎(carcinoma mastitis)、急性乳腺癌(acute mammary carcinoma)和炎样癌(inflamed cancer)等，作为乳腺癌的一种特殊类型，由 Lee 和 Tannebanm 于 1924 年首先命名并提出。IBC 是一种较为罕见、进展迅速、极具侵袭性、预后差的乳腺癌亚型。因诊断标准不同，临床报道的发病率及生存情况亦有明显不同，一般报道占所有乳腺癌患者的 1% ~5%，以年轻及绝经前妇女较为多见。此外，尚有种族和地域的差别。在美国非洲裔美国人的发病率较高，约占 5%；北非诸国发病率更高，如突尼斯、摩洛哥、埃及等占乳腺癌患者的 10% ~15%。近年来其发病率有增加的趋势。美国的一项研究结果表明：炎性乳腺癌的发病率由 1988 年正常妇女的 2/100000，增加到 1999 年的 2. 5/100000，增加了 25%，而非洲裔美国人的发病率更高达 3. 1/100000。炎性乳腺癌的预后差，结合有效的化疗、手术和(或)放射治疗的患者 5 年生存率不足 5%，估计中位期不足 15 个月，而局部复发率却高达 50%。随着医学的进步，尤其是新的化疗药物的研发上市以及多学科综合治疗水平的提高，炎性乳腺癌的生存情况有了明显改善。

二、临床表现

患者以短期内(3 ~6 个月)出现皮肤的炎性改变，如红、肿和/或橘皮样变，并迅速发展，累及 1/3 以上乳房皮肤为主要临床表现；多伴有乳头回缩和区域淋巴结的肿大，可伴有乳房胀痛、乳房增大、乳房肿块和卫星结节等；初诊时约有 1/4 的患者已有远处转移。

在病理学上，以真皮组织淋巴管内发现癌栓为其特征。由于癌栓阻塞淋巴管，导致淋巴回流受阻，致使乳房组织肿胀、乳房增大。通常炎性乳腺癌肿瘤的组织学分级较高，而肿瘤的病理学类型却无特殊性，可见于各种组织学类型。

三、影像学表现

乳腺的彩色超声检查及 X 线摄像是炎性乳腺癌较佳的辅助性检查。

1. 彩色超声特征　彩色超声主要发现：①乳房大面积的皮肤增厚，皮下淋巴管扩张及皮下脂肪层回声改变；②异常丰富的血流信号，且呈现高速高阻的特点，并在组织周围形成丰富的血管网。由于癌血管排列不规则，粗细不一，所以出现了异常的血流信号："火海征"(炎性乳腺癌诊断的重要标志)；③若能探及肿块，则超声所探及的肿块较临床触及的肿块小。

2. X 线特征　广泛的皮肤及乳晕区域增厚、乳头凹陷、乳房密度升高、腋淋巴结肿大等。50% 以上患者可发现微钙化或乳房肿块。

四、诊断和鉴别诊断

炎性乳腺癌的诊断主要根据其特征性的临床表现。目前较认同的诊断标准为：乳房皮肤出现红、肿或/和橘皮样改变，且范围短期内(3 ~6 个月)迅速增大，并超过乳房皮肤面积的 1/3，可伴有疼痛或乳房肿块。虽然其病理学特征为真皮淋巴管内癌栓，但这不是炎性乳腺癌诊断的必要条件。此外，仅有皮肤淋巴管癌栓，而缺乏临床表现者不能诊断为炎性乳腺癌。

乳房皮肤红、肿、橘皮样改变以及真皮组织发现癌栓并非炎性乳腺癌特有表现，局部晚期的乳腺癌(locally advanced breast cancer，LABC)同样可出现类似的临床和病理学改变。炎性乳腺癌和 LABC 相比较,前者的预后更差,患者死于乳腺癌的机会约为后者的 2 倍。早在 1938 年,Taylor 和 meltzer 即将炎性乳腺癌分为原发性和继发性两种类型,其定义为:原发性炎性乳腺癌是指在原正常乳房上新发生的炎性乳腺癌临床和病理学改变;而继发性炎性乳腺癌是在非炎性乳腺癌的基础上出现炎性乳腺癌的临床和病理学改变。

炎性乳腺癌通常需与乳腺炎进行鉴别。急性乳腺炎患者多为年轻、哺乳期妇女，除局部的炎症表现外，多伴有发热和白细胞升高；针吸可发现脓液，细胞学检查可见炎性细胞或脓细胞，抗生素治疗有效。

五、分子生物学特征

近年来，对炎性乳腺癌赋予侵袭的分子生物学特性进行了一些研究，发现多数(52% ~75%)炎性乳腺癌 ER、PR 为阴性；HER -2 阳性及三阴性型所占比例较高，分别约占 1/3 和 1/4。另有研究发现炎性乳腺癌 Luminal A 所占比例不足 20%，而非炎性乳腺癌却在 40% 以上。与非炎性乳腺癌相似，ER 阳性型预后较好，其中位生存期约为 4 年，而 ER 阴性者为 2 年。此外，有研究发现 80% 炎性乳腺癌组织 WISP3(WNT1 诱导的信息通路蛋白)缺失，WISP3 是一种富含半胱氨酸的蛋白质，动物实验和组织培养发现其具有抑制炎性乳腺癌细胞浸润和血管生成的潜能；还发现 RhoC - GTPase(ras homology family member C - guanosine triphosphatase)和钙黏蛋白(E - cadherin)及功能异常的黏蛋白 1(mucin1)高表达，两者在肿瘤转移及形成瘤栓方面起着重要作用；p53 突变、血管内皮生长因子(EGFR)高表达等，为进一步了解掌控炎性乳腺癌病理生理的分子生物学机制及靶向治疗奠定了基础。

六、治疗

炎性乳腺癌目前常采用多学科的综合治疗，即新辅助化疗 - 手术 - 放疗 - 内分泌治疗/化疗。综合治疗的疗效明显提高。最近美国一篇回顾性多中心的研究资料表明：Ⅲ期患者中位生存期为 66 个月，其中经多学科治疗者为 107 个月，5 年和 10 年生存率分别为 62% 和 47%；Ⅳ期患者的中位生存期 26 个月。

化疗方案通常是以紫杉和蒽环类化疗药物为主的联合化疗，并根据需要还可联合应用曲妥珠单抗或贝伐单抗，其 pCR(病理完全缓解)率为 15% ~30%，pCR 是指乳房和淋巴结均无癌残留，是预后好的重要标志。Hennessy 等报道新辅助化疗达到 pCR 患者，5 年生存率和无病生存率分别为 82.5% 和 78.6%，而腋淋巴结有癌残留者分别为 37.1% 和 25.4%。

炎性乳腺癌的外科治疗尽量采用根治性手术。手术时应注意乳房皮肤的切除范围足够大，必要时创面可用自体皮瓣进行修复(以免影响术后放疗)，术后追加局部及淋巴引流区域的放射治疗。Flming 等回顾性分析了 178 例炎性乳腺癌患者，认为对化疗后部分和完全缓解的患者行乳房切除和放疗，不仅可改善局部控制率，同样可提高改善无病生存和总生存率；但对初始化疗无明显反应患者行乳房切除术，对局部控制及生存均无益。Curcion 等研究发现手术切缘阴性者，3 年总生存、无病生存和局部控制率分别为 47.4%、37.5% 和 60.3%；而切缘阳性者分别为 0、16.7% 和 31.3%。最后，根据患者肿瘤组织的免疫组化结果和年龄等选择适当的内分泌治疗。

第二节 隐匿性乳腺癌

一、概述

隐性乳腺癌(occult breast cancer, OBC)或称隐性原发性乳腺癌(occult primary breast cancer, OPBC)，是由 Halsted 于 1907 年首先描述。虽然诊断标准尚不统一，但目前通常是指：临床检查及常用的乳房 X 线和超声检查未发现乳房原发肿瘤，而首先发现腋淋巴结转移的乳腺癌。OBC 是一种较少见乳腺癌，占乳腺癌患者的 0.1% ~1%，高发年龄与一般乳腺癌相当；女性患者为主，男性偶见。近年来，随着乳房 X 线及超声检查设备和技术的提高，隐性乳腺癌所占比例有所下降；若将 MRI 技术常规用于隐性乳腺癌诊断，隐性乳腺癌的发病率还会有明显降低。此外，腋淋巴结转移还可见于甲状腺、肺、胰腺、胃、结肠和直肠等。其他部位不明原因的转移癌，如锁骨上淋巴结、骨、肺等，也应想到隐性乳腺癌的可能性。

二、病理组织学特点

隐性乳腺癌的原发病灶多在 1cm 以下，呈明显的差异性生长，即原发肿瘤小而转移肿瘤大。理论上讲，可能是由于原发肿瘤的抗原性较强，引起机体的免疫反应，控制了原发肿瘤的生长，但控制不住转移灶的生长；推测可能是肿瘤的抗原性在转移灶内发生了改变，从而导致原发肿瘤诱发的免疫反应不能作用于转移灶。

三、诊断要点

对原因不明的腋淋巴结肿大，经切除活检或穿刺活检证实为腺癌来源的转移，而临床及乳房 X 线和超声检查未发现乳房病变的患者，尤其是女性患者，应高度怀疑为隐性乳腺癌。应行进一步检查：

1. 行活检组织的免疫组化检查，ER 和/或 PR 阳性者提示隐性乳腺癌的诊断。

2. 行乳房 MRI 的检查，对可疑病变行穿刺或切取活检。

3. 需行甲状腺及胸腹部的检查，以除外其他原发病灶来源。

4. 若按隐性乳腺癌行乳房切除，标本应行更详尽的病理切片检查，通常主张行全乳每隔 0.5mm 一张的大切片检查。

此外，近年来天津肿瘤医院乳腺癌病理研究室将抗人乳腺癌特异糖蛋白单克隆抗体 M_4G_3 用于隐性乳腺癌转移淋巴结的病理组织学检测，结果 90% 以上呈阳性反应，可考虑试用。

四、治疗

隐性乳腺癌的治疗除手术方式外，其他治疗手段与普通类型乳腺癌相同。有关隐性乳腺癌的手术方式，对行腋淋巴结清除已无可争议，但对是否应行乳房切除尚存不同意见。根据目前的临床研究情况，通常认为腋淋巴结清除加乳房切除或乳房照射较为合理；当然，对进一步检查能发现原发灶的隐性乳腺癌患者，可根据具体情况和患者的要求采用保乳手术。

He 等回顾性分析了 93 例隐性乳腺癌，比较了腋淋巴结及乳房切除、腋淋巴结切除后行乳房放射治疗以及单纯行腋淋巴结切除患者的随访结果，发现前两者的无复发生存和总生存情况相似，但均明显优于单纯腋淋巴结切除的患者（$P<0.005$）。Masinghe 等回顾性地分析了 53 例阴性乳腺癌患者，发现腋淋巴结切除后行乳房放射治疗和不行乳房治疗患者的 5 年、10 年局部复发率分别为：16%、23%、36% 和 52%；5 年、10 年生存率分别为：72%、66%、58% 和 15%。Barton 等报道了 55 例隐性乳腺癌患者，其中 20 例行 MRI 检查，7 例发现乳房原发癌，剩余 48 例中 35 例行乳房照射，13 例观察；结果 5 年无局部复发生存率（LRFS）分别为：84% 和 34%（$P<0.001$），无失败生存率（FFS）分别为 64% 和 34%（$P<0.05$），但总生存率（OS）却无不同，分别为 84% 和 85%（$P=0.2$）；该学者主张对隐性乳腺癌患者行同侧的乳房切除或乳房照射，并认为照射剂量应达到 50Gy。

第三节　乳腺 Paget's 病

一、概述

乳腺湿疹样癌（eczematoid carcinoma of breast，ECB）又称为乳房 Paget's 病（Paget's disease of the breast，PDB）。1856 年 Valpeau 首先描述了 ECB 乳头红斑和湿疹样改变的特征；1874 年 James Paget 描述了乳头乳晕等改变与乳腺癌的关系。PDB 是一种临床较少见，预后良好的特殊类型乳腺癌。

根据现今的研究状况可将其分为无肿块和伴有肿块两种类型，两者的腋淋巴结转移情况及预后均有明显差别，其腋淋巴结的转移率分别为：0～15%和50%～65%；5年、10年生存率分别为：90%～100%和20%～60%；85%～100%和9%～60%。

二、临床表现

1. 发病情况　乳腺湿疹样癌占乳腺癌的0.5%～5%，文献报道发病年龄在18～82岁，中位年龄54岁左右，多见于绝经后妇女，男性偶见。

2. 临床症状和体征　开始主要表现为乳头感觉异常，痒、痛或烧灼感等。乳头表面出现红斑，有浆液或血性分泌物、反复出现鳞屑，直至发生乳头的湿疹样改变，病情进展缓慢，还可累及乳晕及乳房皮肤；其典型表现是湿疹边缘隆起，不规则，但与周围正常皮肤分界清楚，乳头可有回缩或畸形；以后可发生溃疡，导致乳头乳晕复合体破坏。局部应用或不应用激素类药物湿疹都可有短期的缓解，这种情况可能会延迟诊断。

约有50%患者可触及乳房肿物，其中1/2～2/3有淋巴结转移；无肿物患者往往无浸润，66%～86%仅为导管原位癌。

三、影像学检查

对于临床怀疑乳腺湿疹样癌的患者，无论能否触及乳房肿物均应行X线摄像和超声波检查。乳房X检查除可发现乳头乳晕皮肤增厚外，还可了解乳头有无回缩，乳房内有无肿块，有无簇状或弥漫性微钙化等；乳房的超声波检查有助于发现乳房X检查所未发现的肿块。当然，必要时还可行MRI等其他检查。

四、诊断和鉴别诊断

1. 诊断　乳腺湿疹样癌的诊断除根据以上临床表现和影像学检查外，应以组织病理学检查找到Paget's细胞作为诊断依据。Paget's细胞体积较大，胞质丰富，核大而圆，核仁清楚，分裂象多，有时细胞质内可见色素颗粒；早期该细胞多位于基底层内，以后随着疾病的进展可达表层，偶可形成腺样结构；切除病变区的全厚皮肤做病理学检查正确诊断率较高，而仅行创面的印片或刮片细胞学检查的阳性率较低。

2. 鉴别诊断　本病易与乳头湿疹或接触性皮炎相混淆，乳头湿疹或接触性皮炎多见于年轻患者，常双侧发病，质地较软，极少有乳头轮廓消失，对类固醇类的皮肤软膏敏感。此外，还应注意与乳腺癌侵及乳头相鉴别，乳腺癌侵及乳头往往伴有乳头下的乳房肿块，病理学检查无Paget's细胞；而且两者的淋巴结转移情况及预后均有明显不同。

五、治疗

1. 伴有乳房肿块的患者多为浸润癌，腋淋巴结转移的概率较高，应根据肿物的病理结果及腋淋巴结转移情况选择合适的治疗。

2. 对无乳房肿块患者的治疗尚存有争议，虽然通常认为乳房切除是本病的标准治疗方式，但一些保留乳房的手术和治疗方法正在探索之中，这些方法包括单纯乳头（完全或部分）切除，中央区区段（锥形）切除结合放疗以及单纯放射治疗等。Onoe等回顾性研究了59例乳腺湿疹样癌患者的乳房切除标本，结果55例（93%）发现深部的导管内癌或浸润癌，锥形切除中央区半径3cm和4cm的范围，无肿瘤组织残留率分别为74%和85%；并指出对于Paget's病患者行保乳手术应谨慎选择。Siponen等的研究也发现Paget's病患者往往伴有周围或多中心性癌，在考虑行保乳手术或不处理腋淋巴结手术时应行MRI检查。

第四节　妊娠、哺乳期乳腺癌

一、概述

妊娠哺乳期乳腺癌(pregnancy - associated breast cancer, PABC)指怀孕期间及分娩后1年内确诊的乳腺癌。本节就妊娠哺乳期乳腺癌的流行病学、临床表现、诊断、治疗及对胎儿的相关影响做详细介绍，希望对更多的医师在临床工作中有所帮助。

二、流行病学特点及危险因素

1. 流行病学特点　妊娠哺乳期乳腺癌发病率不高，占所有乳腺癌发病率的0.2% ~ 3.8%，其中半数诊断于哺乳期。妊娠期乳腺癌多发生于25 ~ 40岁的妇女，平均33岁。因此，也属于青年期乳腺癌，但随着晚婚晚育女性的增多，妊娠哺乳期乳腺癌的发病率也在逐渐增加。瑞典国家健康中心的数据显示，妊娠哺乳期乳腺癌的发病率从1963年的16/10万上升到了2002年的37.4/10万。

由于妊娠期间乳房的特殊生理改变，乳腺体积较平时增大，腺体致密以及乳头溢液等原因会推迟妊娠哺乳期，因此女性乳房肿块乳腺癌早期诊断困难，常常延误诊断。

2. 危险因素　性激素是乳腺癌的危险因素之一，而妊娠期间雌激素、孕激素、胰岛素样生长因子1(IGF_1)明显增加，与乳腺癌的病因及进展有密切的关系。由于乳腺癌细胞对激素的依赖，导致妊娠期患乳腺癌的风险增加，对其预后有负面的影响。

目前认为妊娠与乳腺癌的发病并无因果关系，只是一种“巧合”。Applewhite等报道655位45岁以下的乳腺癌患者中只有7%的患者在妊娠期发病。Holleb在相似的研究中报道14%的年轻乳腺癌患者在妊娠期发病。作为一种推断和假设，Saunders和Baum在1993年认为乳腺癌与妊娠的联系是很紧密的。妊娠期乳腺癌发生于25 ~ 40岁的妇女。妊娠与乳腺癌的联系一致性大于因果性，也就是说妊娠不是乳腺癌的发病原因。

三、诊断

1. 临床表现　妊娠哺乳期乳腺癌的临床症状与一般乳腺癌相似，主要是乳房内出现肿块及乳头溢液。乳头溢液常为一侧乳房的单一导管，以血性及浆液性为多。但由于妊娠期间在激素的刺激下乳腺会发生增生和肿胀，此时很多乳腺肿块和泌乳都会被认为是妊娠期的正常生理反应，因此患者和医生容易掉以轻心。此外，乳腺的增生和肿胀会影响视诊和触诊的准确性，体检发现和鉴别乳腺的异常都会有一定困难。但是哺乳期婴儿拒奶可能是一个危险信号，因为婴儿不会吸允有乳腺癌血细胞的奶水。因此一旦孕妇乳腺腺体内发现新生的可触及的肿块并且2周内未消退，应需要进一步明确诊断。

2. 影像学检查

(1)超声：是一种简单、安全、敏感的检查手段，它比钼靶更敏感，是首选的检查方法。该检查可以鉴别实性及囊性结节，无辐射，对胎儿的生长及发育基本没有影响。

(2)钼靶X线：乳腺拍片对胎儿有无影响意见不一。有人认为妊娠期间钼靶对胎儿的投射剂量小，如每个乳腺拍 2 张钼靶片，对胎儿的投射剂量仅为 0. 004Gy，而对胎儿造成畸形的阈值为 0. 05Gy。在对腹部有保护的情况下(铅板)，胎儿接受到的剂量较小，钼靶拍片是安全的。但由于妊娠期乳腺较致密，钼靶 X 线不易穿透乳腺，容易降低钼靶的敏感性，造成较高的假阳性或阴性率。

(3)乳腺 MRI 检查：由于乳腺 MRI 检查需要做增强造影，而增强造影所使用的钆离子可以通过胎盘屏障导致胎儿畸形，另外胎儿暴露于强磁场时，也存在理论上的危险性。英国医疗器械协会，建议在妊娠前 3 个月避免做 MRI。如确实需要，可选用更安全的造影剂钆喷酸葡甲胺盐。

(4)细针穿刺细胞学检查：因妊娠哺乳期激素水平的改变，使乳房增大，乳腺腺泡增生，细针穿刺活检不容易区分激素刺激引起的组织细胞不典型增生和乳腺癌异形分化，从而导致错误诊断。

(5)空芯针穿刺组织学活检：是较为合适的病理检查，该检查的敏感度高达 90%。但可引起乳腺导管瘘、出血和感染的发生。活检前应停止哺乳，预防应用抗生素。活检时注意止血，能降低这些危险性。

(6)其他：在受精卵着床时期及着床初期，电离辐射可导致胚胎死亡。胎儿器官形成时期(妊娠超过 8 周)，电离辐射剂量超过 0. 05Gy 可导致胎儿发育不全、小头畸形、神经发育障碍等。孕 15 周时，照射剂量为 0. 06 ~ 0. 31Gy 仍可影响神经发育。在孕 15 ~ 20 周，0. 28Gy 的照射剂量对神经系统损伤最大。由于 CT 的辐射剂量是 0. 0036Gy，在合适的防护下孕妇接受上腹部 CT 对胎儿也是安全的，但接受下腹部 CT 是有害的，因为接受下腹部 CT 时辐射剂量为 0. 089Gy。尽管如此，仍不推荐使用 CT 扫描排除妊娠期肝脏、肺、骨等常见部位的转移，但也有文献证明同位素骨扫描对胎儿的辐射量只有 0. 00194Gy，也远远低于 0. 05Gy 的允许剂量。但也不推荐使用全身骨扫描(ECT)检查。转移灶可应用其他影像学检查，如 B 超。

四、治疗

一般认为，妊娠哺乳期乳腺癌的治疗原则与非妊娠哺乳期乳腺癌并无差异，仍然需要根据普通乳腺癌的治疗原则制订治疗方案，但是由于涉及胎儿的发育及分娩相关事宜，在治疗中无形增加了很多的矛盾。妊娠哺乳期乳腺癌的治疗目的在于保全胎儿、治疗孕妇以及保护子宫和生育能力。

1. 手术　对乳腺癌患者是第一治疗手段，最初有人认为在妊娠和哺乳期间不适宜行全乳切除，但后来越来越多的研究发现在整个妊娠期间进行全乳切除均很安全，不会对胎儿造成显著影响，也不会引起自发流产。对大多数患者来说，需要全麻，对妊娠妇女来说，全麻是复杂的，因为其增加了血容量和血液凝固性，降低了肺容量，减慢了胃排空速度，并且仰卧易造成直立性低血压。曾有报道，经历手术的妊娠妇女更有可能产下低体质婴儿，新生儿的死亡率也增加，其很难分清这些不良反应是麻醉或手术引起的，还是手术相关措施引起的。

手术方式还是首选改良根治术，因保乳手术需要术后放疗，鉴于放疗对胎儿造成的影响，应在分娩、停止哺乳后进行，所以目前大多数学者认为是非首选治疗方法。但也不应放弃保乳治疗，因为部分患者在手术及化疗后需要放疗时胎儿已经可以成熟分娩。

如果患者要求行乳房整形手术，可考虑行假体植入，而自体组织再造手术需要等到分娩后进行。

前哨淋巴结活检手术在妊娠期间可安全进行。但应选择合适的示踪剂，由于蓝色染料可能造成孕妇的过敏反应，因此妊娠期间应避免使用蓝色染料。但是在乳房注射92.5MBq ^{99m}Tc标记的硫胶体后，上腹部、脐周以及下腹部的辐射剂量低于0.1～0.2Gy的胎儿安全辐射剂量。

由于妊娠哺乳期的特殊性及不同孕期，处理原则有所不同。在妊娠早中期，行流产术后，及早行手术治疗，而在妊娠末期可在剖宫产或分娩后再进行手术治疗。但必须注意妊娠未终止前，避免应用对胎儿有影响的抗癌治疗。并且需要乳腺外科医师、麻醉医师及产科医师共同探查，避免产生对胎儿造成严重影响的因素，如低氧、低血压、贫血、疼痛、发热、感染、血栓等。

2. 化疗　妊娠不同阶段实施化疗对胎儿的影响有显著差异。妊娠前3个月，应用化疗造成自发性流产的危险性很大，且可导致胎儿畸形，畸形率为14%～19%。故妊娠前3个月，不建议应用化疗。

妊娠中后3个月，可应用化疗，因为胎儿器官已完全形成，但可能导致胎儿生长受限、子宫内胎儿死亡和新生儿死亡，畸形率大概为1.3%。孕妇在妊娠期间接受化疗可损伤胎儿性腺，导致胎儿未来不育或不孕，增加患恶性肿瘤的概率。

化疗药物种类繁多，各种化疗药物的毒性关系很难分清楚。可选择的标准化疗方案包括CEF、CAF、EC－T、AC－T。也有医师推荐每周的表柔比星方案，因该方案对胎儿影响较小。但也有学者认为这不是标准的治疗方案，不推荐使用。

大多数妊娠期乳腺癌为性激素受体阴性乳腺癌，剂量密集型方案能提高疗效，但是否能安全用于孕妇还有待研究。

甲氨蝶呤是强烈的抗叶酸素，可导致流产和畸形，对妊娠期乳腺癌禁用。动物试验证明紫杉醇、多烯紫杉醇对胎儿有害，不推荐使用。蒽环类药物毒性较低，可以使用，但所有化疗药物需在预产期前3周停止使用。原因可能是母亲接受化疗的新生儿白细胞有短暂减少，从而导致围术期的骨髓抑制，使母亲与婴儿处于败血症及出血的危险。

因药物可以在乳汁中检测到，并且其对胎儿有剂量和时间依赖性，故化疗期间禁止哺乳。如整个化疗期间均有乳汁分泌，可在最后一周期化疗结束后4周开始哺乳。

需要注意的是随着妊娠周数的增加，患者体重也随之增加，需要不断提高药物的总剂量。

3. 内分泌治疗　目前认为妊娠哺乳期乳腺癌患者在妊娠期内分泌治疗是绝对禁止的。因为内分泌治疗药物引起的激素改变将影响发育中的胎儿，并且动物试验证实他莫昔芬对胎儿有致畸性，比例可高达20%，包括颌面部畸形和两性畸形。因此，应用他莫昔芬要延迟到妊娠终止以后。

哺乳期则应视激素受体情况而定。因为大多数哺乳期乳腺癌患者雌激素受体阴性，故停止哺乳并不能改变肿瘤的生长和预后，同样应用其有效率相对较低。对雌激素受体阳性的患者来说，内分泌治疗是有效的。

4. 放射治疗　放射线对胎儿有影响，因此辅助性放射治疗一般推迟到分娩以后。但开始治疗时间不应迟于术后3个月。所以妊娠哺乳期乳腺癌患者的放疗指征与普通乳腺癌患者一样，参照指南给予放疗。若这些患者强烈要求保乳，则必须做流产手术，并在保乳手术后行放射治疗。

5. 分子靶向治疗　针对HER－2强阳性的乳腺癌的分子靶向治疗药物曲妥珠单抗Tratuzumab（Herceptin，赫赛汀）的疗效有目共睹，但是由于HER－2在胎儿肾上皮细胞中高表达，动物试验中发现赫赛汀能穿透胎盘，故妊娠期使用赫赛汀可对胎儿造成严重的不良反应。有研究发现15例应用赫赛汀的胎儿，3例发生肾衰竭，4例死亡。且随着时间延长出现羊水过少或无羊水。所以妊娠期间不建议长期使用赫赛汀，但短期使用曲妥珠单抗药物毒性较低。另有研究发现，停用曲妥珠单抗后胎儿受损的肾功能能很快得到恢复。因此，能否对HER－2强阳性的妊娠期乳腺癌患者进行分子靶向治疗还需进一步研究商榷。但目前的说明不建议使用。

五、预后

妊娠期乳腺癌一直认为预后较差，主要是由于妊娠期乳腺肿瘤发现时已较晚，延迟治疗所致（大多数女性会选择分娩后治疗，从而延误治疗）。最早的报道认为5年生存率不到20%。瑞典（2003）一项大规模调查认为，妊娠期乳腺癌的5年生存率为52.1%，10年生存率为43.9%，而对照组，5年生存率为80.0%，10年生存率为68.6%。

但近来的研究表明，由于对妊娠哺乳期乳腺癌的患者给予及时、规范的治疗后，经统计学分析后妊娠哺乳期乳腺癌与普通乳腺癌的预后无明显差异。更多证据表明，妊娠本身并不影响预后，而因妊娠或哺乳延误诊断是妊娠哺乳期乳腺癌预后差的主要原因。

2010年美国癌症年会上Murphy报道了包括99例妊娠哺乳期乳腺癌及近200例确诊年龄相配对的非妊娠哺乳期乳腺癌患者的临床研究，结果显示妊娠哺乳期乳腺癌的生物学特性显示预后不良，但多因素分析发现，妊娠哺乳期乳腺癌不是总生存率欠佳的独立预测因素，因此，只要妊娠哺乳期乳腺癌接受规范、及时的治疗，预后与普通乳腺癌无明显差异。

六、终止妊娠

对于妊娠哺乳期乳腺癌患者术前是否需要做流产手术，有两个主要问题需要解决：①终止妊娠是否可以提高生存率；②流产对再次妊娠和胎儿的影响。早期妊娠时肿瘤具备化放疗指征，是终止妊娠的主要适应证。

1962年Holleb等首次报道终止妊娠与生存率并无明显关系。Mickal等研究显示终止妊娠与非终止妊娠的乳腺癌术后5年生存率分别为53%和67%，两者差异无显著性。近几年的研究也表明终止妊娠并不影响患者的生存率，所以不应常规终止妊娠。也有研究显示终止妊娠较继续妊娠存活率更低，但该研究并未根据肿瘤分期进行配对研究，故结果有待商榷。

只有在以下两种情况下可采取引产：①孕妇拒绝化疗（可在孕32～34周引产分娩后尽快化疗）；②有些患者需要在妊娠最后1个月化疗，可在34～35周分娩。

七、妊娠哺乳期乳腺癌治疗后再次怀孕

妊娠哺乳期乳腺癌患者治疗后再次怀孕的危害尚无相关研究。对乳腺癌的治疗必然

会对生育功能有所影响，因化疗药物可导致卵巢储备下降，成熟障碍。

对于青年乳腺癌患者，在乳腺癌治疗后，能否生育？何时为妥？是青年乳腺癌患者所关心的问题之一。

建议绝经前女性在乳腺癌治疗后2年再受孕，该数据并非是对预后的统计学研究，而是考虑到多数复发乳腺癌患者是在治疗后不久，经过2年随访可以区别哪些患者需要继续治疗。如需内分泌治疗，服用他莫昔芬5年，故乳腺癌治疗后5年以上再妊娠较妥。但是对于Ⅳ期乳腺癌患者，建议避免再次怀孕。也有报道认为乳腺癌治疗妊娠不但没有不良反应，可能还有益于延长生存期，随后的分娩并不影响早期乳腺癌的复发和生存率。

关于患乳腺癌后再妊娠有无影响的报道较少。基于年龄及肿瘤的病理学特征，考虑到预后及复发的风险，年轻乳腺癌患者需要决定是否选择生育。强烈要求生育时，最好在乳腺癌治疗后5年，全面检查无复发和转移征象时，方可考虑。

第五节　乳腺分叶状肿瘤

一、概述

乳腺叶状肿瘤(phyllodes tumor，PT)是一种少见的病理形态和临床表现颇具特征的乳腺纤维上皮性肿瘤，一般认为其由良性上皮成分及恶性间质成分组成。根据间质成分的恶性程度分为良性叶状肿瘤、交界性叶状肿瘤和恶性叶状肿瘤。

二、流行病学

本瘤发病率由于诊断标准不同，存在一些差别。国外多是按国际分类诊断(包括良性、交界性、恶性)，报道本病占所有乳腺肿瘤的0.3%～1.0%。国内文献报道发生率占乳腺结缔组织与上皮混合性肿瘤的2%～3%。天津肿瘤医院资料从1958年1月至1998年1月，40年中共收治叶状肿瘤285例，占同期乳腺恶性肿瘤的2.94%(285/9684)。美国一项描述性流行病学调查发现，乳腺叶状肿瘤年发病率为2.1/10万，新近移居至美国的拉丁白人其叶状肿瘤的危险度3倍于患有其他癌症的拉丁妇女，4倍于患乳腺癌的拉丁妇女。同时移居至美国的亚洲人的发病年龄(诊断年龄)明显早于其他对照组。因此Bernstein从人种学角度推测叶状肿瘤发生的高危原因与该人种相对早的结婚生育有关。

三、病因和发病机制

叶状肿瘤的发病原因不十分清楚。本病与口服避孕药、吸烟、糖尿病、初潮年龄、变态反应和家族史之间均无明显相关性。其既可在多年腺纤维瘤基础上突然增大并加快生长转化而成，也可以一开始即为本病，其间质细胞为原始间叶细胞，Auger通过免疫组化和细胞超微结构研究，认为叶状肿瘤的基质成分是成纤维细胞和肌成纤维细胞，可向多方向分化。许多学者因为叶状肿瘤与纤维腺瘤关系密切而认为叶状肿瘤有与乳腺纤维腺瘤相似的发病因素，即与内分泌失调有关。多数资料显示本病可发生于从青春期到绝经后的任何年龄，而男性及未成熟女性罕见，推测本病可能和雌激素的分泌和代谢失调有关。赵强等用免疫组化方法检测20例叶状肿瘤患者肿瘤组织的雌激素受体(ER)和孕激素受体(PR)结果表明：18例ER阳性(阳性率90%)，15例PR阳性(阳性率75%)，3例高度恶性型ER，PR均为强阳性，因此认为叶状肿瘤与雌激素、孕激素密切相关。

四、临床表现

叶状肿瘤在各年龄组的女性均可发生，以中年女性多见，国外统计其发病平均年龄45~49岁，国内曹氏统计平均年龄40.8岁。本病起病隐匿，进展缓慢，病程大多较长，自第一临床症状到第一次治疗之间间隔差异较大，可以从几天到几十年。多数患者症状为无痛性乳腺肿块，肿块位于乳腺外上象限居多(约32%)；其次为乳晕下方和内下象限，也可占据整个乳腺。单侧多见，双侧发病率无明显差别。

查体可扪及乳房内孤立的肿块，圆形或结节分叶状或不规则形，质地韧，有弹性，有时可有囊性感，边界多较清楚，与皮肤胸肌多无粘连。触诊时可活动，与表皮及周边组织无粘连，乳头溢液或回缩者罕见，一般局部皮肤正常。当肿物较大时，可见表面皮肤菲薄光滑，略呈紫红色，皮温稍高，有明显的静脉曲张。少数局部皮肤可有破溃，继发感染，出现脓性分泌物或恶臭。部分患者可及腋下淋巴结肿大，但质地较软，多活动。高度恶性患者多有近期肿物增长迅速的主诉，查体可见一些相应的体征，如肿物一般体积较大，超过5cm，有的与胸肌粘连，推之不活动，有的表面皮肤变薄、破溃、感染等。

五、辅助检查

1. 乳腺X线钼靶摄片　乳腺X线钼靶摄片可见球形或椭圆形致密影，边界较清楚，多无边缘毛刺样征，大的肿瘤外形呈波浪形多囊状，巨大肿瘤几乎充满整个乳房，但其皮下脂肪仍保持完整，乳头皮肤正常。

2. 乳腺超声　叶状肿瘤呈球形或结节融合状的实体图像，为低回声反射区，内部回声不均匀，囊性者有囊和实性混合图像。但是由于叶状肿瘤多边界清楚规则，易误诊为良性肿物(腺纤维瘤)。有的叶状肿瘤体积较大，合并坏死、液化、出血，很难与癌区别。

3. 乳腺红外线透照　可见肿瘤呈边缘清晰、无血管改变的暗影，病灶与周围正常组织灰度差在39~45，属于中高灰度，恶性征象不典型，不易与良性肿物区分。如有囊腔形成可出现不均匀暗影。

4. 细针穿刺抽吸细胞学和粗针组织学检查　操作时进针困难，感觉肿物质韧如刺，橡皮感，夹针，吸出物很少，涂片细胞成分少，往往难以确诊。虽然组织学检查可证实，但因为肿瘤不同部位间质细胞增生和异型性不同，乳腺肿物穿刺细胞学很难得出正确结论，唯多处取材，综合分析，才能作出合理的病理诊断。

六、诊断

叶状肿瘤术前大多不能作出明确诊断。术前针吸细胞学检查以黏液、黏液瘤样成分多见，非上皮的间质细胞通常孤立、散在分布，具程度不等的异型性，上皮细胞通常以集块状出现，肌上皮细胞和腺上皮细胞的双层结构可见。除此之外诊断叶状肿瘤的细胞学特征还包括：①上皮间质比率；②间质成分的形态学改变；③细胞异型的程度；④核分裂活性；⑤泡沫巨噬细胞的出现；⑥组织巨噬细胞出现；⑦双极裸核出现。Savitri 等指出细针穿刺抽吸细胞学检查在区别叶状肿瘤和纤维腺瘤的时候，不能仅依靠基质细胞成分的多少来做诊断，而应该看独立的棘胞核在分散的细胞基质中所占的比例。比例 > 30% 时可以诊断叶状肿瘤，比例 < 10% 时可以诊断纤维腺瘤，如果比例在 10% ~30%，则 2 种疾病均有可能，此时就不能再依靠细针穿刺抽吸细胞学检查来做诊断。

术后病理诊断是确诊本病的金标准。大体上肿瘤的境界清楚，呈分叶状或粗大实性的融合结节，无明显包膜。切面黄灰白色，黏液瘤样改变存在，分叶或有囊肿形成。组织学检查类似纤维腺瘤，但非上皮的纤维性间质成分增生明显，由于间质的增生形成叶状的构造。叶状肿瘤的三种亚型的表现分别如下：

1. 良性叶状肿瘤　间质肿胀，增生的间质细胞密度稀疏，细胞异型不明显，核分裂象 0 ~4 个/10HP。

2. 恶性叶状肿瘤　间质成分恶性化呈纤维肉瘤样或恶性纤维组织细胞瘤样的状态改变，表现为间质细胞的密度高、细胞的异型性强、核分裂象 10 个以上/10HP。恶性的间质可见软骨、骨、脂肪、平滑肌、横纹肌分化或化生的改变，并能见到残存的良性改变的上皮成分。

3. 交界性叶状肿瘤　与良性的叶状肿瘤相比间质细胞密度高，细胞的异型增强，核分裂象 4 ~9 个/10HP。

七、鉴别诊断

1. 巨纤维腺瘤　发生年龄较小，肿瘤生长缓慢，瘤体积小，组织学上表现为纤维间质和上皮的良性增生，质地坚实有包膜。与富含细胞的纤维腺瘤的鉴别见表 15 – 1。虽然如此，良性叶状肿瘤与纤维腺瘤在组织学上有时仍很难区分，需要进一步研究其他客观分类指标。

表 15 – 1　叶状肿瘤与富含细胞纤维腺瘤的鉴别

	叶状肉瘤	纤维腺瘤
叶样突起	+	–
年龄	中年	青年
鳞状化生	+	–
软骨样化生	+	–
骨样化生	+	–
脂肪组织	+	–
浸润性边缘	+	–

2. 伴有梭形细胞化生的癌　化生性癌内没有间质成分突入导管内生长的图像，可见到上皮成分和梭形细胞之间的过渡，而叶状肿瘤内，两种成分是独立的。

3. 间质肉瘤　不见上皮成分，仅表现为间质成分的恶性增生，而恶性的叶状肿瘤中可找见残存的上皮成分。

八、治疗

虽然人们对本病的许多认识并不统一，但各学者对叶状肿瘤原发病灶的治疗意见一致，即手术切除为主，但手术方法的选择一直存在争议，叶状肿瘤的手术切除范围应将临床表现、肿瘤大小、腋窝淋巴结状况及组织学检查的结果等因素综合考虑，制定合理的治疗方案。手术方式包括：局部切除术、广泛局部切除术、保留乳头的皮下乳房切除术、全乳切除术和根治性乳腺切除术。20 世纪 60 年代以前，主要以局部切除术作为治疗本病的首选方法，但在以后的随访中发现局部切除术有较高的复发性。此后人们的治疗观点转向根治性乳腺切除术，并一度作为叶状肿瘤的首选方法。但叶状肿瘤腋窝淋巴结转移甚少，根治性乳腺切除术并不能提高叶状肿瘤的生存率，而且此手术似乎过于偏激，目前已不作为常规术式，但对已有腋窝淋巴结转移和胸壁严重浸润者，根治性乳腺切除术仍是较好的术式。全乳切除术主要适用于肿瘤较大，局部切除后可致乳房变形和术后复发者。目前保留乳房的广泛局部切除术被大多数学者推荐并广泛应用。所谓广泛局部切除术是指距肿瘤边缘相当距离（ >2cm），包括足量正常乳腺组织在内的切除，至于广泛局部切除术所致的少量局部复发，多数学者认为通过再手术可以得到良好控制，并不影响生存率。基质过度增生，肿瘤直径 >5cm，有远处转移可能，此类患者应考虑综合治疗。除了以上的考虑外，还应结合患者的具体情况。如肿瘤较大，将乳腺本体组织挤压于某一局部时，若患者系年龄低未婚未育的青年女性，可经乳房下弧形的胸乳切口将全乳及肿瘤一周翻起，直视下切除肿瘤，修复乳房。皮下乳房切除术并立即行硅胶植入有很好的应用前景，但目前对其疗效缺乏大样本临床调查。如果患者年龄较大或术后复发，则宜行保留乳头的皮下乳房切除术。

叶状肿瘤一般少用化疗，基础研究发现，当建立了恶性叶状肿瘤的 2 组异种移植细胞系，MC－3－JCK 及 M－10－JCK，接种裸鼠后发生恶性叶状肿瘤，接种后形成的肿瘤均对阿霉素、长春新碱、环磷酰胺敏感，因此认为恶性叶状肿瘤是对化疗敏感的，特别是对脂类的抗癌成分敏感。Robert 等报道用异环磷酸胺和阿霉素联合治疗 4 例转移瘤，其中 2 例完全缓解，生存 26 个月和 61 个月，1 例部分缓解，生存 13 个月，1 例无效。也有学者报道应用顺铂和替尼泊苷联合化疗，也取得了满意效果。但关于化疗在叶状肿瘤治疗中的作用还有待进一步研究。

对于肿块大，行局部切除切缘阳性或复发的，辅助放疗照射乳房和胸壁，可取得良好的疾病局部控制效果。Eich 曾报道了一例巨大叶状肿瘤伴腋窝淋巴结转移，行乳房切除术及腋窝淋巴结清扫术后半年，出现胸壁、肺和胸膜转移。用 50Gy 的射线照射胸壁，转移灶消失，随访 5 个月没有再出现胸壁复发。

目前推荐的治疗方案如下：①良性叶状肿瘤行广泛局部切除术，超过肿瘤边缘 2cm；②交界性叶状肿瘤行单纯乳房切除术；③仅在腋窝淋巴结可触及的情况下行腋窝淋巴结清扫术；④如果肿瘤局部浸润广泛，并且切除肿瘤边缘 2cm 的范围不能达到的时候，应行辅助放疗；⑤必须进行密切的术后随访。

九、预后

叶状肿瘤经手术治疗后预后良好。国外文献报道 5 年生存率为 70% 以上。国内马淑资等报道5年生存率为94.4%，10年生存率为92.9%。有关叶状肿瘤预后因素，多数学者认为年龄、症状持续时间、未产妇、皮肤改变和外科手术类型对预后评价有一定价值。肿瘤的大小一直是影响肿瘤患者预后的重要因素，但在叶状肿瘤中，其预后价值尚有争议。目前认为基质过度生长、血供丰富、细胞多形性和高有丝分裂象对叶状肿瘤有重要预后价值，肿瘤坏死和边缘浸润对叶状肿瘤也有预后价值。

叶状肿瘤的复发率文献报道差异很大。Zahner 曾报道131例较大宗叶状肿瘤患者的随访研究中，21(16%)例局部复发，4(3%)例远处转移。21例局部复发的患者中有6例患者行二次以上局部切除术，占复发病例的29%，其中1例患者先后10次复发，最后一次复发是在乳房切除术后出现胸壁复发。组织病理学检查证实这10次复发1次良性，2次交界性，8次恶性。复发病例中的10例(48%)出现基质肉瘤的表现。分析叶状肿瘤复发的原因主要为：①局部切除术后肿瘤残留物的增生；②肿瘤的周边细胞增生，诱导产生一个新的良性叶状肿瘤。通常复发的叶状肿瘤比原发肿瘤更具侵袭性，恶性程度更高。文献报道恶性叶状肿瘤转移率差别较大，原发肿瘤与转移病灶发生的间隔时间为7个月至5年，远外转移的部位通常为肺和骨，也有报道肝、脑、胰腺、前臂转移。

第六节　青年乳腺癌

一、概述

近年来，青年乳腺癌发病率呈现逐年上升的趋势，其年龄范围划分尚不统一。文献报道目前青年乳腺癌(<35岁)占乳腺癌总数的15%～25%。过去青年乳腺癌多指≤30岁的乳腺癌患者，而今青年乳腺癌则指≤35岁的病例。在我国由于青年不是乳腺癌高发期，易误诊误治。

二、流行病学与发病机制

乳腺癌发病率呈逐年上升趋势，而发病年龄又呈现年轻化的趋势。青年乳腺癌的比例东西方并不相同。东方人群发病年龄早于西方人群，欧美每年新诊断的乳腺癌患者中，青年患者比例占3%～5%，而亚洲人群中青年乳腺癌患者比率则明显高于西方。韩国乳腺癌协会报道一组9885例年龄≤50岁的乳腺癌病例，≤35岁的患者占14.6%。发生青年乳腺癌的危险因素有：月经初潮较早(<13岁)、绝经较晚(>55岁)、高龄初产、产次少、乳腺癌家族史、年轻时长期使用避孕药等。

三、临床表现

一般认为青年乳腺癌有较强的侵袭性，病情发展快，腋窝淋巴结转移高，预后不良。目前大多数研究认为原因有这样几点：①临床症状不突出，无特征性，大多数患者首发症状为乳腺肿物，而青年女性的乳腺肿物又以良性居多，故患者存在侥幸心理，警惕性不高，从而延误诊断和治疗；②青年女性，特别是未婚女性常常会因心理原因如害羞、恐惧等不愿就医；③青年女性乳房丰硕，腺体组织致密，且是生育高峰，较小肿块不易发觉，尤其是合并妊娠、哺乳时更增加了临床查体的难度；④临床医师对青年乳腺癌认识不足，常误诊为良性病变；⑤由于青年乳腺癌患者的卵巢功能旺盛，血液中内源性雌激素含量高，导致肿瘤恶性程度高，临床分期较晚，淋巴结转移率高、数目多，浸润性癌的比例高，激素受体阳性率低，复发转移率高。如发现有下列情况应高度警惕乳腺癌：①肿块与皮肤有粘连，活动度较差；②乳腺腺体局限性增厚，与月经周期变化无关；③乳头位置不对称、固定或偏位；④肿块质地偏硬，边界不清；⑤乳头有溢液，尤其有浆液性或血性溢液。必要时可做空芯针穿刺或切除活检，及早确诊。

四、辅助检查

临床常用乳腺影像学检查有超声、钼靶 X 线摄影、CT 和 MRI 等。由于青年女性乳房丰硕、致密，受月经周期影响大，临床查体中肿块不易发现。如触摸到乳房肿物，对于青年女性患者，最宜首选超声检查，可区分囊性或实性肿物，尤其是高频彩超可发现小于 5mm 直径的肿块，并且对无法触及的肿块可以在彩超引导下进行穿刺切除或 Mammotome 切除活检，缺点是在微小钙化灶方面不如 X 线摄影。如果对青年女性行乳腺 X 线摄片会由于腺体致密而掩盖病灶(以钙化点为主要表现的乳腺癌除外)，降低了诊断的正确性。CT 检测对于致密型乳腺有较大价值。CT 检查因其价格昂贵，增强扫描需要静脉注射造影剂，且对乳腺癌的诊断正确率不一定高于彩色多普勒超声，不宜作为乳腺病变的常规检查方法。乳腺 MRI 检查相对于乳腺钼靶 X 线摄影有以下优势：①对乳腺病变有较高的敏感性，可发现早期病变，特别是青年女性致密型乳腺；②双侧乳房同时成像，断层及任意三维成像，可使病灶定位更准确直观；③对特殊部位如乳腺深位病灶的显示可优于 X 线，对多中心、多病灶病变的检出以及对内乳区和腋窝淋巴结转移的显示要优于其他检查方法；④行 MRI 动态增强扫描、弥散加权，有助于良恶性病变的鉴别。因此，对于 X 线和 B 超仍不能诊断者目前推荐 MRI，其具有更高的敏感性和特异性，作为高危人群的青年女性可考虑此项检查。乳腺 MRI 检查过程较复杂，价格昂贵，对细小钙化灶不敏感，并常出现假阳性，目前国内还未作为常规检查。对于青年女性行病理检查的方法有多种，如乳头溢液细胞学检查、皮肤破溃的刮片细胞学检查、针吸细胞学检查、空芯针穿刺活检、切除活检等。可根据临床表现，选择恰当的检查手段，及早作出诊断与鉴别诊断。

五、临床病理学特点

青年乳腺癌的发病率相对一般乳腺癌较低，但有其独特的临床病理特征。青年乳腺癌多以浸润性癌为主，组织学分级高、淋巴结转移率高、脉管侵袭较常见。一般认为，青年乳腺癌的临床病理分期较晚，更具侵袭性且恶性程度高。多数学者认为，年龄是影响乳腺癌预后的一个独立因素，年龄小则预后差。2007 年 St. Gallen 共识提出腋淋巴结阴性病例，若≥35 岁为低度复发危险，而 <35 岁则归入中度危险。Han 等研究显示，年龄 <35 岁乳腺癌患者中，年龄每下降 1 岁，死亡风险则增加 5%。在生物学指标中，HER－2 已被公认为与乳腺癌发生发展密切相关的癌基因，其产物过度表达常提示恶性程度高，HER－2 表达与患者年龄有关，青年乳腺癌患者阳性表达率较高；肿瘤增生率指标 Ki－67 能可靠、全面反映细胞群体增生活性，它的高表达说明细胞增生活跃，Colleen 等

将185例<35岁乳腺癌与1242例35~50岁乳腺癌对照，结果显示Ki-67高表达(P<0.001)；p53基因突变可能是乳腺癌病情进展恶化的重要因素。研究表明，大约50%的人类肿瘤都有p53基因的突变，在乳腺癌P53蛋白的阳性率为20%，而60%青年组p53阳性率为37.5%。

六、治疗

1. 手术治疗　青年乳腺癌一经确诊，应首选综合治疗策略，包括手术治疗，术前、术后化疗，术后放疗及内分泌治疗等。因青年乳腺癌的临床病理分期往往较晚，手术方式宜采取全乳切除+腋窝淋巴结清扫。目前国内许多医疗中心行保乳手术(breast-conserving therapy，BCT)比例较低，但是年轻乳腺癌患者由于年龄因素及基于生活质量的考虑，对于保留乳房、保持形体美观和生存质量有着强烈的要求。BCT主要问题是局部复发。基于几项对照研究显示，年轻患者保乳治疗后有较高的局部复发率。尽管有一些专家将35岁以下乳腺癌患者列为保乳相对禁忌证，但年轻患者对保乳治疗的意愿最为强烈，因此，不应轻易放弃对这部分患者的保乳治疗。Beadle BM等研究认为，对于年轻的Ⅰ期乳腺癌患者，其保乳组与全乳切除组的局部及其区域复发率相似，化疗使两组均受益。只要严格掌握适应证，对于很多经过筛选的年轻乳腺癌患者来说，保乳治疗亦是合理的选择。传统认为保乳适应证包括：欧美国家为原发肿瘤直径≤5cm，或原发肿瘤直径>5cm时，新辅助治疗肿瘤缩小后。中国一般推荐临床Ⅰ期、Ⅱ期中肿瘤最大直径<3cm和临床无明显腋淋巴结转移的乳腺癌患者。肿瘤直径>3cm和Ⅲ期患者经术前化疗降期后也可以慎重考虑。随着治疗的进步和研究的深入，适应证的范围有扩大趋势。NCCN乳腺癌临床实践指南关于保乳治疗的绝对禁忌证是：①乳腺或胸壁区曾行放疗；②妊娠期间的放疗；③钼靶摄片显示弥漫性的可疑或恶性微小钙化灶；④病变广泛，无法通过单一切口的局部切除就达到切缘阴性或获得满意的美容效果；⑤阳性病理切缘。乳腺癌的保乳手术作为一种安全有效的局部处理方式，疗效影响因素很多，包括：手术范围不足或切缘阳性、术后未坚持放疗或放疗不充分、广泛导管内癌成分或多中心灶、乳腺癌家族史等，年轻和保乳手术是局部复发的预后因子。青年乳腺癌患者对治疗的心理负担较重，所以在选择治疗方案时除考虑预后外，还应重点考虑到患者今后的生存质量，对较早期患者应选择保留乳房的手术，或进行即时或延期乳房再造术。

2. 放疗　青年乳腺癌患者保乳术后放疗是必需的，它对降低局部复发和远处转移有明显作用。NCCN 2013年版指南对全乳切除术后具有高危复发预后因素应术后放疗：①原发肿瘤最大直径>5cm，或肿瘤侵及乳腺皮肤、胸壁等；②腋窝淋巴结转移≥4枚；③淋巴结转移1~3枚的T_1/T_2，目前的资料也支持术后放疗的价值。其中包含至少下列一项因素的患者可能复发风险更高，术后放疗更有意义：年龄≤40岁，腋窝淋巴结清扫数目<10枚时转移比例>20%，激素受体阴性，HER-2过表达。

3. 化疗　青年乳腺癌由于更具侵袭性、预后差，其本身作为不利的预后因素应普遍接受术后辅助化疗，可显著降低可手术乳腺癌的死亡率，提高生存率。研究表明青年乳腺癌接受化疗的比例高，年轻患者更应重视全身治疗，且给予有效辅助化疗总生存率效果与一般乳腺癌相比并不差。青年乳腺癌即使淋巴结无转移、肿瘤直径<1cm，不论是否具有其他危险因素，只要<35岁均应给予化疗。化疗方案和剂量可参考一般乳腺癌化疗

方案，多采用以蒽环类或紫杉类药物为主的联合或序贯方案，提倡化疗个体化，要求早期、足量、足疗程。

4. 内分泌治疗　青年乳腺癌患者尚未绝经，因此，对于激素受体阳性患者他莫昔芬是辅助内分泌治疗的首选。他莫昔芬作为乳腺癌内分泌治疗的代表性药物，不良反应比化疗药物明显轻，多数患者均可耐受5年甚至更长时间的他莫昔芬连续治疗。对于他莫昔芬治疗失败的患者出现局部复发和/或远处软组织转移，可换用卵巢去势+芳香化酶抑制剂治疗，卵巢去势的方式有卵巢切除、放疗卵巢去势和药物卵巢去势，青年乳腺癌患者对生活治疗有较高的要求，卵巢手术切除是不可逆的，放疗会造成毗邻器官损伤，而药物性卵巢去势克服了手术和放疗卵巢去势的缺点，而且安全有效，符合保证疗效和提高生活质量的现代乳腺癌治疗原则，更能为众多年轻患者所接受。目前常用的药物是促黄体生成素释放激素（LH－RH）类似物：戈舍瑞林、亮丙瑞林、曲普瑞林等。

5. 分子靶向治疗　由于青年乳腺癌 HER－2 阳性率高，还应采取分子靶向治疗，能降低局部复发和远处转移率。曲妥珠单抗是针对癌细胞 HER－2 基因靶点的第一个分子靶向药物，HER－2 阳性的早期乳腺癌患者术后使用曲妥珠单抗可以明显降低复发风险（11%～26%）。拉帕替尼亦是抗 HER－2 的靶向药物，属于小分子酪氨酸激酶抑制剂。曲妥珠单抗治疗失败后，应用拉帕替尼亦能使患者获得一定的生存获益。

七、预后

目前一致认为乳腺癌青年患者与相应年老者相比预后差，复发转移率高，远期生存率低。认为可能原因有：①青年乳腺癌患者的卵巢功能旺盛，血液中内源性雌激素含量高，可能是肿瘤恶性程度高，易发生血道和淋巴转移的原因；②青年乳腺癌多处于进展期，肿瘤恶性程度高；③青年乳腺癌肿瘤细胞多处于 S 分裂期，肿瘤细胞侵袭性强、易转移、发展快；④青年女性正值生育年龄，合并妊娠、哺乳会促进乳腺癌恶化，且肿瘤不易被发现；⑤青年女性腺体致密，而且是腺纤维瘤、乳腺增生、乳腺炎的好发年龄。研究显示，我国青年乳腺癌患者淋巴结转移者其3年、5年生存率为61.11%、25%，而无转移的3年、5年生存率为100%和83.33%。

青年乳腺癌特点是年龄小，但是年龄是否作为一项独立的预后因素尚有争议。Rapiti等按年龄将乳腺癌分为＜35岁82例、36～49岁790例、50～69岁2125例，结果显示年轻患者更多具有肿瘤分化差、ER 阴性及接受化疗（$P<0.001$）的特点，调整肿瘤特征及治疗因素后认为年龄不是独立预后因素。同样，多位学者亦持相同观点，认为年轻病例预后差，具有不利的病理预后参数。Maggard 等从 SEER 数据库抽取两组乳腺癌病例（＜35岁组4616例，50～55岁组20 319例），分析得出结论：年轻组5年生存率低（74.3% vs 85.1%），多因素回归分析显示年轻是死亡的独立预后因素（HR＝1.095）。目前研究结果综合评价，尚无前瞻性资料证明年龄小的独立预后价值，年龄不是根本影响预后的因素。但其可作为一项预后不利因素。

第七节　老年乳腺癌

一、概述

中国是全球老龄人口最多的大国。据2010年第六次人口普查资料，年龄≥60岁人口有1.78亿，占总人口13.26%。随着我国人口老龄化、工业化进程的加快以及环境污染、吸烟等的影响，老年人乳腺癌的发病率急剧增加。2008年，中国16.6%的乳腺癌患者年龄大于等于65岁（美国为42.6%），到2030年，这一数字将提高到27.0%。一般老年乳腺癌既往是指≥60岁的乳腺癌患者，现在由于人类平均寿命的增加，目前多数资料将年龄≥65岁或≥70岁的乳腺癌患者称为老年乳腺癌。与年轻患者相比，老年期乳腺癌因其就诊常合并多种基础疾病，接受标准手术治疗和辅助治疗较少，对治疗的依从性下降，较少被纳入随机Ⅰ期临床试验中，导致该群体的乳腺癌复发和病死率较高。2007年国际老年肿瘤学会（International Society of Geriatric Oncology，SIOG）回顾性分析了1990—2007年发表的论文和主要国际会议的摘要，综合正反两方面的证据制定了《老年乳腺癌治疗指南》。2012年SIOG和欧洲乳腺癌专家协会（European Society of Breast Cancer Specialists，EUSOMA）再次修改了《老年乳腺癌治疗指南》，强调老年乳腺癌患者实施治疗措施之前要综合各种因素如生理年龄（不能机械地看待年龄）、预期寿命、治疗的潜在风险与获益、治疗耐受性、患者意愿以及治疗中可能遇到的治疗障碍，既要评估乳腺癌患者的生存预后（用乳腺癌的相对生存率比较好）和死于非乳腺癌疾病的可能性，也要进行老年健康评估（comprehensive geriatric assessment，CGA），优化兼顾老年病学和肿瘤学的治疗策略，积极治疗可逆性老年性疾患以降低并发症和死亡率。

二、流行病学特点及病因

老年乳腺癌绝大多数为女性，发病率因地区和国家的发达程度而异，但都明显高于整体女性人群的发病率，且随年龄的增加而升高。在美国，根据“监测、流行病学和最终结果（surveillance epidemiologyand end results，SEER）项目”2006—2010年度资料统计，65岁的浸润性乳腺癌年龄调整发病率（415.8/10万）明显高于<65岁的女性人群（81.6/10万）。在欧洲，60岁以后各年龄段女性人群发病率均高于<60岁的女性人群，发病率最高的年龄段为60~64岁和65~69岁年龄段，分别为295/10万及319/10万。中国属乳腺癌低发地区，年龄50~54岁组发病率最高，70~74岁可观察到第二个发病高峰，但由于大部分肿瘤登记地区未提供漏报资料，数据完整性无法评价，加之城乡发病率差异较大，对中国老年乳腺癌的发病情况尚难以准确估计。

老年乳腺癌的另一特点是发病率一直居高不下，而且不少国家或地区有逐年上升的趋势。随着世界人口老龄化的加速，老年乳腺癌患者将会越来越多。然而，尽管老年乳腺癌发病率呈逐年上升趋势，但有些国家和地区其老年乳腺癌病死率却在近年来呈下降趋势，但下降幅度小于中青年乳腺癌患者。

老年人乳腺癌的发病原因与年轻人相同，主要与内分泌功能失调等因素有关，其发病原因有以下特点：①由于寿命较长，老年人接触致癌剂的机会增多；②免疫功能，特别是免疫监视功能下降，导致机体防御机制受损；③DNA 修复能力减弱。乳腺癌发病的最大危险因素是年龄。超过 50% 的乳腺癌患者发病年龄和死亡年龄在 65 岁以上。随着寿命的延长，乳腺癌的发生与死亡率亦增加。国际抗癌联盟的资料显示，女性最常见的恶性肿瘤是乳腺癌、结直肠癌、肺癌和胃癌。女性妇科恶性肿瘤患者的预后可能更差。与年轻组患者相比，老年组患者的 1 年相对死亡风险度为 1.94 ~ 22.01，5 年为 1.43 ~ 1.76。究其原因，仍与延误诊断相关，这说明在老年人群中开展筛查仍不普遍。

三、临床表现

老年乳腺癌在临床上 90% 以上表现为乳腺肿块。肿块早期无疼痛等不适，老年患者缺乏定期普查、自我检查等措施，加之许多老年人对于乳腺癌的认识不足，肿瘤增长速度较慢而常被忽视，常常延误了诊断，因此许多老年乳腺癌患者就诊时病期偏晚，常为晚期。Ali 等分析 14 048 例资料后发现，在年龄≥75 岁的患者中，11% 的肿瘤在诊断时 >5cm。文献报道 127 805 例乳腺癌资料中，肿瘤属Ⅳ期者在年龄 80 ~ 84 岁组中占 8.5%，高于 15 ~64 岁组的 3.7%。中山大学肿瘤医院的资料显示，60 ~69 岁组中 T_4 患者占 5.6%，高于≤35 岁组的 1.9%。

四、病理学特点

老年乳腺癌的病理类型大约 90% 为浸润性癌，其中 70% 以上为浸润性导管癌。在浸润性癌中，黏液癌和小叶浸润癌的比例随着年龄增加而有所升高。组织学级别与年轻乳腺癌相比，常以低增生、高分化者居多。

激素受体状况：老年乳腺癌激素受体的阳性率较高，且有随年龄增长而升高的趋势。Colleon 等发现，非常年轻组（年龄 <35 岁）ER 和 PR 的阳性率 ER 和/或 PR≥10% 为阳性较低，分别为 61% 和 51%，而青壮年组（35 ~ 50 岁）则明显升高，分别为 78% 和 65%。Gennari 等则发现，50 ~64 岁组 ER 阳性率（ER≥10%）的比例为 78.6%，而在年龄 >75 岁组的比例却高达 81%。文献报道的 35000 多例患者资料显示，55 ~64 岁组 ER 阳性率为 83%，而≥85 岁组竟高达 91%。

HER －2 表达：总体而言，老年乳腺癌的 HER －2 阳性率相对较低，并随年龄增大而降低。DeMunck 等分析了 14 934 例非转移性乳腺癌资料，年龄 <40 岁组 HER －2 阳性率为 22%，而 >70 岁组的阳性率却低至 10%。Diab 等分析了超过 3 万例的资料，在 55 ~ 64 岁、65 ~74 岁、75 ~84 岁和≥85 岁组中，HER －2 阳性率分别为 21%、15%、14% 和 10%。

Ki －67 表达：老年乳腺癌 Ki －67 抗原增生指数相对较低，并随年龄增加而下降。文献报道，年龄 < 35 岁组 Ki － 67 ≥20% 的比例为 28%，而 35 ~60 岁组的比率下降为 22%，两组差异有统计学意义（$P<0.001$）。上海复旦大学肿瘤医院资料显示，60 ~64 岁组 Ki －67 高增生指数（31 ~100）的比例为 20.5%，65 ~69 岁组为 12.8%，70 ~74 岁组为 8.7%，而 >75 岁组低至 4.9%。Gennari 等发现，在绝经后各年龄段（50 ~64、65 ~75 及≥75 岁）患者中，Ki －67≥20% 的比例亦呈减少趋势。

五、治疗

老年乳腺癌的治疗较为复杂，由于老年人常合并多种基础疾病如心脏病、糖尿病、呼吸系统疾病、肝脏疾病及其他癌瘤等，临床医师在评价治疗受益时，有时相当困难。一般而言，身体衰老组织不能为肿瘤的快速生长提供微环境，因此，组织学上看似相同的肿瘤，其实在老年人和年轻人可能是两种不同的肿瘤。显然，对于老年乳腺癌是否会有过度治疗的评估并非易事。SIOG/EUSOMA(2012 年)《老年乳腺癌指南》再次修改了老年乳腺癌治疗前的评估推荐，总体要求考虑每个患者的生理年龄、预测寿命、风险与绝对获益、治疗的耐受性、患者的意愿以及可能会影响治疗的各种因素，诸如实际年龄≥75 岁、文化和社会经济状况、精神状况等。因此，临床工作中应依据每个患者的生理年龄、一般状况、肿瘤分期、肿瘤生物学特点以及患者意愿等多方面综合评估后进行个体化治疗。

1. 手术　外科治疗仍然是老年乳腺癌治疗最为重要的手段。老年乳腺癌患者常合并其他脏器病变，甚至其他脏器病变可以致命，故手术时应权衡利弊，综合考虑。在临床实践中，只要患者条件许可，对可手术的老年乳腺癌患者要优先考虑手术治疗，才有可能获得根治性的效果。SIOG/EUSOMA(2012 年)《老年乳腺癌指南》也明确推荐年龄≥70 岁者应该接受年轻乳腺癌一样的标准外科治疗。在手术方式选择上，老年乳腺癌患者常合并其他脏器病变，甚至其他脏器病变可以致命，故手术时应权衡利弊，综合考虑，乳腺癌改良根治术是最佳选择，手术死亡率接近 1%。如果合并严重的心肺疾患或早期乳腺癌，局部切除加内分泌治疗则是最恰当的治疗措施。对年轻乳腺癌的保留乳房手术指征同样适用于老年乳腺癌。有研究显示，临床Ⅰ期、ER 阳性、>70 岁、接受他莫昔芬治疗的老年患者，保乳术后不接受全乳放疗对总生存影响不大(67% 和 66%)，但局部复发率差异有统计学意义(2% 和 9%)。近年来，接受保留乳房治疗的老年乳腺癌患者比例也有所上升。2003 年之后美国 68 岁以上乳腺癌患者接受保留乳房治疗的比例高达 81.8%。

2. 化疗　老年乳腺癌肿瘤体积大，病情较晚，与年轻患者相比，老年乳腺癌的病理表现为 DNA 双倍体、S 期细胞百分比低、p53 基因突变率低及表皮生长因子和 C－erbB2 低表达或不表达，提示老年患者癌细胞增生较慢。但是老年患者激素受体阴性、淋巴结阳性者或有多种高位因素者应考虑化疗。系统有效的化学治疗，对淋巴结阳性患者的 OS 有益。Muss 等报道在 4 项大型淋巴结阳性乳腺癌辅助治疗研究中，虽然只有 7% 的患者年龄≥65 岁，但这些老年患者与年轻患者从较强烈的治疗方案中具有相似的获益率。虽然老年患者会出现较多的不良反应，但总体上能较好地耐受化疗。Fargeot 等研究发现，对于年龄≥65 岁、激素受体阴性的老年患者，含蒽环类药物治疗可延长患者的 DFS。多因素分析显示，年龄、病理类型、PR 表达和并发症为老年乳腺癌患者化疗的独立影响因素(均 $P<0.05$)，与 Caneello 等研究相一致。在化疗过程中，要根据患者的年龄、毒副反应的耐受程度及并发症的情况，及时进行剂量减量甚至停止化疗。

在化疗药物选择上，蒽环类药物是乳腺癌化疗中常用的化疗药物，而蒽环类药物剂量累积所引起的心脏不良反应是一种不可逆的非缺血性心肌毒性，患者会出现左心射血分数(LVEF)的减低和心力衰竭，严重者甚至引发心源性死亡，限制了蒽环类药物在老年乳腺癌患者中的应用。紫杉类药物联合环磷酰胺（TC/PC）的化疗方案在 DFS 和 OS 上，均优于蒽环类药物联合环磷酰胺（AC）的方案，且患者耐受性良好。在圣安东尼奥乳腺癌大会上，多数医师愿意考虑紫杉类药物联合环磷酰胺方案用于早期乳腺癌辅助化疗，并有 43% 的医师认为适合有心脏风险的患者。但与年轻乳腺癌患者相比，老年乳腺癌患者在使用紫杉类药物时往往存在化疗延误、剂量减量、治疗中断、血液学及非血液学毒性反应等情况。因此，化疗药物的选择要根据患者的耐受程度及并发症等情况综合考虑决定。目前，蒽环序贯紫杉的化疗方案在老年乳腺癌患者中的应用尚无数据支持，但指南建议在高危健康的老年乳腺癌患者中可以使用。

3. 放疗　老年乳腺癌具有肿瘤发展相对缓慢、病程较长和局部复发风险显著低于青年乳腺癌患者的临床生物学特性，而且老年乳腺癌患者身体状况相对较差且合并基础疾病，从而影响放射治疗的耐受性。因此，对老年乳腺癌放射治疗应根据患者的特殊性做个体化处理。早期乳腺癌试验者协作组（Early Breast Cancer Trialists’ Collaborative Group，EBTCG）于 2011 年分析了 17 个随机研究组 10 801 例患者 10 年复发和 15 年死亡的资料，结果显示，行保留乳房术后放射治疗，60 ~ 69 岁组患者能降低的绝对复发转移风险为 14.1%（从 28.3% 降至 14.2%），> 70 岁组降低 8.9%（从 17.7% 降至 8.8%）。2012 年版《老年乳腺癌治疗指南》也指出保留乳房术后全乳加速放射治疗瘤床加量可降低局部复发风险，≥4 枚淋巴结转移或 T_3、T_4 期肿瘤应考虑乳房切除术后胸壁照射。因此，临床上对年龄≤70 岁且身体状况尚可者，如有适应证应常规做术后放射治疗。

4. 靶向治疗　2012 年版《老年乳腺癌治疗指南》指出 HER - 2 阳性者应接受 HER - 2 靶向治疗和化疗。曲妥珠单克隆抗体是首个针对 HER - 2 过表达的靶向治疗药物。HERA 试验和 NSABP B31/N9831 试验等多个大型多中心的研究显示年龄 > 60 岁的患者与年轻患者一样都能从术后辅助化疗加曲妥珠单克隆抗体治疗中获益。目前，曲妥珠单克隆抗体治疗的标准时间为 1 年，曲妥珠单克隆抗体最显著的不良反应是心脏毒性，在使用前应充分评估患者的心脏功能，无心脏病的 HER - 2 阳性乳腺癌患者需要曲妥珠单克隆抗体与化疗联合治疗。其他针对 HER - 2 的靶向治疗药物如帕妥珠单克隆抗体、T - DM1 等在临床试验中均取得不错的效果和安全性，也可考虑在老年乳腺癌患者中使用。依维莫司是抑制 mTOR 通路的靶向药物。目前研究初步证明，ER 阳性绝经后乳腺癌患者在非甾体芳香化酶抑制剂（AI）治疗失败后应用依维莫司联合依西美坦有效。

5. 内分泌治疗　在非转移性老年乳腺癌辅助治疗中的作用不亚于化疗，甚至优于化疗。研究显示，芳香化酶抑制剂是老年乳腺癌雌激素受体阳性患者治疗的最佳选择。对激素受体阳性的老年患者，内分泌治疗药物有他莫昔芬和芳香化酶抑制剂。他莫昔芬或芳香化酶抑制剂的疗效与年龄无关；芳香化酶抑制剂疗效稍好，BIG 1 - 98 临床试验结果提示，芳香化酶抑制剂的效果优于他莫昔芬，且芳香化酶抑制剂的血栓形成和子宫内膜癌的发生风险更低，但它同时也会引起肌肉骨骼综合征、骨质疏松和骨折等的发生。因此，内分泌治疗的选择也要根据老年乳腺癌患者的并发症及耐受程度等综合考虑决定，服用芳香化酶抑制剂的患者可服用维生素 D 和钙片，以减轻对骨密度的影响。老年患者对药物毒性更敏感，应考虑个体差异和用药安全；可选择他莫昔芬或芳香化酶抑制剂初始治疗，或使用他莫昔芬 2 ~ 3 年后改为芳香化酶抑制剂治疗。状况良好的老年患者使用他莫昔芬5年后可以后续使用芳香化酶抑制剂，低风险肿瘤（$T_{1a}N_0$ 期）或有危及生命并发症的患者可以不行内分泌治疗。2012年版《老年乳腺癌指南》中对于ER阳性且预期生存少于2年以及不适合手术或拒绝手术的老年乳腺癌患者建议选择新辅助内分泌治疗。

第八节　男性乳腺癌

一、概述

男性乳腺癌是少见的恶性肿瘤，占男性全部肿瘤的0.2%～1.5%，占年乳腺癌新发病例的1%左右。男性乳腺癌的发病率在不同地区差别很大，非洲较高，欧美次之，亚洲最低。虽然男性乳腺癌的发病率不高，但近年来其发病率呈现上升趋势。由于其低发病率，男性乳腺癌的诊治经验远远少于女性乳腺癌，临床上对男性乳腺癌的诊治多借鉴于女性乳腺癌的诊治经验。

二、病因学及发病机制

男性乳腺癌的病因尚不清楚。多数学者认为有遗传倾向，女性乳腺癌患者男性一级亲属中发病率偏高。一般认为，一级男女亲属患有乳腺癌，可使男性乳腺癌发病风险增加2～3倍。目前的研究显示，约19%的男性乳腺癌患者携带BRCA2基因突变，因此BRCA2基因突变是男性乳腺癌患者高危因素之一。另外，良性乳腺疾病、男性乳房发育症、胸壁放射性损伤、睾丸疾病、肝病等可能与本病的发生有关，Klinefekter综合征患者的发病率为正常人的66倍。总之，任何原因引起体内雌激素水平增加，其患乳腺癌的危险性增加。有文献报道，1%的男性乳房发育症可能变成乳腺癌，以前接受过胸壁放疗者，发生乳腺癌的危险性大。因此，对含有上述原因的男性应警惕男性乳腺癌的发生。

三、临床表现

1. 发病年龄高　男性乳腺癌发病年龄较女性偏高，好发于60～70岁，较女性乳腺癌发病年龄推迟10岁左右；我国高发年龄为55～65岁，北美和西欧的高发年龄为60～64岁。

2. 就诊晚　由于男性乳腺生理解剖特点，加之多为无痛性乳块，故就诊时多偏晚。孙燕等报道58例，就诊前病程为31.2个月，平均长出女性乳腺癌1年以上。

3. 乳腺肿块　为最常见自发症状。男性乳腺癌患者就诊时常见症状为乳晕下无痛性肿块，质地较硬，易侵犯皮肤及乳头，并可出现溃疡。可出现乳头回缩及乳头溢液等现象。一般为单侧，左右发病均等。随着病变进展，肿物可以和皮肤粘连、固定，并出现“卫星”结节。

4. 区域淋巴结转移早　由于乳腺体积小和其中淋巴管较短的解剖学特点，54%～80%的患者较早期即出现淋巴结转移。尤其男性乳晕区距内乳区淋巴结较近，易累及内乳区淋巴结。此亦为男性乳腺癌预后要比女性乳腺癌差的原因之一。

5. 预后差　男性乳腺癌患者具有就诊晚、转移早及预后差的特点。文献报道男性乳腺癌患者的5年生存率为53%～65%。

6. ER阳性率高，HER－2表达率较女性低　男性乳腺癌ER阳性率为64%～76%，并对内分泌治疗有良好反应。Rudlowski等用免疫荧光原位杂交技术检测99例男性乳腺癌，其HER－2阳性表达率约占15.1%。

四、病理学特点

文献报道，85%男性乳腺癌的病理学类型为浸润性导管癌，由于男性乳腺无小叶组织，故而目前没有小叶癌的报道。大体标本中可见肿瘤常侵犯胸大肌。显微镜下所见组织学类型基本与女性相同，以非特殊型浸润癌多见。浸润性癌可分为腺癌、硬癌、单纯癌、髓样癌、乳头状癌、黏液癌、大汗腺癌等。

五、诊断与鉴别诊断

1. 诊断要点

(1)老年男性，乳房出现无痛性肿块。

(2)查体肿块侵犯皮肤及乳头，并可出现溃疡。

(3)针吸细胞学检查找到重度增生的导管上皮细胞、可疑癌细胞，乃至癌细胞。空芯针穿刺病理可见浸润性癌。术前冰冻明确诊断。

2. 鉴别诊断　男性乳腺癌应与男性乳腺发育症鉴别。男性乳腺癌患者多为老年人、单侧肿块、肿物偏心性、质硬、无疼痛；针吸找到癌细胞。而男性乳腺发育症多见于青春期和肝病患者，多为双侧盘状物，有触痛；组织细胞学检查为重要鉴别手段之一。因此，只要加强健康教育，提高对男性乳腺癌的警惕性，积极进行超声、穿刺细胞学等辅助检查，男性乳腺癌是可以早期诊断的。

六、治疗

1. 手术治疗　一般而言，男性乳腺癌的治疗原则与女性乳腺癌相同。但是由于男性乳腺组织较少，而且男性乳腺癌肿块多位于乳晕区，故即使在早期男性乳腺癌中，亦不宜采用保留乳房手术。对于未侵犯胸肌的患者应首选改良根治术。有报道认为，经典根治术损伤大，并发症多；且与改良根治术患者预后相同，不宜首选。对于侵犯胸肌的患者，手术方式以根治术或扩大根治术为主。因为男性乳腺癌的特点是内乳区淋巴结转移率高于女性乳腺癌，因此如果不具备放疗设备及存在放疗禁忌证的话，扩大根治术有较大指证。如果具备上述设备，可考虑行根治术，术后追加放疗，但慎选乳腺癌改良根治术；更不宜选用小于单纯乳房切除术的术式。男性乳腺癌患者也可参照女性乳腺癌行前哨淋巴结活检术，但前哨淋巴结转移率高于女性乳腺癌患者(37% vs 22%)。

2. 放疗　男性乳腺癌因其乳房的特点及乳头、乳晕下有丰富的淋巴管网，其肿块较小时即可发生内乳区或腋下淋巴结转移；男性乳腺体积有限，无法扩大切除范围，获得广泛的阴性切缘相对困难。男性乳腺癌术后放疗尚缺乏临床统计学数据证明能改善总体生存率(OS)或无病生存率(DFS)，但术后放疗可明显改善男性乳腺癌局部控制率。因此，术后有必要行内乳区、腋窝、锁骨上及胸壁放射治疗以减少复发。

3. 化疗　目前关于男性乳腺癌化疗疗效方面的报道还不多，常用的化疗方案和剂量都参照女性乳腺癌。男性乳腺癌可以术前应用新辅助化疗，并根据淋巴结转移阳性及ER阴性者加用术后化疗的方案可望提高生存率。

4. 内分泌治疗　由于激素受体表达的高阳性率，使辅助性内分泌治疗在男性乳腺癌的治疗中发挥重要的作用。对于ER及PR阳性的男性乳腺癌患者均应采用内分泌治疗，目前临床上较少采用睾丸切除术、肾上腺切除术、垂体切除术等手段。有文献报道，男性乳腺癌患者激素受体阳性率(80%~90%)高于女性。使用他莫昔芬已经可以取得和女性乳腺癌相似的效果，对于控制复发及总体生存率均有效。他莫昔芬在手术后的辅助治疗中可提高17%的5年总生存率，5年无瘤生存率可提高27%。在转移性乳腺癌中，雌激素受体阳性的，他莫昔芬可有80%的有效率，故其已取代其他有创的内分泌治疗手段，被作为一线用药。他莫昔芬无明显毒副反应，适用于任何年龄的患者。因此，他莫昔芬为男性乳腺癌ER阳性的常规服用药物，男性患者使用他莫昔芬的不良反应有体重减轻、潮热、情绪变化等。现今男性乳腺癌的内分泌治疗药物基本和女性乳腺癌相似，芳香化酶抑制剂理论上可用于男性乳腺癌，目前已有采用阿那曲唑治疗男性乳腺癌的报道。

5. 靶向治疗　Arslan等研究回顾性分析了1986—2009年间7个癌症中心共118例非转移性男性乳腺癌患者的资料，HER-2阳性与阴性者的无病生存期分别为52个月和120个月，总生存期分别为85个月和144个月，说明HER-2阳性在男性乳腺癌中同样提示预后不佳。目前，抗HER-2靶向治疗仅有个案报道，与化疗联用时也显示出了一定疗效。尽管没有临床试验的依据，但是对HER-2基因扩增的男性乳腺癌患者应当进行个体化风险和预后评估，可参照女性乳腺癌的适应证进行抗HER-2的靶向治疗。

七、预防及预后

目前的研究表明，男性乳腺癌的预后因素和女性相似，主要有肿瘤分级、肿瘤大小、腋淋巴结情况和是否行根治性手术等。其他一些分子生物学标志物如HER-2、Ki-67等作为男性乳腺癌的预后因素尚待进一步的研究证实。许多研究显示，男性乳腺癌的预后比女性差。Guinee等经过20年研究了335例男性乳腺癌，发现淋巴结阴性的患者10年生存率为84%，淋巴结阳性1~3个的10年生存率为44%，淋巴结阳性≥4个的10年生存率为14%。尽管如此，按分期配比后，男性乳腺癌与女性乳腺癌的预后相似。早期诊断以及以乳腺癌根治术为主的综合治疗措施是提高男性乳腺癌患者生存率的关键。

第九节　其他罕见乳腺癌

一、乳腺恶性黑色素瘤

1. 概述　恶性黑色素瘤(malignant melanoma)是指黑色素细胞发生的恶性肿瘤，可发生于身体多个脏器和组织。恶性黑色素瘤易复发和转移，预后不良。乳腺恶性黑色素瘤有不同的表现形式，可以为原发于乳腺皮肤的恶性黑色素瘤，也可以为皮肤恶性黑色素瘤转移到乳腺组织或乳腺皮肤，也有极其少见的原发乳腺黑色素瘤。而明确乳腺恶性黑色素瘤的具体形式对于制定具体的诊疗措施具有非常重要的意义。

2. 流行病学　乳腺皮肤恶性黑色素瘤占所有恶性黑色素瘤的比例小于5%，在乳腺原发肿瘤中所占的比例尚未见明确的报道，可见其发生极其罕见。

3. 病因和发病机制　恶性黑色素瘤的病因不明，乳腺原发恶性黑色素瘤的组织学起源，目前认为有以下几种可能：①乳腺本身就存在黑色素细胞，而黑色素细胞起源于神经嵴；②乳腺组织黑色素细胞化生并发生肿瘤，部分乳腺原始组织具有多向分化潜能；③皮肤黑色素细胞移行至乳腺；④恶性黑色素瘤的腺体转移，但暂未发现其确切的原发灶。

4. 临床表现　原发于皮肤的恶性黑色素瘤可以参照普通皮肤黑色素瘤的诊断方法，即 ABCDE 诊断方法。不对称性（asymmetry，A）；弥散状边缘（border，B）；颜色不均（color，C）；直径多 >5mm（diameter，D）；增大或进展趋势（enlargement，E）。而原发于乳腺的黑色素瘤可以无皮肤异常，仅仅表现为无痛性的乳房包块，可呈进行性增大。

5. 诊断　由于原发性乳腺黑色素瘤的发病率较低，目前没有较好的术前诊断方式，确诊依靠病理检查。对于有皮肤表现的黑色素瘤，应进行组织学活检。切除活检包括病变边缘 1～2mm 的正常皮肤；对病灶较大切除活检困难时，切开活检可以考虑；刮取活检需包括整个病变范围以及皮下组织；对于较大病变组织，则需多处取材避免样本错误；细针抽吸活检不建议用于原发性病变；病理组织学诊断不能明确诊断，而临床高度可疑者，则有必要再次活检。血清学检测如 HMB45、S－100β、LDH、MIA 等均可辅助诊断。血清乳酸脱氢酶（LDH）升高常出现于Ⅳ期病变。

乳腺原发性恶性黑色素瘤与皮肤、黏膜恶性黑色素瘤无明显区别，诊断应注意以下几点：①瘤细胞的多形性及胞核的异型性；②散在分布的色素颗粒（部分恶黑存在）；③HMB45 是黑色素小体及前黑色素小体的特异性标记物，因此，S－100 蛋白及 HMB45 免疫组化染色阳性；④电镜下可见黑色素小体及前黑色素小体；⑤瘤组织与边缘正常乳腺组织无过渡；⑥排除转移瘤及邻近部位肿瘤侵犯而来。

6. 鉴别诊断

（1）乳腺癌伴梭形细胞化生以及黑色素瘤组织与正常乳腺组织之间无过渡，且免疫表型上皮性标记均阴性。

（2）色素性神经内分泌肿瘤色素性神经内分泌肿瘤细胞形态较单一，核分裂象及核仁少见。瘤细胞免疫表型 NSE 阳性，HMB45 阴性。

（3）恶性淋巴瘤细胞形态相对较一致，无色素颗粒，免疫表型 LCA 阳性。

7. 治疗　乳腺恶性黑色素瘤的外科治疗非常重要。手术治疗包括两个部分：一是原发病灶切除和切缘范围；二是区域淋巴结转移的评价。对于乳腺皮肤的恶性黑色素瘤，可以参照其余部位皮肤载膜的黑色素瘤切除范围标准。肿瘤厚度 <1mm 者，切缘距肿瘤边缘 1cm，肿瘤厚度 1～4mm 者切除边距为 2cm，厚度 >4mm 者切除边距为 3～5cm。腺体组织的原发黑色素瘤一般采用广泛局部切除，切缘距离 2cm 以上。也有学者认为应该行乳房全切术，因为黑色素瘤细胞可以沿乳腺淋巴引流在皮下组织广泛扩散。乳腺恶性黑色素瘤的区域淋巴结手术，一般推荐行前哨淋巴结活检，前哨淋巴结活检阳性时，可以行腋窝淋巴结清扫术。

恶性黑色素瘤的辅助治疗选择，和分期有关。ⅠA~ⅠB期的患者为低危患者，手术治疗95%~100%可治愈，无须术后辅助治疗。ⅡA~ⅢA期的患者为中高危患者，建议这部分患者接受高剂量α-2b干扰素来降低复发、转移的风险。对于晚期远处转移的恶性黑色素瘤患者，可以选择化疗。达卡巴嗪(DTIC)仍被认为是恶性黑色素瘤治疗的主要药物，任何治疗晚期黑色素瘤的新药都需要设其为对照组。其余有效的化疗药物有替莫唑胺、福莫斯汀、顺铂、卡铂、紫杉醇、长春碱等，但是化疗疗效极其有限。虽然一般认为放疗对黑色素瘤不敏感，但是在下列情况下仍是一项重要的治疗手段，包括骨转移、脑转移、淋巴结清扫后残留或复发。

8. 预后　黑色素瘤的预后差，死亡率非常高。乳腺原发恶性黑色素瘤还未见大宗报道的预后数据，参照皮肤恶性黑色素瘤，影响预后的主要有三个因素。影响黑色素瘤预后最主要的因素是肿瘤厚度。随着肿瘤厚度的增加，患者的死亡风险成倍增加。一般来说，厚度为1mm的黑色素瘤患者10年死亡率为20%，2mm则增加到40%，而6mm的患者则高达75%。其次发病部位及类型，如头颈部、原发部位不明或黏膜黑色素瘤恶性程度较高。再次为淋巴结转移情况，1个淋巴结转移的，5年死亡率25%，如≥3个，则高达75%，发生远处转移的患者其中位生存仅6~7个月。

二、乳腺血液系统恶性肿瘤

1. 概述　血液系统的恶性肿瘤主要包括急慢性白血病、淋巴瘤、多发性骨髓瘤、骨髓增生异常综合征、骨髓增生性疾病等，而原发于乳腺的血液系统恶性肿瘤主要是原发乳腺恶性淋巴瘤。

2. 流行病学　原发性乳腺恶性淋巴瘤(primary breast malignant lymphoma，PBL)极少见，仅占原发性乳腺恶性肿瘤的0.04%~0.53%，占恶性淋巴瘤的0.38%~0.70%，占所有结外淋巴瘤的1.7%~2.2%，占乳腺肉瘤的10%。本病好发于40~50岁女性，男性十分罕见。发病年龄国外报道45~63岁，国内34~47岁。起病以单侧多见，右侧乳腺发病为主，双侧发病仅约10%，但无明显临床意义及生存期差异。

3. 病因和发病机制　恶性淋巴瘤的病因不清，目前认为恶性淋巴瘤发生的危险因素主要包括EB病毒感染、电离辐射损伤、免疫抑制和缺陷以及部分患者染色体14、17、18畸变异常等。原发乳腺恶性淋巴瘤的发病机制尚不完全明了，其组织起源是一种载膜相关淋巴组织肿瘤。在生理状况下，乳腺是无菌的，不暴露于抗原，无丰富的淋巴细胞。在哺乳期和黄体期，浆细胞出现于小叶内，产生IgA。雌、孕激素作用于乳腺淋巴细胞或作用于乳腺组织内小静脉上的特异性受体，导致功能性淋巴细胞聚集。因而使乳腺导管树与外界相通，病原微生物侵入导致慢性非特异性炎症，加上机体过度免疫反应增生，形成乳腺假性淋巴瘤或乳腺黏膜相关型淋巴瘤(MALT-ML)，后者出现免疫球蛋白基因重排。还有学者认为，乳腺黏膜相关型淋巴瘤可能与乳腺自身免疫性疾病相关，如淋巴细胞性乳腺病、硬化性淋巴细胞性小叶炎等，并与干燥综合征的发病机制相类似。

4. 临床表现　恶性淋巴瘤的临床表现缺乏特征性，一般表现为乳房无痛性肿块迅速增大，质地中等，呈结节状，有弹性，边界清晰，肿块直径2~7cm，平均直径4.5cm。患者无乳头凹陷及乳房皮肤橘皮样变，无乳头溢液，也无肝脾大，无发热、盗汗、体质量减轻等全身症状。术前乳房摄X线片检查，一般表现为乳腺内密度增高肿块影，边界清楚，密度较均匀，无毛刺征及“精盐状”钙化，皮肤无增厚，乳头无回缩。超声检查不能将乳腺恶性淋巴瘤和其他乳腺恶性肿瘤明确区分，往往仅能提示实质不均质减弱回声，包块内部散在少许点状血流信号。本病同时需进行全面系统的检查，包括胸部X线或CT检查、全腹部B超或CT检查、消化道钡餐检查、外周血象和骨髓检查以排除其他原发部位淋巴瘤浸润乳腺的可能性及明确分期情况。有条件的可行放射性核素扫描（^{99m}锝）检查或正电子发射断层显像（PET），对确定原发灶的病变范围及有无远处转移有较大帮助。

5. 诊断和分期　原发乳腺恶性淋巴瘤的诊断标准由Wiseman等首次提出，诊断标准为：①有充分的取材组织；②淋巴瘤浸润区或其周围存在乳腺组织；③除患侧腋窝淋巴结被侵犯外，无同时发生的淋巴结病变；④无其他组织或器官淋巴瘤病史。乳腺原发恶性淋巴瘤的临床分期采用Ann Arbor分期标准（见表15－2）。

表15－2　Ann Arbor分期

分期	侵犯范围
Ⅰ期	侵犯单个淋巴结区域（Ⅰ）或单个结外部位（ⅠE）
Ⅱ期	侵犯大于2个淋巴结区域，但均在膈肌的同侧（Ⅱ），或除此之外，并由同侧的局限性结外器官侵犯（ⅡE）
Ⅲ期	膈肌上下淋巴结区域均有侵犯（Ⅲ），可伴有局限性结外器官侵犯（ⅢE）或伴有脾侵犯（ⅢS）或两者均受侵犯（ⅢES）
Ⅳ期	弥漫性、播散性结外器官或组织侵犯，不论有无淋巴结侵犯

注：以上各期根据有无以下表现分别加注A、B、E或X。A：无B症状；B：发热大于等于38°、盗汗或6个月内体重下降＞10%，无其他可解释的原因；E：一邻近与淋巴结的结外器官；X：有巨大肿块，指在$T_{3\sim6}$水平上纵隔肿块超过1/3胸径或肿块直径超过10cm

6. 病理诊断

（1）大体观：乳腺恶性淋巴瘤的大体标本主要表现为质地稍硬的结节，切面呈灰白色，实质性组织细腻呈鱼肉状，可见有出血或坏死。

（2）组织学形态：参照WHO（2001）分类标准及免疫组化结果分类，乳腺原发性恶性淋巴瘤最常见类型为弥漫性大B细胞型淋巴瘤（DLBCL）和黏膜相关淋巴组织型（MALT）结外边缘区B细胞淋巴瘤2种类型，滤泡性淋巴瘤、Burkitt淋巴瘤、间变性大细胞淋巴瘤、淋巴母细胞性淋巴瘤以及各类T细胞淋巴瘤均少见。①DLBCL淋巴瘤的特征：表现为均匀一致或多形性的大淋巴细胞在乳腺组织中呈弥漫状浸润。通常淋巴瘤细胞类似于中心母细胞或免疫母细胞，核为卵圆形，伴有单个或多个核仁，胞质含量不等，通常存在大量的核分裂象。可见数量不等的细胞发生凋亡或存在坏死。淋巴瘤细胞经常与较小的反应性T或B淋巴细胞混合存在。巨噬细胞可占多数，形成“星空样”外观。在一些病例中，由于存在导管小叶单位选择性浸润，可形成假滤泡样结构。邻近乳腺组织可表现小叶萎缩或淋巴细胞性小叶结构。后者可广泛分布，成为淋巴细胞性乳腺病的特征。淋巴瘤细胞表现为全 B 细胞抗原标记 CD20、CD79a 和 CD45RB 阳性，CD3 和全 T 细胞抗原标记阴性，淋巴瘤细胞表达 CD30 抗原。②MALT 型结外边缘区 B 细胞淋巴瘤：典型的 MALT 型淋巴瘤由小淋巴细胞、边缘区（中心细胞样）和/或单核细胞群 B 细胞组成，其中散在分布一些较大的母细胞。同时可见大量形态单一的浆细胞，有时可占绝大多数。浸润区呈弥漫状，并可存在早已发生的反应性滤泡迁移区。淋巴上皮性病变罕见。炎性反应性病变可类似于 MALT 型淋巴瘤。许多以前被认为是假淋巴瘤的病例，如果给予充分的时间观察其病变进展，可能是真正的 MALT 型淋巴瘤。MALT 型淋巴瘤除了表达全 B 细胞标记物外，通常 Bcl-2 阳性、CD10、CD5 和 CD23 表达阴性。

7. 鉴别诊断

（1）乳腺浸润性癌：主要表现为纤维性间质内浸润的癌细胞巢，可见到乳腺导管或小叶结构或见过渡形态，瘤细胞 CK 阳性。

（2）上皮肌上皮瘤：瘤细胞含有丰富嗜酸性胞质或透明胞质，围绕上皮细胞增生，挤压小管，肿瘤细胞 S100，SMA、p63 阳性。

（3）髓外白血病（粒细胞肉瘤）：瘤细胞胞质少，嗜碱性，核染色质呈块状，可见核仁，瘤细胞 MPO 阳性。

（4）乳腺髓样癌：边界清楚，瘤细胞不与周围组织交织，异型性明显。癌细胞可见聚集倾向。嗜银染色可见网状纤维围绕细胞团外周，浸润的淋巴细胞分化成熟，多聚集于肿瘤边缘。

8. 治疗　关于本病的治疗，目前通常认为与其他部位的结外淋巴瘤一样，应作为全身性疾病来考虑，采用包括手术、化疗、放疗及生物治疗在内的综合治疗模式。研究发现单用放射治疗、单用化学疗法和综合治疗组 10 年无事件生存率分别为 50%、56%、86%；10 年总生存率分别为 50%、50% 和 76%。因此，综合治疗模式较接受手术或化学疗法或放射治疗单一治疗有明显的生存优势。对于Ⅰ、Ⅱ期低度恶性的乳腺淋巴瘤，采用肿块切除后加放疗即可取得满意的疗效，5 年生存和无复发生存分别达 91% 和 61%，而化疗对低度恶性乳腺淋巴瘤的作用尚未肯定。对于中高度乳腺恶性淋巴瘤，需要采用手术、放疗和化疗的综合治疗方法。

（1）手术方式：早期文献报道的多数乳腺恶性淋巴瘤患者接受了根治术或改良根治术，但其中大部分患者是由于诊断技术的限制，不能早期确诊而被当成“可手术切除的乳腺癌”，接受了不必要的根治性乳房切除加腋窝淋巴结清扫术；国外学者通过对 465 例原发性乳腺恶性淋巴瘤的治疗及预后进行分析，发现全乳切除术、乳腺癌改良根治术和乳腺癌根治术对患者生存率的改善没有统计学差异，不能提高患者生存质量。因此，目前一般推荐根据原发肿块大小行乳腺单纯切除术或区段切除，除非术前检查已经发现有腋窝区域淋巴结转移，否则不需要行腋窝淋巴结清扫手术。因该病术中冰冻病理检查确诊率不高，故可能影响手术方式选择。对于术前高度怀疑可能为恶性淋巴瘤的患者，可以进行包块穿刺活体检查及免疫组织化学检查，明确诊断后再行相应治疗，以便更好地指导手术方式的选择，避免过度治疗。

（2）化疗：乳腺恶性淋巴瘤的主要威胁来自远处播散转移，而目前临床上多在肿瘤切除术后才确诊为乳腺恶性淋巴瘤，因此全身化疗在乳腺恶性淋巴瘤的综合治疗中占有举足轻重的地位。目前推荐的标准化疗方案仍然为CHOP(多柔比星50mg/m^2，环磷酰胺750mg/m^2，长春新碱1.4mg/m^2，均在第1天静脉注射；泼尼松100mg/d，口服5天，每21~28天重复)方案，获得临床缓解后至少再化疗6个周期，以后在无瘤期内亦需每年定期化疗1~2周期，持续2~3年。部分已经出现转移的晚期恶性度较高的乳腺恶性淋巴结，全身化疗显得更为重要。一旦发生，化疗药物应选择与一线治疗药物无交叉耐药的，如足叶乙苷(VP16)、顺铂(PDD)、羟喜树碱(HPT)、大中剂量甲氨蝶呤(MTX)等，或者行自体造血干细胞支持下的大剂量化疗，部分患者能达到二次的临床缓解，延长生存期。

(3)放疗：可于化疗中或6周期化疗结束后进行，照射区域通常包括受累乳房胸壁、内乳区、同侧腋窝和锁骨上区，剂量一般认为应大于45Gy；也有学者认为恶性程度较高的乳腺恶性淋巴瘤容易播散转移至中枢神经系统，安排系统治疗时应考虑中枢神经系统转移的预防性放疗。

(4)分子靶向治疗：美罗华(Mabthera，Rituximab)是一个鼠/人嵌合的单克隆抗体，能特异性地与B细胞抗原CD20起反应，通过抗体依赖的细胞介导的细胞毒作用、补体依赖的细胞毒作用和凋亡机制清除肿瘤性B细胞，并可提高耐药淋巴瘤细胞对细胞毒药物的敏感性。单药治疗复发难治性的B细胞性淋巴瘤总有效率48%，联合CHOP方案治疗总有效率可达94%，其中完全缓解61%。由于乳腺恶性淋巴瘤大多数为B细胞性NHL，因此美罗华为复发难治的乳腺恶性淋巴瘤带来新的选择，可望提高5年生存率和治愈率。

9. 预后　早先的文献报道认为乳腺恶性淋巴瘤预后差，其平均生存时间为36个月，5年生存率30%~40%。20世纪90年代以后随着综合治疗的应用，治疗效果明显提高，预后改善明显。近期文献报道其5年总生存率及无瘤生存率均为70%以上。国内王黎明等报道5年总生存率为62.5%，Ⅰ期+Ⅱ期5年生存率为81.8%。乳腺原发性恶性淋巴瘤预后因素尚不明确，一般认为其预后与分期和治疗方式有关，还与病理类型及原发肿块大小有关，结节型比弥漫型预后好，分化好的小细胞型比分化差的大细胞型好，而相关的预后因素有待进一步的研究。

参 考 文 献

[1] Schramek D, Leibbrandt A, Pospisilik JA, et al. Osteoclast differentiation factor RANKL controls development of progestin driven mammary cancer. Nature, 2010, 468: 98 - 102.

[2] 齐亚莉，张文英，张国宝，等. 女性乳腺癌危险因素 Meta 分析. 中国肿瘤，2007，16(1)：14 - 15.

[3] 王颀，连臻强. 中国乳腺癌筛查与早期诊断的现状及挑战. 肿瘤学杂志，2011，17(5)：321 - 324.

[4] 王颀，连臻强. 乳腺癌早期诊断的临床思路. 中华乳腺病杂志，2010，4(4)：357 - 360.

[5] 丁波泥，李小荣，陈道瑾，等. 乳腺癌乳腔镜腋窝淋巴结清扫术与常规手术的比较. 中国微创外科杂志，2010，10：1063 - 1065.

[6] 骆成玉，张键. 微创功能化——乳腺肿瘤治疗的必然发展趋势. 乳腺肿瘤微创与功能治疗学. 北京：人民军医出版社，2006，1 - 26.

[7] 吴祥德，董守义. 乳腺疾病诊治. 北京：人民卫生出版社，2012.

[8] 康骅，朱江，海涛，等. 乳房整形技术在乳腺癌保乳手术中的应用体会. 中国普外基础与临床杂志，2011，18：917 - 921.

[9] Saghir NS, Eniu A, Carison RW, et al. Locally advanced breast cancer: Treatment guideline implementation with particular attention to low and middle - income countries. Cancer, 2008, 113(8): 2315.

[10] Gianni L, Eiermann W, Semiglazov V, et al. Neoadjuvant and adjuvant trastuzumab in patients with HER - 2 - positive locally advanced breast cancer(NOAH): follow - up of a randomised controlled superioritytrial with a parallel HER - 2 - negative cohort. Lancet Oncol, 2014, 15(6): 640 - 647.

[11] 方志沂，等. 乳腺癌. 北京：北京大学医学出版社，2007.

[12] Harbeck N. American Society of Clinical Oncology highlights 2013: Breast cancer and gynecological malignancies. Future Oncology, 2013, 9(10): 1433 - 1436.

[13] Untch M, Loibl S, Bischoff J, et al. Lapatinib versus trastuzumab in combination with neoadjuvant anthracycline - taxane - based chemotherapy (GeparQuinto, GBG 44): a randomised phase 3 trial. Lancet Oncol, 2012, 13(2): 135 - 144.

[14] 潘晓华，杜力成，李加美. 乳腺肿瘤诊断进展. 上海：上海第二军医大学出版社，2014.

[15] 姜军，译. 乳腺外科手术图谱. 北京：人民军医出版社，2014.

[16] Alba E, Albanell J, de la Haba J, et al. Trastuzumab or lapatinib with standard chemotherapy for HER - 2 - positive breast cancer: results from the GEICAM 2006 - 14 trial. Br J Cancer, 2014, 110(5): 1139 - 1147.

[17] Gandhi L, Bahleda R, Tolaney SM, et al. Phase I study of neratinib in combination with temsirolimus in patients with human epidermal growth factor receptor 2 - dependent and other solid tumors. J Clin Oncol, 2014, 32(2): 68 - 75.

[18] 陈丽荣. 乳腺癌新辅助化疗的临床意义和病理学评价. 中华病理学杂志，2010，39(4)：218 - 221.

[19] 吴祥德，耿翠芝. 乳腺外科手术学. 北京：人民卫生出版社，2009.

[20] Muller PA, Vousden KH, Norman JC. p53 and its mutants in tumor cell migration and invasion. J Cell Biol, 2011, 192(2): 209 - 218.

[21] Kaouther S, Wijden M, Noureddine B, et al. Combined effects of IL－8 and aggressiveness. MBC Cancer, 2010, 10: 283.

[22] 张保宁. 乳腺肿瘤学. 北京：人民卫生出版社，2013.

[23] 张朝林，李宏，李金平. EGFR、Ki－67、HER－2、E－cadherin 在乳腺癌组织中的表达及临床意义. 宁夏医学杂志，2013，35(11)：1046－1048.

[24] 陈江浩，李南林. 乳腺癌诊疗与进展. 北京：人民军医出版社，2015.

[25] 姜军. 乳腺疾病腔镜治疗. 北京：人民卫生出版社，2012.

[26] Jemal A, Bray F, Center M, et al. Global cancer statistics. CA Cancer J Clin, 2011, 61(2): 69－90.

[27] 唐峰，吴蕴. 新辅助化疗乳腺癌病理标本的处理对策及报告. 中华病理学杂志，2009，38(1)：8－12.

[28] 王晓稼，杜向慧. 乳腺癌内科综合治疗策略与临床实践. 北京：军事医学科学出版社，2014.

[29] 姚和瑞，伍俊妍. 乳腺癌内科治疗. 北京：中国医药科技出版社，2009.

[30] 唐金海. 乳腺癌综合治疗. 江苏：江苏科学技术出版社，2008.

[31] Van der Ploeg IM, Kroon BB, Antonini N, et al. Axillary and extra－axillary lymph node recurrences after a tumor－negative sentinel node biopsy for breast cancer using intralesional tracer administration. Ann Surg Oncol, 2008, 15(4): 1025－1031.

[32] 郭仁宣，等. 乳腺癌外科学. 沈阳：辽宁科学技术出版社，2003.

[33] Meretoja TJ, Strien L, Heikkila PS, et al. A simple nomogram to evaluate the risk of nonsentinel node metastases in breast cancer patients with minimal sentinel node involvement. Ann Surg Oncol, 2012, 19(2): 567－576.

[34] 陈万青，张思维，曾红梅，等. 中国 2010 年恶性肿瘤发病与死亡. 中国肿瘤，2014，23(1)：1－10.

[35] Siegel R, Ma J, Zou Z, et al. Cancer statistics, 2014. CA Cancer J Clin, 2014, 64(1): 9－29.

[36] 郑莹，吴春晓，张敏璐. 乳腺癌在中国的流行状况和疾病特征. 中国癌症杂志，2013，23(8)：561－569.

[37] Chen FP, Chien MH, Chen HY, et al. Effects of different progestogens on human breast tumor cell growth. Climacteric, 2011, 14(3): 345－351.

[38] 张勤，刘红. p53 在三阴性乳腺癌中的表达及临床意义. 中国肿瘤临床，2011，38(4)：214－217.

[39] Jeong H, Ryu YJ, An J, et al. Epithelial－mesenchymal transition in breast cancer correlates with high histological grade and triple－negative phenotype. Histopathology, 2012, 60(6B): 87－95.

[40] 张国君，付丽，李德锐. 乳腺癌(第 2 版)(精). 北京：人民卫生出版社，2011.

[41] International Agency for Research on Cancer(IARC) and World Health Organization (WHO). GLOBOCAN 2012: Estimated cancer incidence, mortality and prevalence worldwide in 2012. http://globocan.iarc.fr/Pages/fact_sheets_cancer.aspx, 2014.

[42] Chen HW, Du CW, Wei XL, et al. Cytoplasmic $CXCR_4$ high－expression exhibits distinct poor clinicopathological characteristics and predicts poor prognosis in triple－negative breast cancer. Curr Mol Med, 2013, 13(3): 410－416.

[43] 张保宁. 恶性肿瘤规范化、标准化诊治丛书·乳腺癌分册. 北京：人民卫生出版社，2011.

[44] GIL M, Seshadri M, Komorowski MP, et al. Targeting CXCL12/$CXCR_4$ signaling with oncolytic virotherapy disrupts tumor vasculature and inhibits breast cancer metastases. Proc Natl Acad Sci USA, 2013, 110(14): 1291－1300.

[45] 中国抗癌协会乳腺癌专业委员会. 中国抗癌协会乳腺癌诊治指南与规范(2013 版). 中国癌症杂志，2013，23(8)：638－642.

[46] Lopez－Garcia MA, Geyer FC, Lacroix－Triki M, et al. Breast cancer precursors revisited: molecular features and progression pathways. Histopathology, 2010, 57: 171－192.

[47] Allred DC. Issues and updates：evaluating estrogen receptor – alpha，progesterone receptor，and HER – 2 in breast cancer. Mod Pathol 23 Suppl，2010，2：S52 – S59.

[48] 金中奎，邱新光，林晶. 乳腺外科围术期处理. 北京：人民军医出版社，2014.

[49] Wapnir IL，Dignam JJ，Fisher B，et al. Long – term outcomes of invasive ipsilateral breast tumor recurrences after lumpectomy in NSABP B17 and B – 24 randomized clinical trials for DCIS. J Natl Cancer inst，2011，103：478 –488.

[50] 姜军. 现代乳腺外科学. 北京：人民卫生出版社，2014.

[51] Simpson JF，Sanders ME，Page DL. Diagnostic accuracy of ductal carcinoma in situ：results of Eastern Cooperative Oncology Trial 5194. Lab Invest，2011，91：64A.